高职高专护理专业"十二五"规划教材

总主编　王维利

营养与膳食

YINGYANG YU SHANSHI

主　编　吴卫琴　王维利
副主编　程少贵　张瑞雪
编　者　（以姓氏笔画为序）
　　　　王维利（安徽医科大学）
　　　　王锐烽（阜阳职业技术学院）
　　　　孙美兰（巢湖职业技术学院）
　　　　张瑞雪（安徽中医学院）
　　　　吴卫琴（安徽医科大学）
　　　　钱　荣（蚌埠医学院）
　　　　程少贵（皖西卫生职业学院）

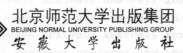

安徽大学出版社

图书在版编目(CIP)数据

营养与膳食 / 吴卫琴,王维利主编. —合肥:安徽大学出版社,2011.9(2016.6 重印)
ISBN 978-7-5664-0100-7

Ⅰ.①营… Ⅱ.①吴… ②王… Ⅲ.①营养学 ②膳食—食物营养 Ⅳ.①R151

中国版本图书馆 CIP 数据核字(2011)第 076722 号

营养与膳食

吴卫琴　王维利　主编

出版发行：	北京师范大学出版集团
	安 徽 大 学 出 版 社
	(安徽省合肥市肥西路 3 号 邮编 230039)
	www.bnupg.com.cn
	www.ahupress.com.cn
印　　刷：	合肥远东印务有限责任公司
经　　销：	全国新华书店
开　　本：	184mm×260mm
印　　张：	17.5
字　　数：	436 千字
版　　次：	2011 年 9 月第 1 版
印　　次：	2016 年 6 月第 5 次印刷
定　　价：	28.00 元

ISBN 978-7-5664-0100-7

策划统筹：李 梅　钟 蕾		装帧设计：李 军	
责任编辑：钟 蕾　武溪溪		责任印制：赵明炎	

版权所有　侵权必究

反盗版、侵权举报电话：0551—65106311
外埠邮购电话：0551—65107716
本书如有印装质量问题,请与印制管理部联系调换。
印制管理部电话：0551—65106311

编写说明

受安徽大学出版社之邀,安徽医科大学护理学院携手全省高校护理学院(系)、医学专科院校护理系的教师和部分医院临床高级护理人员,共同编写了这套护理学专科专业教材。编写这套教材的目的很明确:一是为安徽省护理专业的教材建设打下基础;二是为安徽省护理专业教师提供一个教学交流的平台;三是为安徽省护理学科"十二五"规划的完成与发展做出贡献。编写全程都做了精心的设计。本套教材的编写思路和要求如下:

● 态度知识技能并重 学做人——是教育的基本要求,也是职业教育的重点;尊重他人与自己、认知社会与职业、提高学生的情商反映在教学的每一个环节;教师有责任以课堂教学为平台、以教材为媒介,帮助学生提高情商,帮助学生认知护理专业的职业价值;这在每册教材的每一章学习目标和内容中都有所体现。学知识——是学生的主要任务;能提高学生获取知识的积极性是优秀教材的特性之一;本套教材期望通过新颖活泼的编写方式来予以体现。学技能——是学生应用知识从事护理职业的关键。技能按其性质和表现特点,可区分为动(操)作技能和智力技能(如归纳、演绎、分析、写作之类)两种。护理专业学生的操作技能培养与教材中操作原则、流程的编写密切相关,而智力技能涉及教材内容编写的方方面面,我们强调在教材编写中,注意各种技能之间的相互影响,努力以学生已形成的技能来促进其新技能的形成,即技能正迁移;在教材内容编写中做到明确、准确、精确、有意义、有逻辑、有系统,前后呼应,融会贯通,避免学生已形成的技能阻碍了新技能的形成,即技能负迁移,这是本教材努力追求的。

● 编写体例新颖活泼 学习和借鉴优秀教材特别是国外精品教材的写作思路、写作方法以及章节安排;摒弃传统护理专业教材中知识点表述按部就班、理论讲解抽象和枯燥无味的弊端;学习和借鉴优秀人文学科教材的写作模式,风格清新活泼。抓住学生的兴趣点,让教材为学生所用,便于学生自学,尤其是避免学生面对教材、面对专业课程产生畏难情绪。

● **注重人文知识与专业知识的结合**　教材中适当穿插一些有趣的历史和现实事例;注重教材的可读性,改变专业教材艰深古板的固有面貌,以利于学生在学习护理专业知识的同时,提高其人文素质素养,起到教书育人的作用。

● **以学生及职业特征为本**　现代教育观和职业教育规范要求我们教师在编写这套教材时,努力做到以学生为中心,以学生未来从事的护理职业特征为本,并且考虑到医疗卫生改革的现状和临床护理发展变化的趋势。在教材编写中多设置提问、回答等互动环节,为学生参与教学提供必要条件;教材发挥的作用是在学生听教师授课的同时,还要自己动手、动脑;强调锻炼学生的思维能力以及运用知识解决问题的能力。

● **与时俱进更新教材内容**　将最新的知识吸收到教材中。教材中用到的示意图、实物图、实景图、流程图、表格、思考题等都要注重其前沿性,让学生开拓知识视野。

目前,我国护理学已由原来医学一级学科下设的二级学科增列为国家一级学科,这为我国护理专业的发展提供了很好的契机。在这套教材出版后,我们期望全体参加编写教师仍然能保持团队合作的精神,安徽医科大学护理学院愿意继续携手安徽省医学院校护理专业各学科教师,以校际学科教研组的形式开展学科学术研究和教学合作与交流,共同讨论使用本套教材时发现的问题与解决问题的方法,为这套教材再版做好准备。

王维利

2011 年于合肥

前 言

营养、膳食与人们生活息息相关，自古以来即有"民以食为天"之说。合理的营养与膳食既是人类健康的根本，也关系到种族延续、国家昌盛、社会繁荣和人类文明。

营养与膳食是探讨营养和膳食与健康关系的科学。随着国民经济的发展和物质生活水平的不断提高，人类对健康的需求也日益增强。学习和掌握营养与膳食知识是现代医学模式对医护专业学生提出的要求，尤其是护理工作者，必须具有一定的营养与膳食科学知识，才能针对不同的人群进行科学合理的营养与膳食指导，预防疾病，保持健康，辅助治疗，促进康复。

本教材编写的指导思想是力求贴近学生、贴近生活、贴近临床，基本原则是坚持教材的科学性、整体性、适用性和实践性。全书内容共9章，包括绪论、营养素、能量、各类食物的营养价值、膳食结构与平衡膳食、特殊人群的营养与膳食、营养调查与营养评价、住院病人的营养膳食及营养与疾病。每章均有案例、学习目标、小结、关键词和思考题，方便学生课前预习和课后复习，培养学生的综合能力；穿插在正文中的链接介绍了一些营养与膳食的相关知识，用以开阔学生视野，提高学生兴趣；书中附有中国居民膳食营养素参考摄入量和常用食物营养成分表，以方便学生学习和应用营养与膳食知识。书中计量单位和专业术语采用国际通用的标准单位或国家推荐的单位和术语。

本教材可供高职高专护理专业学生学习和卫生职业技术考试参考使用。

教材的编写得到了安徽大学出版社和各参编教师所在院校的大力支持,同时,参考引用了一些书籍和文献的相关内容与图表,在此一并致谢。

由于编写时间较仓促,加之编者水平有限,不足之处在所难免,欢迎广大读者在使用本教材的同时提出宝贵意见和建议。

吴卫琴
2011 年 5 月

目录

1 第一章 绪论

第一节 营养与膳食的基本概念 ………………………… 2
  一、营养 ……………………………………………… 2
  二、营养素 …………………………………………… 2
  三、膳食 ……………………………………………… 2
  四、营养与膳食 ……………………………………… 2
第二节 营养、膳食与健康的关系 ……………………… 3
第三节 营养与膳食的发展简史 ………………………… 3
第四节 学习营养与膳食的要求、方法和意义 ………… 4
  一、学习要求 ………………………………………… 5
  二、学习方法 ………………………………………… 6
  三、学习意义 ………………………………………… 6

7 第二章 营养素

第一节 蛋白质 …………………………………………… 8
  一、蛋白质的组成与分类 …………………………… 8
  二、蛋白质的生理功能 ……………………………… 8
  三、氨基酸 …………………………………………… 9
  四、氮平衡的基本概念及其意义 …………………… 10
  五、食物蛋白质营养学评价 ………………………… 11
  六、蛋白质的参考摄入量及食物来源 ……………… 13
第二节 脂类 ……………………………………………… 14
  一、脂类的分类 ……………………………………… 14

二、脂类的生理功能 …………………………………………………… 14
三、膳食脂肪的营养学评价 …………………………………………… 16
四、脂类的参考摄入量及食物来源 …………………………………… 17

第三节　碳水化合物 …………………………………………………… 17
一、碳水化合物的分类 ………………………………………………… 17
二、碳水化合物的生理功能 …………………………………………… 18
三、碳水化合物的参考摄入量及食物来源 …………………………… 19

第四节　矿物质 ………………………………………………………… 19
一、钙 …………………………………………………………………… 19
二、磷 …………………………………………………………………… 20
三、镁 …………………………………………………………………… 21
四、铁 …………………………………………………………………… 22
五、锌 …………………………………………………………………… 23
六、硒 …………………………………………………………………… 25
七、铬 …………………………………………………………………… 26
八、碘 …………………………………………………………………… 27
九、其他矿物质 ………………………………………………………… 27

第五节　维生素 ………………………………………………………… 28
一、维生素 A …………………………………………………………… 29
二、维生素 D …………………………………………………………… 30
三、维生素 E …………………………………………………………… 31
四、维生素 K …………………………………………………………… 32
五、维生素 B_1 ………………………………………………………… 33
六、维生素 B_2 ………………………………………………………… 34
七、叶酸 ………………………………………………………………… 35
八、维生素 C …………………………………………………………… 35
九、维生素 B_6 ………………………………………………………… 36
十、维生素 B_{12} ……………………………………………………… 37
十一、烟酸 ……………………………………………………………… 38
十二、泛酸 ……………………………………………………………… 39
十三、生物素 …………………………………………………………… 39

第六节　水 ……………………………………………………………… 40
一、水的生理功能 ……………………………………………………… 40
二、水缺乏或过量对人体健康的影响 ………………………………… 41

目录

　　三、水的需要量 …………………………………………………………… 41

　第七节　膳食纤维 …………………………………………………………… 42

　　一、膳食纤维的生理功能 ………………………………………………… 42

　　二、膳食纤维的参考摄入量及食物来源 ………………………………… 43

45　第三章　能量

　第一节　概述 ………………………………………………………………… 45

　　一、能量单位 ……………………………………………………………… 45

　　二、能量来源与能量系数 ………………………………………………… 46

　　三、能量来源分配 ………………………………………………………… 46

　第二节　人体能量消耗 ……………………………………………………… 46

　　一、基础代谢 ……………………………………………………………… 46

　　二、食物热效应 …………………………………………………………… 48

　　三、体力活动 ……………………………………………………………… 48

　　四、生长发育 ……………………………………………………………… 49

　第三节　能量需要量及膳食能量推荐摄入量 ……………………………… 49

　　一、能量需要量的确定 …………………………………………………… 49

　　二、膳食能量推荐摄入量 ………………………………………………… 50

　第四节　能量摄入不足或摄入过多的危害 ………………………………… 50

　　一、能量摄入不足的危害 ………………………………………………… 50

　　二、能量摄入过多的危害 ………………………………………………… 51

52　第四章　各类食物的营养价值

　第一节　谷类 ………………………………………………………………… 53

　　一、谷类的结构和营养素的分布 ………………………………………… 53

　　二、谷类的主要营养成分及组成特点 …………………………………… 54

　　三、谷类的合理利用 ……………………………………………………… 55

　　四、常见谷类食物的营养价值 …………………………………………… 57

　第二节　豆类及其制品 ……………………………………………………… 62

　　一、豆类及其制品的主要营养成分及组成特点 ………………………… 62

　　二、大豆中的抗营养因子 ………………………………………………… 63

　　三、豆类及其制品的合理利用 …………………………………………… 64

第三节　蔬菜、水果、菌藻类 …………………………………… 64
　一、蔬菜、水果、菌藻类的主要营养成分及组成特点 ……… 65
　二、蔬菜、水果、菌藻的合理利用 …………………………… 66

第四节　畜、禽肉类 …………………………………………… 67
　一、畜禽肉类的主要营养成分及组成特点 …………………… 67
　二、畜禽肉的合理利用 ………………………………………… 69

第五节　鱼类 …………………………………………………… 69
　一、鱼类的主要营养成分及组成特点 ………………………… 70
　二、鱼类的合理利用 …………………………………………… 71

第六节　禽蛋类 ………………………………………………… 71
　一、禽蛋的结构 ………………………………………………… 71
　二、禽蛋的主要营养成分及组成特点 ………………………… 72
　三、蛋类的合理利用 …………………………………………… 73

第七节　奶类及其制品 ………………………………………… 73
　一、奶类及其制品的营养成分及组成特点 …………………… 73
　二、奶类及其制品的合理利用 ………………………………… 76

第五章　膳食结构与平衡膳食　78

第一节　膳食结构 ……………………………………………… 79
　一、概述 ………………………………………………………… 79
　二、不同类型膳食结构的特点 ………………………………… 80
　三、中国居民的膳食结构 ……………………………………… 81

第二节　平衡膳食 ……………………………………………… 82
　一、平衡膳食的概念及意义 …………………………………… 83
　二、平衡膳食的基本要求 ……………………………………… 83
　三、食物的构成 ………………………………………………… 84
　四、膳食营养素参考摄入量 …………………………………… 85

第三节　膳食指南 ……………………………………………… 89
　一、概念和目的 ………………………………………………… 89
　二、膳食指南的发展历史 ……………………………………… 90
　三、中国居民膳食指南（2007）………………………………… 90

第四节　中国居民平衡膳食宝塔 ……………………………… 94
　一、中国居民平衡膳食宝塔说明 ……………………………… 94

二、中国居民平衡膳食宝塔的应用 …………………… 95
　第五节　营养配餐与食谱编制 ………………………… 96
　　一、营养配餐 …………………………………………… 96
　　二、食谱编制的基本原则和方法 ……………………… 98

106　第六章　特殊人群的营养与膳食

　第一节　不同生理人群营养与膳食 …………………… 106
　　一、孕妇营养与膳食 …………………………………… 106
　　二、乳母营养与膳食 …………………………………… 111
　　三、婴幼儿营养与膳食 ………………………………… 115
　　四、学龄前儿童营养与膳食 …………………………… 120
　　五、学龄儿童营养与膳食 ……………………………… 123
　　六、青少年营养与膳食 ………………………………… 125
　　七、老年人营养与膳食 ………………………………… 128
　第二节　特殊环境人群营养与膳食 …………………… 132
　　一、高温环境人群营养与膳食 ………………………… 132
　　二、低温环境人群营养与膳食 ………………………… 133
　　三、高原环境作业人群营养与膳食 …………………… 135
　　四、接触电离辐射人员营养与膳食 …………………… 136
　　五、接触化学毒物人员营养与膳食 …………………… 138

141　第七章　营养调查与营养评价

　第一节　膳食调查与评价 ……………………………… 142
　　一、膳食调查目的 ……………………………………… 142
　　二、膳食调查的方法 …………………………………… 142
　　三、膳食调查的结果评价 ……………………………… 144
　第二节　人体测量与评价 ……………………………… 145
　　一、人体测量的目的 …………………………………… 145
　　二、常用指标的测量方法及评价 ……………………… 145
　第三节　实验室检查及临床检查与评价 ……………… 147
　　一、实验室检查与评价 ………………………………… 147
　　二、临床检查与评价 …………………………………… 148

    第四节　营养调查综合评价 ·············· 150
        一、身体组成营养评价法 ·············· 150
        二、主观综合性营养评价法 ············ 150
        三、微型营养评价法 ················· 151

153　第八章　住院病人的营养膳食

    第一节　医院膳食 ······················ 154
        一、基本膳食 ······················ 154
        二、试验膳食 ······················ 156
        三、治疗膳食 ······················ 159
    第二节　临床营养支持 ·················· 163
        一、肠内营养 ······················ 164
        二、肠外营养 ······················ 172
        三、肠内、肠外营养的比较 ············ 178
        四、选择营养支持方式的原则 ·········· 179

181　第九章　营养与疾病

    第一节　营养与内分泌、代谢性疾病 ········ 182
        一、糖尿病 ························ 182
        二、肥胖症 ························ 189
        三、痛风 ·························· 192
        四、骨质疏松症 ···················· 193
    第二节　营养与循环系统疾病 ············ 195
        一、高血压 ························ 195
        二、冠状动脉粥样硬化性心脏病 ········ 197
        三、心力衰竭 ······················ 199
    第二节　营养与消化系统疾病 ············ 200
        一、急性胃炎 ······················ 200
        二、慢性胃炎 ······················ 201
        三、消化性溃疡 ···················· 202
        四、肝炎 ·························· 204
        五、肝硬化 ························ 207

六、胆囊炎和胆石症 …………………………………… 208
　　七、胰腺炎 …………………………………………… 210
第三节　营养与呼吸系统疾病 ………………………………… 212
　　一、慢性阻塞性肺疾病 ………………………………… 212
　　二、急性呼吸窘迫综合征 ……………………………… 213
第四节　营养与泌尿系统疾病 ………………………………… 214
　　一、急性肾小球肾炎 …………………………………… 214
　　二、慢性肾小球肾炎 …………………………………… 216
　　三、肾病综合征 ………………………………………… 217
　　四、急性肾功能衰竭 …………………………………… 219
　　五、慢性肾功能衰竭 …………………………………… 220
第六节　营养与血液系统疾病 ………………………………… 223
　　一、缺铁性贫血 ………………………………………… 223
　　二、巨幼红细胞性贫血 ………………………………… 224
　　三、急性白血病 ………………………………………… 225
第七节　营养与癌症 …………………………………………… 226
　　一、概述 ………………………………………………… 226
　　二、营养与癌症预防 …………………………………… 230
　　三、营养治疗 …………………………………………… 231

236　附录一　中国居民膳食营养素参考摄入量(DRIs)

239　附录二　各类食物成分简表(每100g食部)

257　参考文献

258　中英文名词对照索引

第一章

绪 论

案例

人们在一日三餐中,会经常思考两个问题:吃什么? 怎么吃?

日常饮食中,在讲究"色、香、味"的同时,越来越多的人开始注重营养。我们常常能听到"这个有营养,多吃点,那个没营养,不要吃了"或"这个吃多了会得病,那个多吃些能治病"之类的话。

医学之父希波克拉底曾教诲学生道:"你的食物就是你的医药,大自然治病,医生只不过是大自然的助手,改善饮食可以修缮身体。"

问题:
1. 如何理解"吃什么"和"怎么吃"?
2. 营养、膳食对人体健康有什么作用?

本章学习目标

1. 掌握营养、营养素、膳食等基本概念。
2. 熟悉营养、膳食与健康的关系。
3. 了解营养与膳食的发展简史,营养与膳食的学习要求与学习方法。
4. 理解学习营养与膳食的意义,激发学习兴趣,认真学习营养与膳食。

膳食、营养与人们生活息息相关,自古以来即有"民以食为天"之说。人们从环境中摄入食物以满足自身生理需要、维持生存。由于人们摄取食物的过程常常受环境和社会因素的制约,也受饮食文化及饮食习惯的影响,因此可能发生营养不良或营养过剩。合理的膳食营养既是人类健康的根本,也关系到种族延续、国家昌盛、社会繁荣和人类文明,研究营养与膳食的意义是不言而喻的。随着科学技术的进步,人类对膳食营养的探索以及对各类食物作用的了解正在不断深入。

第一节　营养与膳食的基本概念

一、营养

营养（nutrition），从字义上讲，"营"为谋求，"养"为养生，"营养"就是谋求养生。因此，营养是人体从外界摄取食物，经过体内消化、吸收和利用食物中的有益物质，维持机体的生长发育，满足生理功能和体力活动需要的生物学过程。营养是一个动态的过程，任何一个环节发生异常都会影响营养，损害健康。

二、营养素

营养素（nutrient）是指食物中可给人体提供能量、机体构成成分和组织修复以及生理调节功能的化学成分。这一概念体现了人类对营养素认识的进步。目前已知人体必需的营养素有40多种，分为七大类，即蛋白质、脂肪、碳水化合物、矿物质、维生素、水和膳食纤维。

三、膳食

膳食（diet）是指经过加工、烹调处理后的食物，即把食物加工成人们可进食的饭菜。

四、营养与膳食

营养与膳食是探讨人类营养、膳食与健康关系的科学，它既是预防医学的一个组成部分，也是整体护理的一个重要组成部分。营养与膳食主要研究在当前社会工农业生产水平和人们经济生活条件下，人们应该吃什么，怎样吃，怎样才能使人们得到符合生活质量要求的食物，从而保证人们的合理营养与膳食，防止任何外来有害因素通过食物危害人体，最终实现减少疾病，促进健康。

营养与膳食的理论基础是营养学。营养学是生命科学的一个分支，是研究膳食、营养与人体健康关系的科学。广义的营养学还包括社会、经济、文化、生活习惯和膳食心理等多个领域和学科。营养学的核心就是营养平衡（nutrition balance）。所谓营养平衡（或称合理营养），是指通过合理的膳食和科学的烹饪加工，向机体提供足够的能量和各种营养素，并保持各营养素之间的平衡，不仅满足人体正常感官的或心理的需求，更重要的是满足人体生理的需要，以维持人体的健康。

要做到合理营养，首先必须做到合理膳食（rational diet）。合理膳食包括以下内容：①食物安全无害；②食物配制营养合理；③烹调加工合理，不仅使食物色、香、味、形俱全，而且能最大限度地减少营养素的损失，易于消化吸收；④合理的膳食制度和饮食习惯；⑤良好的膳食环境和愉快的心情。

案例中，人们问"吃什么"和"怎么吃"的目的都是希望能达到营养平衡。回答"吃什么"就涉及到营养结构与安全的问题。尽管这是复杂系统的问题，但把握原则还是可以努力去做的。当然，针对不同年龄、性别、活动、习惯等，应建立适宜个体的平衡膳食。而回答"怎么吃"的问题，就涉及到食物的烹调加工，合理的膳食制度，良好的膳食环境和愉快的心情等。

总之,应该通过理论学习和生活实践不断改进,科学地安排日常饮食生活。

第二节　营养、膳食与健康的关系

随着科学技术的发展和物质生活水平的提高,人类对健康的需求日益增强。合理营养是人类健康的物质基础,而平衡膳食又是达到合理营养的根本途径。营养与膳食是研究营养和食物与人体健康关系的科学,是研究如何选择、搭配、加工、烹调食物,以及食物在人体内的消化、吸收、利用、代谢,维护人体健康和促进生长发育,辅助疾病治疗与康复的一门学科。研究营养与膳食的目的就是根据预防为主的方针,通过保证合理营养与膳食来维护人类健康,增强人类体质,提高人们对各种疾病和外界有害因素的抵抗力,降低发病率和死亡率,提高劳动效率,延长人类寿命。

人体在正常情况下,科学的营养与膳食可做到:

1. 保证机体正常的生长发育,维持机体各种生理功能。
2. 提高机体的抵抗力和免疫力,减少疾病的发生。
3. 满足人们生理和心理上的进食欲望和物质需要,有利于维持人体最佳的生理和心理状态,提高机体对环境的适应能力。

而在机体患病时,合理营养与膳食以及膳食营养治疗还可以调节病人机体对手术和麻醉的应激反应,减轻症状,控制和稳定病情,防止并发症的发生和发展,达到促进康复的目的。

第三节　营养与膳食的发展简史

人类是在漫长的生活实践中对营养与膳食逐渐由感性认识上升到科学认识的。我国从3 000年前就有食医,认为食养居于术养、药养等养生之首。古老的医学文献《黄帝内经·素问》中即有"五谷为养、五果为助、五畜为益、五菜为充,气味合而服之,以补精益气"的合理营养概念。我国古代文献中尚有不少关于合理营养、膳食和膳食治疗的资料,但由于封建社会制度的影响,未能发展成为营养与膳食科学。

19世纪以来,随着化学和医学的不断发展,现代营养与膳食科学逐渐萌芽,人们开始对蛋白质、脂肪、糖类、矿物质和人体需要的能量进行研究。19世纪末期,又开始对维生素进行研究,从而使人类对合理营养与膳食的认识逐渐完善。20世纪初期,现代自然科学开始传入我国,我国学者虽然对食物营养成分分析和人民营养状况做了大量的调查研究,但由于客观条件的限制,营养与膳食科学未能充分发展。1949年中华人民共和国成立后,现代营养与膳食科学才在我国逐渐发展形成。在中国医学科学院卫生研究所的主持下,我国开展了全国性营养调查,提出我国人民膳食中营养供给标准,对提高我国人民的营养水平,保障人民的身体健康,提高国民整体素质有重要意义。

营养学可分为古典营养学和近代营养学两个主要历史阶段。古典营养学受当时人们对营养这一基本生理过程理解上的局限性所限,在相当长的一个历史时期中是由很粗浅的几种要素演绎而成的。中国古典营养学提倡阴阳、五行学说,西方营养学理论基础有地、水、火、风四大要素学说。

在欧洲经过了漫长的黑暗时代以后,从文艺复兴、产业革命开始,逐渐形成了近代营养学的理论基础。西方传来的近代营养学大体上可分为三个阶段:

第一个阶段的主要特点是化学、物理学等基础学科的发展为近代营养学打下了实验技术科学的理论基础。例如:K. W. Scheele 和 J. Priestly 发现氮气、氢气及二氧化碳;Rmonosov 关于物质守恒定律的论述;Mendeleev 综合了各种化学元素及其基本规律性,发现了元素周期表;Lavoisier 关于呼吸是氧化燃烧理论的提出。

近代营养学的第二个发展阶段在第一阶段的基础上,充实了大量的营养学实验研究资料。首先由 Liebig 提出了碳、氢、氮的定量方法,以后经 Voit、Rubner、Atwater 师生三代的努力,提出了氮平衡学说、能量代谢的体表面积法则以及三大营养素的产能系数。经 19 世纪和 20 世纪大批营养科学家的努力,人们对营养素的认识已从最初的三大营养素发展分化为数十种营养素,营养代谢也分为基础代谢、劳动与生活负荷以后所增加的代谢、食物的特殊动力作用等。

第二次世界大战结束以后,近代营养学进入第三个发展阶段,营养科学进入实验技术科学的鼎盛时期。人们对营养科学规律的认识也从宏观向微观、超微观的方向发展。分子生物学理论与方法使人们对营养科学的认识进入了分子水平、亚细胞水平。

当今,营养工作的社会性不断得到加强。在世界卫生组织与联合国粮农组织的努力下,营养工作的宏观调控性质得到加强,出现了一些新的名词和提法,如投入与效益评估(assessment of input and benefit)、公共营养学(community nutrition)、社会营养学(social nutrition)、营养监测(nutritional surveillance)、营养政策(nutrition policy)等。有的国家制定颁发了有关社会营养的法律、法规,有的国家成立了主管营养工作的委员会,有的国家成立了主管公共营养的机构。营养学更明显地重视如何使广大人民群众得到实惠,公共营养师也在发达国家及一些发展中国家得到认证并深受欢迎。

> **链接**
>
> **中国营养学会**
>
> 中国营养学会最初于 1945 年在重庆市组建成立,有十几位营养学家加入,并创办了《中国营养学杂志》。到 1948 年停止活动,1954 年成立中国生理科学会,下设的营养专业委员会是中国营养学会的前身,并于 1956 年创刊了《营养学报》。1981 年在北京正式成立中国营养学会,同年《营养学报》复刊。1985 年,中国科协正式批准中国营养学会为一级学会,归中国科协领导,并于 1984 年加入国际营养联合会(IUNS),1985 年加入亚洲营养学会联合会(FANS)。中国营养学会复会至今已有 30 年,其下属共有公共营养、妇幼营养、老年营养、临床营养、微量元素营养、保健食品及特殊营养 7 个分会。

第四节 学习营养与膳食的要求、方法和意义

营养与膳食在预防医学、临床医学、临床护理学和卫生保健学等医学领域中均占有十分重要的地位。在临床医学和护理学方面,它是现代医学综合治疗与护理中不可缺少的组成

部分;在卫生服务工作中,它具有指导各类人群营养保健的重要作用和意义。

一、学习要求

作为一名医学或护理学专业的学生,要想掌握好本学科专业知识,需要掌握营养与膳食的以下六大部分内容。

(一)营养学基础

主要阐明人体在正常情况下需要的能量,以及营养素的种类、生理功能、数量及其来源(如碳水化合物、蛋白质、脂肪、矿物质和维生素等)。

(二)各类食物的营养价值

主要阐明植物性食物,如谷类、豆类、蔬菜、水果等,动物性食物,如畜禽类、鱼类、奶类、蛋类等的营养价值。

(三)膳食结构与平衡膳食

主要阐明人们通过合理的膳食调配、合理的膳食制度和合理的烹调加工提供满足人体生理需要的能量和各种营养素。平衡膳食既有利于各种营养素的消化吸收和利用,又避免膳食构成的比例失调、某种营养素过量或不足以及烹调中有害物质的形成,引起机体不必要的负担或代谢紊乱。

(四)特殊人群的营养膳食

主要阐明特殊生理条件下,如孕妇、乳母、婴幼儿、学龄前儿童、青少年、老年人等,或特殊生活、生产环境下,如军人、运动员、高温作业、低温作业、接触有毒有害物质人群,或处于亚健康状态人群的特殊营养需求及膳食指导。

(五)营养调查与营养评价

主要阐明应用膳食调查、人体测量、临床体征检查及临床生化检测等组成的营养调查方法,在营养调查结果综合分析的基础上,进一步对营养状况作出判断,提出营养治疗指导意见。

(六)疾病的营养支持与治疗

主要阐明营养与某些特殊疾病(如糖尿病、肥胖症、高脂血症、痛风、冠心病及癌症等)的关系,以食物及各种营养物质为手段,通过不同方式和方法,对各类病人进行最合适的滋养、扶持、护理、调节,并用这种手段解决疾病状态下的异常代谢、异常反应和疾病对机体的损害,提高机体的应变能力、免疫和修复能力等,达到治疗和康复的目的。

随着现代科学技术的发展,营养学的发展也是十分迅速的,新知识不断进入教科书中,但仍不能完全帮助人们掌握营养知识去维护健康,因此,还需要临床护理工作者与时俱进,在实际工作中不断扩充营养与膳食相关的知识与技能。

二、学习方法

学习过程中,不仅要学习教科书中的专业知识与内容,还要坚持贯彻实践性原则、学以致用的原则和不断创新的原则。也只有结合自己生活饮食实际去学,并做到将所学的营养与膳食知识应用于生活和临床护理中,才有可能真正提高营养与膳食的专业知识与技能。

三、学习意义

合理营养与膳食对于健康人群具有疾病预防与保健的作用,也可以直接或间接地解决疾病的诊断、治疗和护理问题。因此,学习和掌握营养与膳食知识是现代医学模式对医护学生提出的要求。尤其是临床护理工作者,必须具有一定的营养与膳食科学知识,才能在进行整体护理中正确评估病人的营养状况与需求,并指导病人进行合理营养与膳食,促进早日康复。

本章小结

本章介绍了营养、营养素及膳食等基本概念,讲述了营养学的基本内容、膳食营养与健康的关系及营养与膳食科学发展史。简述了营养与膳食的主要内容及学习本课程的要求、方法和意义,为学生学习和掌握营养与膳食打下基础。

本章关键词:营养;膳食;健康

课后思考

1. 学习营养与膳食的意义是什么?
2. 怎样学习和研究营养与膳食?

(王维利 吴卫琴)

第二章 营养素

案例 2-1

光绪十三年(1887年),清政府向英德购买4艘军舰,于7月25日派人驶回国内,10月26日抵达厦门。途中脚气病流行,表现为患腿肿,不数日上攻于心,肿至腰际即不治。船员均以白米为主食,船上无冷藏,吃不到新鲜肉类,看新加坡报,知多食麦面可免此病。

问题:
1. 这是一种什么物质的缺乏?
2. 这类物质的功能有哪些?

案例 2-2

1984年夏季,上海某农场陆续出现许多阴囊皮炎病人,8~9月份达高峰。该农场男性共325人,患阴囊皮炎者达183人,占56.6%。其中合并口角炎和舌炎者92人,占50.2%。

问题:
1. 您认为这可能是哪一类疾病?
2. 如何处理?

本章学习目标

1. 掌握必需氨基酸、必需脂肪酸、氨基酸模式、氮平衡、蛋白质互补等基本概念及各类营养素的生理功能。
2. 熟悉食物蛋白质、脂肪的营养学评价及各类维生素和矿物质的缺乏与过量对人体健康的影响。
3. 了解各种营养素的参考摄入量和食物来源。
4. 通过本章学习,树立合理营养意识,避免营养素摄入不足或过多,并能指导他人进行合理营养。

人类为了维持生命和健康，保证正常的生长发育和从事各种劳动，每日必须摄入一定数量的食物。食物中含有人体所需的营养素，营养素包括七大类：蛋白质、脂肪、碳水化合物、矿物质、维生素、水和膳食纤维。由于蛋白质、脂肪、碳水化合物的摄入量较大，所以称为宏量营养素。维生素、矿物质需要量较小，称为微量营养素。碳水化合物、脂肪、蛋白质在体内经氧化分解，产生一定的能量，以满足人体对能量的需要，被称为产能营养素。

第一节　蛋白质

蛋白质(protein)是一切生命的物质基础，是细胞中含量最丰富、功能最多的高分子物质。蛋白质与人体的生长发育和健康有着密切关系，在人类营养中占有非常重要的地位。

一、蛋白质的组成与分类

（一）蛋白质的组成

蛋白质主要由碳、氢、氧、氮四种元素构成的，其特征性元素是氮。有的蛋白质还含有硫、磷、铁、碘和铜等其他元素。这些元素首先按照一定的结构构成氨基酸，许多氨基酸再以一定的方式组合成蛋白质，所以，氨基酸是构成蛋白质的基本单位。

（二）蛋白质的分类

根据各种食物蛋白质氨基酸组成(种类、数量、比例)情况，在营养学上，将蛋白质分为三大类：

1. 完全蛋白质　这类蛋白质所含必需氨基酸(essential amino acid,EAA)种类齐全，数量充足，比例合适，能够维持成人的健康需求，并能促进儿童发育。如奶类中的酪蛋白、乳白蛋白，蛋类中的卵白蛋白及卵磷蛋白，肉类中白蛋白和肌蛋白，大豆中的大豆蛋白，小麦中的麦谷蛋白和玉米中的谷蛋白等，都是完全蛋白质。

2. 半完全蛋白质　此类蛋白质中所含各种必需氨基酸种类齐全，但由于相互比例不合适，有的过多，有的过少，属于氨基酸组成不平衡的蛋白质。若用此类蛋白质作为膳食蛋白质的唯一来源，则仅能维持生命，而不能促进生长发育。如小麦、大麦中的麦胶蛋白均属此类。

3. 不完全蛋白质　此类蛋白质中所含必需氨基酸种类不全，若用此类蛋白质作为膳食蛋白质的唯一来源，则既不能促进生长发育，也不能维持生命，如玉米中的胶蛋白，动物结缔组织和肉皮中的胶质蛋白，豌豆中的豆球蛋白等。

二、蛋白质的生理功能

（一）维持组织的生长更新和修补

蛋白质是构成人体一切组织细胞的主要组成成分。人体内几乎不存在不含有蛋白的组织和器官。身体的生长发育也视为蛋白质的不断积累过程。蛋白质对生长发育期的儿童尤为重要。

人体内各种组织细胞的蛋白质始终在不断更新。例如,人血浆蛋白质的半寿期约为10天,肝中大部分蛋白质的半寿期为1～8天,还有一些蛋白质的半寿期很短,只有数秒。只有摄入足够的蛋白质方能维持组织的更新。身体受伤后也需要大量蛋白质作为修复材料。成人体内每天约有3%的蛋白质更新,借此完成组织的修复更新。

(二)参与重要的生理功能

机体生命活动之所以能够有条不紊的进行,有赖于多种生命活性物质的调节。而蛋白质在体内是构成多种重要生命活性物质的成分,参与调节生理功能。如核蛋白构成细胞核并影响细胞功能;酶蛋白具有促进食物消化、吸收和利用的作用;免疫蛋白具有维持机体免疫功能的作用;收缩蛋白如肌球蛋白具有调节肌肉收缩的功能;血液中的脂蛋白、运铁蛋白、视黄醇结合蛋白具有运送营养素的作用;血红蛋白具有携带、运送氧气的功能;白蛋白具有调节渗透压、维持体液平衡的作用;由蛋白质或蛋白质衍生物构成的某些激素,如垂体激素、甲状腺激素、胰岛素及肾上腺素等都是机体的重要调节物质。

(三)氧化供能

食物蛋白质也是能量的一种来源,每克蛋白质在体内氧化分解可产生16.7kJ(4kcal)能量。一般成人每日约有18%的能量来自蛋白质。但糖与脂肪可以代替蛋白质提供能量,故氧化供能是蛋白质的次要生理功能。饥饿时,组织蛋白分解增加,每输入100g葡萄糖约节约50g蛋白质的消耗,因此,对不能进食的消耗性疾病病人应注意葡萄糖的补充,以减少组织蛋白的消耗。

三、氨基酸

(一)氨基酸的分类

现已经发现的天然的氨基酸有300多种,其中人体所需的氨基酸有20多种,根据其营养价值分为必需氨基酸(essential amino acid)、条件氨基酸(conditionally essential amino acid)和非必需氨基酸(non-essential amino acid)。

1. 必需氨基酸　指人体不能合成或合成速度远不能满足机体的需要,必须由食物蛋白供给的氨基酸。人体必需氨基酸共有9种,分别是:亮氨酸、异亮氨酸、赖氨酸、蛋氨酸、苯丙氨酸、苏氨酸、色氨酸、缬氨酸和组氨酸。其中组氨酸是婴儿的必需氨基酸。

2. 条件氨基酸　半胱氨酸和酪氨酸在人体内分别由蛋氨酸和苯丙氨酸转变而成。如果膳食中能直接提供半胱氨酸和酪氨酸,则人体对蛋氨酸和苯丙氨酸的需要量可分别减少30%和50%,所以半胱氨酸和酪氨酸被称为条件氨基酸或半必需氨基酸(semi-essential amino acid)。因此,在计算食物必需氨基酸组成时,常将半胱氨酸和蛋氨酸,苯丙氨酸和酪氨酸合并计算。

3. 非必需氨基酸　指人体可以自身合成,不一定需要从食物中获得的氨基酸。

(二)氨基酸模式

某种蛋白质中各种必需氨基酸的构成比例称为氨基酸模式。即根据蛋白质中必需氨基酸含量,以含量最少的色氨酸为1,计算出的其他氨基酸的相应比值。

食物蛋白的氨基酸模式与人体蛋白越接近,越能为机体充分利用,其营养价值也相对越高。当食物中任何一种必需氨基酸缺乏或过量,可造成体内氨基酸的不平衡,使其他氨基酸不能被利用,影响蛋白质的合成。因此,在膳食中提倡食物多样化,将多种食物混合食用,使必需氨基酸互相补充,使其模式更接近人体的需要,以提高蛋白质的营养价值,这种现象称为"蛋白质的互补作用"。

为充分发挥食物蛋白质的互补作用,在调配膳食时,应遵循三个原则:①食物的生物学种属愈远愈好,如动物性和植物性食物之间的混合比单纯植物性食物之间的混合要好;②搭配的种类愈多愈好;③食用时间愈近愈好。因为单个氨基酸在血液的停留时间约4h,然后到达组织器官,再合成组织器官的蛋白质。而合成组织器官蛋白质的氨基酸必须同时到达才能发挥互补作用。

(三)限制氨基酸

食物蛋白质中一种或几种必需氨基酸含量相对较低,导致其他的必需氨基酸在体内不能被充分利用而浪费,造成其蛋白质营养价值较低,这种含量相对较低的必需氨基酸称限制氨基酸。

其中相对含量最低的称为第一限制氨基酸,余者以此类推。植物蛋白质中,赖氨酸、蛋氨酸、苏氨酸和色氨酸含量相对较低,为植物蛋白质的限制氨基酸。谷类食物的赖氨酸含量最低,为谷类食物的第一限制氨基酸。

(四)氨基酸在医疗中的应用

氨基酸在医药上主要用来制备复方氨基酸输液,也用作治疗药物和用于合成多肽药物。目前用作药物的氨基酸有100多种,其中包括构成蛋白质的氨基酸20种和构成非蛋白质的氨基酸100多种。

由多种氨基酸组成的复方制剂在现代静脉营养输液以及"要素饮食"疗法中占有非常重要的地位,对维持危重病人的营养,抢救病人生命起积极作用,成为现代医疗中不可少的医药品种之一。

谷氨酸、精氨酸、天门冬氨酸、胱氨酸、L-多巴等氨基酸可单独用作治疗一些疾病。主要用于治疗肝病、消化道疾病、脑病、心血管病、呼吸道疾病以及用于提高肌肉活力、儿科营养和解毒等。此外,某些氨基酸衍生物有希望用于癌症治疗。

四、氮平衡的基本概念及其意义

氮平衡(nitrogen balance)表明机体内的蛋白质始终处于合成和分解的动态变化中。氮平衡是指氮的摄入量与排出量之间的平衡状态。蛋白质是机体氮的唯一来源,因此,通常以氮平衡来测试人体蛋白质需要量和评价蛋白质的营养状况。氮平衡关系如下:

$$B=I-(U+F+S)$$

B:氮平衡;I:摄入氮;U:尿氮;F:粪氮;S:皮肤等氮损失。

机体在不同生理状况下可出现以下三种不同类型的氮平衡。

1. 零氮平衡 当摄入氮和排出氮量相等时,为零氮平衡。表明体内蛋白质的合成和分解处于动态平衡状态。一般见于营养正常的健康成年人,蛋白质主要用于组织更新。

2. 正氮平衡 当摄入氮大于排出氮时,为正氮平衡。表明体内蛋白质的合成大于分解。一般见于婴幼儿、儿童、青少年、孕妇、乳母和恢复期病人,因此在这些人群的膳食中,应该多给含蛋白质丰富的食物,以满足机体对蛋白质的额外需要。

3. 负氮平衡 摄入氮少于排出氮时,为负氮平衡。表明体内蛋白质合成小于分解。见于慢性消耗性疾病、衰老、创伤和饥饿等。长期负氮平衡将导致严重营养不良,应注意尽可能减轻或改变负氮平衡,以保持健康,促进疾病康复和延缓衰老。

五、食物蛋白质营养学评价

食物的种类千差万别,各种食物蛋白质的含量、氨基酸模式都不一样,人体对它的消化、吸收和利用程度也存在差异,其营养价值不完全相同。总的来说,营养学上主要从食物蛋白质的"量"和"质"两个方面来考察。即一方面要从"量"的角度考察食物中蛋白质含量的多少,另一方面则要从"质"的角度考察其必需氨基酸的含量、模式以及机体对该食物蛋白质的消化、利用程度。常用评价指标如下:

(一)食物中蛋白质的含量

食物蛋白质含量是评价蛋白质营养价值的一个重要方面。蛋白质的含量是蛋白质发挥其营养价值的物质基础,食物蛋白质含量的多少尽管不能决定一种食物蛋白质营养价值的高低,但是没有一定的数量,再好的蛋白质其营养价值也有限。

食物蛋白质含量的测定通常采用微量凯氏定氮法。食物蛋白质平均含氮量为16%,将某种食物含氮量乘以系数6.25,即可得到粗蛋白含量(若要准确计算则可以用不同的系数求得,见表2-1)。

表2-1 常用食物蛋白质换算系数

食物	蛋白质换算系数	食物	蛋白质换算系数
大米	5.95	花生	5.46
全小麦	5.83	蛋	6.25
玉米	6.25	肉	6.25
大豆	5.71	奶	6.38

注:本表来源于李嗣生《营养与膳食》(第1版),第8页,河南科学出版社,2008

(二)蛋白质的消化率

蛋白质的消化率是指食物蛋白质被消化酶分解、吸收的程度。消化率愈高,被机体利用的可能性就愈大。食物蛋白质的消化率用该蛋白质中被消化、吸收的氮量与其蛋白质含氮总量的比值表示。

$$蛋白质消化率(\%) = \frac{氮吸收量}{摄入氮量} \times 100\% = \frac{摄入氮量-(粪代谢氮)}{摄入氮量} \times 100\%$$

由于粪代谢氮测定十分繁琐,且难以准确测定,故在实际工作中常不考虑粪代谢氮。最近,WHO提出,当膳食中仅含少量膳食纤维时不必测定粪代谢氮;当膳食中含有多量膳食纤维时,对成人可按每天12mg/kg的数值进行计算。

蛋白质的消化率受人体和食物等多种因素的影响,前者如全身状态、消化功能、精神情绪、饮食习惯和对该食物感官状态是否适应等;后者有蛋白质在食物中存在形式、结构、食物纤维素含量、烹调加工方式、共同进食的其他食物的影响等。通常,动物性蛋白质的消化率比植物性的高。如鸡蛋和牛奶蛋白质的消化率分别为97%和95%,而玉米和大米蛋白质的消化率分别为85%和88%。这是因为植物蛋白质被纤维素包围不易被消化酶作用。经过加工烹调后,包裹植物蛋白质的纤维素可被去除、破坏或软化,可以提高其蛋白质的消化率。例如,食用整粒大豆时,其蛋白质消化率仅约60%,若将其加工成豆腐,则可提高到90%。

(三)蛋白质的利用率

蛋白质利用率是指食物蛋白质被消化吸收后在体内被利用的程度。评价食物蛋白的利用率的指标很多,各指标从不同角度反映蛋白质的被利用程度。

1. 生物价 蛋白质生物价(biological value,BV)又称蛋白质生物学价值。是评价蛋白质在体内被利用程度的一种常用方法。生物价的值越高表明该蛋白质利用率越高。它是以食物蛋白质在体内吸收后被潴留利用的氮量与被吸收氮量的比值表示。计算公式如下:

$$生物价 = \frac{氮潴留量}{氮吸收量} \times 100\% = \frac{氮吸收量-(尿氮-尿内源性氮)}{摄入氮量-(粪氮-粪代谢氮)} \times 100$$

蛋白质生物价的高低,主要取决于食物中必需氨基酸含量和比值。其比值愈接近人体需要,则该蛋白质的生物价愈高。常用食物蛋白质的生物价见表2-2。

表2-2 常用食物蛋白质的生物价

蛋白质	生物价	蛋白质	生物价	蛋白质	生物价
鸡蛋黄	96	牛肉	76	玉米	60
全鸡蛋	94	白菜	76	花生	59
鸡蛋白	83	猪肉	74	绿豆	58
牛奶	90	小麦	67	小米	57
鱼	83	豆腐	65	生黄豆	57
大米	77	熟黄豆	64	高粱	56

注:本表来源于刘晓芳《营养与膳食》(第1版),第10页,人民军医出版社,2007

2. 蛋白质净利用率

蛋白质净利用率(net protein utilization,NPU)是机体的氮潴留量与氮食入量之比,表示蛋白质实际被利用的程度。该指标考虑了蛋白质在消化、利用两个方面的因素,因此更为全面。计算公式如下：

$$蛋白质净利用率 = 生物价 \times 消化率 = \frac{潴留氮}{食物氮} \times 100$$

3. 蛋白质功效比值

蛋白质功效比值(protien efficiency ratio, PER)是用幼小动物体重的增加与所摄食的蛋白质之比来表示将蛋白质用于生长的效率。由于所测蛋白质主要被用来提供生长之需要，所以该指标被广泛用作婴幼儿食品中蛋白质的评价。计算公式如下：

$$蛋白质功效比值 = \frac{动物增加体重(g)}{摄入蛋白质(g)}$$

4. 氨基酸评分

氨基酸评分(amino acid score, AAS)也称蛋白质化学评分，是目前常用的一种食物蛋白质营养价值评分方法，不仅适用于单一食物蛋白质的评价，还可用于混合食物蛋白质的评价。该法的基本步骤是将被测食物蛋白质的必需氨基酸组成与推荐的理想蛋白质或参考蛋白质氨基酸模式进行比较。计算公式如下：

$$氨基酸评分 = \frac{被测蛋白质每克氮(或蛋白质)中某种必需氨基酸量(mg)}{参考模式蛋白质每克氮(或蛋白质)中该氨基酸量(mg)} \times 100$$

确定某一种食物蛋白质氨基酸评分，一般分两步进行：第一步计算被测蛋白质每种必需氨基酸的评分值；第二步是在计算结果中找出最低的必需氨基酸(第一限制氨基酸)评分值，即为该种蛋白质的氨基酸评分。

例如，1g 某谷类蛋白中赖氨酸、苏氨酸和色氨酸含量分别为 23mg、25mg 和 12mg，而 1g 参考蛋白质中这三种氨基酸分别 58mg、34mg 和 11mg，按上述公式计算出赖氨酸的比值最低为 0.4，故赖氨酸为第一限制氨基酸，该谷类氨基酸评分为 40。

六、蛋白质的参考摄入量及食物来源

(一) 参考摄入量

我国营养学会推荐营养素摄入量(RNI)：婴儿为 1.5～3g/(kg·d)，儿童为 35～75g/d，青少年为 80～85g/d，成年男女按不同体力活动强度，分别为 75～90g/d 和 65～80g/d，孕妇和乳母另增 5～20g/d，老年期男女分别为 75g/d 和 65g/d。

(二) 食物来源

动物性食物和植物性食物均可提供蛋白质，但其蛋白质营养价值各不相同。

动物性食物：如肉、鱼、蛋、奶的蛋白质含量一般在 10%～20%，均属于优质蛋白质。

植物性蛋白质：如谷类、薯类、豆类等，其中豆类的蛋白质含量较高，干豆类为 20%～40%，且含有各种必需氨基酸，是唯一能代替动物性蛋白质的植物蛋白，也属于优质蛋白质，但含硫氨基酸含量略低。谷类蛋白质 6%～10%，赖氨酸和色氨酸含量低，而含硫氨基酸含量较高，可与豆类互补。薯类 2%～3%。蔬菜水果类极低。坚果类，如花生、核桃、葵花子等含蛋白质 15%～25%，可作为人体蛋白质来源的一个很好补充。由此可见，花生、黄豆、鱼、瘦猪肉都是很好的食物蛋白的来源;而选择大米作为膳食唯一的食物,其蛋白质显然不能满足人体蛋白质的需要量。我国的膳食以谷类为主食,植物性蛋白质是人们膳食蛋白质的主要来源。因此,合理利用植物性蛋白质日益受到关注。

第二节 脂类

一、脂类的分类

脂类(lipids)包括中性脂肪和类脂两大类。其共同特点是难溶于水而易溶于有机溶剂。

中性脂肪也称脂肪,即三酰甘油。脂肪因受营养状况和机体活动的影响而增减,变动较大,故称动脂。类脂包括磷脂、糖脂、脂蛋白和固醇类。类脂在体内相对稳定,不受营养状况和机体活动的影响,故称定脂。

(一)脂肪

脂肪是由一分子甘油和三分子脂肪酸组成的三酰甘油。

脂肪酸按其碳链长度分为长链脂肪酸(14个碳以上)、中链脂肪酸(8~12个碳)和短链脂肪酸(6个碳以下);按其饱和度可分为饱和脂肪酸(saturated fatty acid,SFA,碳链上没有双键)和不饱和脂肪酸(unsaturated fatty acid,USFA,碳链上有不饱和的双键)。不饱和脂肪酸又分为单不饱和脂肪酸(碳链上含有1个双键)和多不饱和脂肪酸(碳链上含有2个或2个以上双键)。动物脂肪含饱和脂肪酸较多,熔点高,故常温下呈固态,称脂。植物脂肪含不饱和脂肪酸较多,熔点低,故常呈液态,称油。如棉子油、花生油、菜子油、豆油等。

(二)类脂

1.磷脂 体内除三酰甘油外,磷脂是最多的脂类。磷脂包括甘油磷脂(卵磷脂、脑磷脂、磷脂肪酸、磷脂酰丝氨酸、磷脂酰甘油等)和鞘磷脂两类,主要是参与细胞膜的组成。磷脂分子同时具有亲水性和亲脂性,作为乳化剂,促进脂肪的乳化、吸收、代谢和转运。

2.固醇类 固醇类包括动物组织的胆固醇和植物组织的谷固醇。其中胆固醇是最重要的固醇类,是细胞膜的重要成分,也是人体内许多重要活性物质的合成原料,如性激素、肾上腺皮质激素和胆汁等,还可转变成7-脱氢胆固醇,在皮肤中经紫外线照射变为维生素D_3。

3.糖脂 糖脂是含有碳水化合物、脂肪酸和氨基乙醇的化合物。糖脂包括脑苷脂和神经苷脂两大类。糖脂也是构成细胞膜所必需的。

4.脂蛋白 脂蛋白是脂质和蛋白质以非共价键结合而成的复合物,是体内脂类物质的运输形式。

二、脂类的生理功能

(一)供给能量和储存能量

脂肪是一种能量密度最高的营养素,1g脂肪可产生37.6kJ(9kcal)能量,相当于每克碳水化合物和蛋白质的2倍。正常情况下,人体的能量只有20%～30%来源于脂肪,但在空腹时,50%以上的能量需要通过脂肪氧化分解获得。禁食1～3天,所需能量85%来自脂肪的氧化,脂肪是饥饿时体内能量的主要来源。脂肪除能在体内供能外,还是能量的储存形式。当机体摄入碳水化合物、脂肪、蛋白质过多时,不能被完全消耗,均可以脂肪形式储存于体内。

(二)构成身体组织及某些生物活性成分

脂类是人体组织重要的组成成分,在维持细胞结构和功能中起着重要作用。如细胞膜就是由磷脂、糖脂和胆固醇等组成的类脂层;鞘磷脂是神经鞘的重要成分,可保持神经鞘的绝缘性;脑磷脂大量存在于脑白质,具有参与神经冲动的传导作用;胆固醇在体内可转变成肾上腺皮质激素、性激素、胆汁酸盐和维生素D等。

(三)供给必需脂肪酸

必需脂肪酸(essential fatty acid,EFA)是指机体生理需要,而人体自身又不能合成,必须依赖食物供给的多不饱和脂肪酸。目前认为,人体内的必需脂肪酸主要为n-3(ω-3)系列中的α-亚麻酸和n-6(ω-3)系列中的亚油酸两种。必需脂肪酸在体内的重要生理功能为:①是线粒体和细胞膜的重要组成成分;②是合成前列腺素的原料,且与动物的精子形成有关;③能降低血脂含量,减少血液黏稠度;④促进生长发育,提高智力、视力;⑤对X射线引起的一些皮肤损伤有保护作用。

必需脂肪酸的缺乏可导致皮肤湿疹样病变、儿童生长发育迟缓、生殖障碍,以及肝、肾、神经、视觉方面的多种疾病。

(四)促进脂溶性维生素的吸收

食用油是脂溶液性维生素的重要来源,如鱼肝油含有丰富的维生素A和维生素D;植物油富含维生素E和维生素K。脂肪不仅含有丰富的脂溶性维生素,还可刺激胆汁分泌,促进脂溶性维生素的吸收和利用。若长期油脂或动物脂肪摄入不足或消化吸收不良,均可导致脂溶性维生素的缺乏,从而形成病变。

(五)增进食欲,增加饱腹感

烹调油脂可以改善食物的色、香、味等感观性质,以增进人的食欲,达到开胃的目的。同时,多量油脂有抑制胃液分泌,延长食物在胃中的停留时间等作用,使人的饱腹感增强,能有效减少进食量。

(六)维持正常体温和保护内脏器官

皮下脂肪不易传热,故能防止散热,维持体温恒定,还有抵御寒冷的作用。
在内脏器官周围的脂肪,可以保护和固定一些重要器官免受机械摩擦和移位。

> **链接**
> **你知道反式脂肪酸吗？**
> "反式脂肪酸"一词近来引起广大消费者的关注。什么是反式脂肪酸？
> 反式脂肪酸不是天然食物，主要是由油脂氢化和高温加热产生，如人造黄油和高温油炸食物。油脂在氢化和高温加热过程中某些天然存在的顺式双键转变为反式构型。人体摄入食物后，其中的反式脂肪酸或被氧化掉，或掺和到结构脂类中去。反式脂肪酸摄入过多可使血液中低密度脂蛋白胆固醇（LDL-C）上升，而使高密度脂蛋白胆固醇（HDL-C）下降，增加患动脉粥样硬化和冠心病的危险。美国心脏学会新公布的饮食指导标准中规定，食物中反式脂肪酸含量必须低于总能量的1%。

三、膳食脂肪的营养学评价

膳食脂肪的营养价值评价主要从以下四个方面进行：

（一）消化率

脂肪的消化率与其熔点密切相关，熔点高于50℃的脂肪不易消化，熔点越低，越容易消化，如在室温下液态的脂肪消化率可高达97%~98%。在正常情况下，一般脂类都是容易消化吸收的。婴儿膳食中的乳脂，吸收最为迅速。食草动物的体脂，含硬脂酸多，较难消化。植物油的消化率相当高。

（二）必需脂肪酸的含量

必需脂肪酸中亚油酸在人体内能转变为亚麻酸和花生四烯酸。故多不饱和脂肪酸中最为重要的是亚油酸及其含量。亚油酸能明显降低血胆固醇，而饱和脂肪酸却显著增高血胆固醇。一般植物油中亚油酸含量高于动物脂肪，其营养价值优于动物脂肪，但椰子油中的亚油酸含量很低，饱和脂肪酸含量高。

（三）脂溶性维生素的含量

脂溶性维生素为维生素A、维生素D、维生素E、维生素K。脂溶性维生素含量高的脂肪其营养价值也高。维生素A和维生素D存在于多数食物的脂肪中，以鲨鱼肝油的含量为最多；奶油次之；猪油内不含维生素A和维生素D，所以猪油营养价值较低。维生素E广泛分布于动植物组织内，其中以植物油类含量最高。

（四）提供的各种脂肪酸的比例

机体对饱和脂肪酸、单不饱和脂肪酸和多不饱和脂肪酸的需要不仅要有一定的数量，而且各种脂肪酸之间还要有适当的比例。

四、脂类的参考摄入量及食物来源

(一)参考摄入量

摄入量用占总能量的比例计算,中国营养学会推荐脂肪的摄入量(RNI)成人占膳食总能量比为 20%～30%。其中饱和脂肪酸、单不饱和脂肪酸、多不饱和脂肪酸之比以 1:1:1 为宜。胆固醇的摄入量不超过 300mg/d。

(二)食物来源

脂肪的食物来源主要是植物油、油料作物种子及动物的脂肪组织和肉类。

动物脂肪含饱和脂肪酸和单不饱和脂肪酸相对较多,而多不饱和脂肪酸含量较少。供给人体脂肪动物性食物主要有猪油、牛脂、羊脂、奶油、蛋类及其制品。

通常所用的食用植物油有豆油、花生油、菜子油、芝麻油、椰子油、葵花子油、米糠油及玉米油等。除椰子油外,其他植物油中饱和脂肪酸含量少,多不饱和脂肪酸含量高。

必需脂肪酸的最好来源是植物油类,所以在脂肪的供应中,要求植物来源的脂肪不低于总脂肪的 50%。

含磷脂较多的食物为蛋黄、肝脏、大豆、麦胚和花生等。

胆固醇含量高的食物有动物内脏、蛋黄、蟹黄、鱼子等。

第三节 碳水化合物

一、碳水化合物的分类

碳水化合物(carbohydrates),也称糖类,是由碳、氢、氧三种元素组成的一类化合物,营养学上一般将其分为单糖、双糖、寡糖和多糖四类。

(一)单糖

在结构上是由 3～7 个碳原子构成。食物中的单糖主要为葡萄糖、果糖和半乳糖。其中葡萄糖是构成食物中各种糖类的最基本单位。

(二)双糖

是由两分子单糖缩合而成。天然食物中主要的双糖有蔗糖、乳糖和麦芽糖等,乳糖是婴儿主要食用的糖类物质。

(三)寡糖

寡糖又称低聚糖。是指由 3～10 个单糖构成的聚合物,人体不易吸收。比较重要的有棉籽糖和水苏糖、低聚果糖、低聚甘露糖等。

(四)多糖

由10个以上单糖组成的一类大分子糖。营养学上具有重要作用的多糖有三种,即糖原、淀粉和不被人体消化吸收的膳食纤维。糖原也称动物淀粉,为含有许多葡萄糖分子和支链的动物多糖,分别由肝脏和肌肉合成、储存。淀粉是许多葡萄糖组成的能被人体消化吸收的植物多糖,是人类碳水化合物的主要食物来源。

二、碳水化合物的生理功能

(一)提供能量

膳食碳水化合物是人类获取能量最经济最主要的来源。1g葡萄糖在体内完全氧化分解可以释放能量16.7kJ(4kcal)。维持人体健康所需的能量中,55%~65%由碳水化合物提供。糖原是碳水化合物在体内的储存形式,在肝脏和肌肉中含量最多。碳水化合物的来源广泛,在体内消化、吸收、利用较其他能量物质迅速、完全并且安全,即使在缺氧的情况下,仍能通过酵解作用提供身体最必需的能量。它不但是肌肉活动最有效的燃料,而且是心脏、脑、红细胞、白细胞等重要组织细胞唯一依赖的能量来源,对维持其正常功能、增加耐力、提高工作效率有极其重要的意义。

(二)构成机体组织和重要生命物质

碳水化合物也是构成机体组织的重要物质,参与细胞的组成和多种活动。如核糖和脱氧核糖是细胞中核酸的成分;糖与脂类形成的糖脂是组成神经组织与细胞膜的重要成分;糖与蛋白质结合的糖蛋白,是某些具有重要生理功能的物质如抗原、抗体、酶、激素的组成成分。

(三)抗生酮作用

脂肪在体内分解代谢需要碳水化合物的参与。脂肪在体内分解代谢所产生的乙酰基需与草酰乙酸结合进入三羟酸循环最终被彻底氧化,产生能量。而草酰乙酸主要是由糖代谢产生,若碳水化合物不足,草酰乙酸则不足,可导致脂肪氧化不全而产生过多的酮体积聚在体内,引起酮血症。若体内有充足的碳水化合物就可以起到对抗酮体生成的作用,即抗生酮作用。

(四)节约蛋白质作用

机体的一切生命活动都以能量为基础。当碳水化合物供应不足时,机体为了满足自身对葡萄糖的需要,将通过糖原异生来产生葡萄糖,由蛋白质、脂肪产能来满足能量的需求。碳水化合物是机体最直接、最经济的能量来源。当食物能提供足量的可利用碳水化合物时,人体首先利用它作为能量来源,从而减少了蛋白质作为能量的消耗,使更多的蛋白质参与组织构成等更重要的生理功能,因此碳水化合物起到了节约蛋白质的作用。此外,膳食中碳水化合物的充分补给,使体内有足够的ATP产生,也有利于氨基酸的主动转运。因此,采取节食减肥往往会对机体造成一定的危害,不仅可造成体内酮体的大量积累,而且还可使蛋白质分解加强,从而危害健康。

(五)解毒作用

碳水化合物经糖醛酸途径生成的葡萄糖醛酸,是体内一种重要的结合解毒剂,在肝脏中能与许多有害物质如酒精、细菌毒素等结合,以消除这些物质的毒性或生物活性,起到解毒作用。机体肝糖原丰富时,对有害物质的解毒作用增强;肝糖原不足时,机体对有害物质的解毒作用显著下降。

三、碳水化合物的参考摄入量及食物来源

(一)参考摄入量

碳水化合物是人类最容易获得的能源物质。但其摄入量并无具体数值,应根据人体的能量需要,结合经济水平和饮食习惯来确定。中国营养学会推荐,成人每日碳水化合物摄入量占总能量的55%~65%。

(二)食物来源

碳水化合物的膳食来源较为丰富,主要来源于植物性食物。如粮谷类(70%~75%)、根茎类蔬菜、薯类(20%~25%)、豆类(50%~60%);食糖也是碳水化合物的一个来源,主要是蔗糖;水果和蔬菜中也含有一定量的单糖,另外还含有果胶和膳食纤维。

第四节 矿物质

矿物质(无机盐)是存在于人体内,除碳、氢、氧、氮元素以外的其他所有元素的统称。人体已发现有20余种必需的矿物质,占人体重量的4%~5%。其中含量较多的(含量大于体重0.01%)为钙、磷、钾、钠、镁、氯、硫七种,每日膳食需要量都在100mg以上,称为常量元素。另外一些含量低微,含量低于体重0.01%,称为微量元素,常见的有铁、碘、铜、锌、锰、钴、钼、硒、铬、镍、硅、氟、钒等元素,同样也是人体必需的。在我国较常见的矿物质缺乏有钙、铁、碘、硒和氟等。

矿物质对人体具有重要生理功能,主要有:构成组织和细胞的成分;调节细胞膜的通透性,维持正常渗透压及酸碱平衡;参与神经活动和肌肉收缩;构成酶的辅基、激素、维生素、蛋白质和核酸等的成分,或参与酶系的激活等。

一、钙

钙(calcium)是构成人体的重要成分,正常人体内含有1 000~1 200g的钙,其中99.3%集中于骨骼和牙齿中,只有0.1%的钙存在于细胞外液,全身软组织含钙量总共占0.6%~0.9%。在骨骼和牙齿中的钙为矿物质形式,而在软组织和体液中的钙则以游离或结合形式存在,这部分钙统称为混溶钙池。

(一)生理功能

1. 构成骨骼和牙齿,起支持和保护作用　骨骼和牙齿是人体含钙最多的组织。正常情况下,骨骼中的钙在破骨细胞的作用下不断释放,进入混溶钙池;同时混溶钙池中的钙又不断沉积于成骨细胞中形成新骨,因此使骨骼不断更新,保持机体钙的动态平衡。

2. 维持神经肌肉的活动　包括神经递质的释放、神经肌肉的兴奋、神经冲动的传导、激素的分泌、血液的凝固等活动都需要钙。当血钙浓度降低到一定程度时,神经肌肉的兴奋性升高,出现抽搐。

3. 维持细胞膜的稳定性　Ca^{2+}能与细胞膜表面的各种阴离子亚部位结合,调节受体结合和离子通透性。神经、肝、红细胞和心肌等的细胞膜上都有钙结合部位,当Ca^{2+}从这些部位释放时,膜的结构和功能发生变化。

4. 调节体内某些酶的活性　钙是多种酶的激活剂,许多参与细胞代谢与大分子合成和转变的酶(如腺苷酸环化酶、鸟苷酸环化酶、酪氨酸羧化酶和色氨酸羧化酶等)都受钙离子的调节。

5. 其他　参与血液凝固、激素分泌、维持体液酸碱平衡等。一些研究表明,膳食钙含量与高血压发病率呈明显负相关。

(二)钙缺乏与过量对人体健康的影响

1. 钙缺乏　主要影响骨骼与牙齿的发育,可导致婴幼儿佝偻病、成人骨软化症与骨质疏松症的发生。血清钙含量不足,也可使神经肌肉的兴奋性提高,引起抽搐。

2. 钙过量　可增加肾结石的危险;影响矿物质的吸收和利用(如高钙膳食抑制铁的吸收、降低锌的生物利用);引起奶碱综合征(包括高血钙症、碱中毒和肾功能障碍)。

(三)参考摄入量与食物来源

1. 参考摄入量　中国营养学会推荐钙的适宜摄入量(AI)为800mg/d。

2. 食物来源　奶和奶制品是食物中钙的最好来源,不但含量丰富,而且吸收率高,是婴幼儿最佳钙源。蔬菜、豆类和油料种子也含有较多的钙。小虾米皮、海带等含钙也特别丰富。在儿童与青少年膳食中加入骨粉、蛋壳粉也是补充膳食钙的有效措施。

二、磷

正常人体内含磷(phosphorus)600~700g,约占体重的1%。体内磷的85%存在于骨骼和牙齿中,15%分布于软组织和体液中,其中一半存在于肌肉组织中。

(一)生理功能

1. 构成骨骼和牙齿的重要成分　磷为骨和牙齿的形成及维持所必需,例如在骨的形成过程中2g钙需要1g磷。

2. 参与能量代谢　碳水化合物如葡萄糖是以磷酰化化合物的形式被小肠黏膜吸收;磷酸化合物如三磷酸腺苷(ATP)等是代谢过程中作为储存、转移、释放能量的物质。

3. **构成生命物质成分** 如磷是核糖核酸(RNA)和脱氧核糖核酸(DNA)的组成成分;磷脂为构成所有细胞膜所必需的成分,并参与脂肪和脂肪酸的分解代谢。

4. **参与构成多种重要的酶** 磷是体内很多酶的辅酶或辅基的组成成分,如焦磷酸硫胺素、磷酸吡哆醛、辅酶Ⅰ(NAD)和辅酶Ⅱ(NADP)等。

5. **调节酸碱平衡** 磷酸盐可与氢离子结合,并从尿中以不同形式、不同数量磷酸盐排出,调节体液的酸碱度。

(二)磷缺乏与过量对人体健康的影响

1. **磷缺乏** 几乎所有的食物均含有磷,所以缺磷较少见。临床所见磷缺乏的病人多为长期使用大量抗酸药或禁食者。病人表现为厌食、感觉异常、肌无力、骨痛、骨软化与佝偻病。

2. **磷过量** 过量的磷酸盐可引起低血钙症,导致神经兴奋性增强,手足抽搐和惊厥。

(三)参考摄入量与食物来源

1. **参考摄入量** 中国营养学会提出的成年人膳食磷的适宜摄入量(AI)为700mg/d。

2. **食物来源** 磷在食物中分布广泛,瘦肉、禽、蛋、鱼、坚果、海带、紫菜、豆类等均是磷的良好来源。谷类食物中的磷主要以植酸磷形式存在,其与钙结合不易吸收。

三、镁

镁(magnesium)是维持人体生存不可缺少的常量元素之一,也是人体常量元素中含量最少的元素,正常成人体内镁总量为20~30g,其中55%~65%存在于骨骼和牙齿中,其余大部分存在于细胞内液和软组织中,细胞外液不超过1%。镁在红细胞和血浆中主要以结合镁(32%)、游离镁(55%)和镁盐(13%)三种形式存在。

(一)生理功能

1. **多种酶的激活剂** 镁作为酶的激活剂,参与300余种酶促反应,糖酵解、脂肪酸氧化、蛋白质合成及核酸代谢中都需要镁离子的参与。

2. **维持钠、钾正常分布** 镁能兴奋细胞膜上的钠、钾离子和ATP酶,即钠钾泵,使细胞外钾向细胞内移动,维持细胞内钾的正常含量。镁缺乏时,钠钾泵活动被抑制,细胞内钾外流,导致细胞内低钾。镁可封闭至少四种不同的钾通道的外向性电流,而导致这些通道的内向性整流。当镁缺乏时,这种内向性整流受到阻滞,这可能是多形性室性心动过速的电生理基础。

3. **维持骨骼生长和神经肌肉的兴奋性**

(1)对骨骼的作用:镁是维持骨细胞结构和功能所必需的元素,镁也可影响骨的吸收。在极度低镁时,甲状旁腺功能低下而引起低血钙。镁对骨矿物质的内稳态有重要作用,并能直接影响骨细胞功能,以及羟磷灰石晶体的形成与增大。镁缺乏对绝经后妇女骨质疏松的作用尚存在争议。

(2)调节神经肌肉兴奋性:镁与钙协同维持神经肌肉兴奋,血中镁或钙过低,均可引起神经肌肉兴奋性增高,反之则有镇静作用。值得注意的是镁和钙的拮抗作用,如由镁引起的中枢神经和肌肉接点处的传导阻滞可被钙拮抗。

4.调节心血管功能　镁是细胞第二信使 cAMP 生成过程的调节因子。镁作为腺苷酸环化酶的激活剂,可使 cAMP 生成增多,从而引起血管扩张。镁耗竭可使血管紧张肽和血管收缩因子增加,引起动脉骤然收缩,导致肌肉痉挛、血压升高、冠状血管与脑血管痉挛。流行病学研究亦表明,膳食镁摄入量低的人群高血压发病率较高,显示镁在血压调节方面起重要作用。

5.影响胃肠道功能　硫酸镁溶液可松弛奥狄括约肌,促使胆囊排空,具有利胆作用。镁离子在肠道中吸收慢,促使水分滞留,具有导泻作用。

(二)镁缺乏与过量对人体健康的影响

1.镁缺乏　由于镁广泛分布于各种食物,加上肾对镁排泄的调节作用,一般不会发生镁缺乏。镁缺乏可见于各种原因引起的吸收不良、酒精中毒性营养不良、儿童时期的蛋白质-能量营养不良、长期低镁或无镁的肠外营养,以及严重的肾疾病。镁缺乏可致神经、肌肉兴奋性亢进。常见的表现有肌肉震颤、手足抽搐、反射亢进、共济失调以及肌麻痹等。有时有听觉过敏、幻觉,严重时出现精神错乱、定向力失常,甚至惊厥、昏迷等。低镁血症病人可有心律失常,心电图呈现室速与室颤。也有镁缺乏导致胰岛素敏感性降低、骨质疏松症等。

2.镁过量　在糖尿病酮酸症的早期,由于脱水,镁从细胞内溢出到细胞外,血镁常升高。肾功能不全者,尤其是尿少者,接受镁剂治疗时,也容易发生镁中毒。有肾上腺皮质功能不全、黏液性水肿、骨髓瘤、草酸中毒、肺部疾患及关节炎等情况时,血镁可升高。过量镁可引起恶心、胃肠道痉挛等胃肠道反应,重者可出现嗜睡、肌无力、膝腱反射减弱、肌麻痹等临床症状。孕妇用镁剂治疗时,胎儿可因血镁的突然增高而死亡。

(三)参考摄入量与食物来源

1.参考摄入量　中国营养学会提出的正常成年人镁适宜摄入量(AI)为 350mg/d。

2.食物来源　叶绿素是镁卟啉的螯合物,所以绿色蔬菜是含镁丰富的食物。食物中粗粮、干豆、坚果含量也比较丰富,精制谷类的镁含量一般较低。饮水也能获得部分镁。

四、铁

铁(iron)是人体必需的重要微量元素之一,也是比较容易缺乏的元素。成人体内铁的总量为 4~5g,其中 60%~70%存在于血红蛋白中,3%~5%存在于肌红蛋白中,1%存在于各种含铁酶类中,以上均为功能性铁。约占体内总铁25%的铁为储备铁,以铁蛋白和含铁血红素的形式存在于肝、脾和骨髓中。在人体器官中,铁的含量以肝、脾为最高,其次为肾、心、骨骼肌和脑。

(一)生理功能

1.参与氧的转运与组织呼吸　铁在体内的生理功能主要是作为血红蛋白、肌红蛋白、细胞色素等的组成部分而参与体内氧与二氧化碳的运送和组织呼吸过程。血红蛋白能与氧可逆地结合,当血液流经肺泡时,血红蛋白与氧结合成氧合血红蛋白,同时与二氧化碳分离;当血液流经氧分压较低的组织时,氧合血红蛋白又离解成血红蛋白和氧,释放出氧,同时与二氧化碳结合。肌红蛋白能在组织内储存氧,细胞色素能在细胞呼吸过程中起转运电子的作用。

2. 维持正常造血功能　铁在骨髓造血组织中与卟啉结合成高铁血红素,再与珠蛋白合成血红蛋白。缺铁可影响血红蛋白的合成。

3. 其他　此外铁还参与许多重要的生理功能,如催化β-胡萝卜素转化成维生素A、参与嘌呤与胶原合成、抗体产生、脂类的转运及肝脏的解毒功能等。

(二)铁缺乏与过量对人体健康的影响

1. 铁缺乏　铁缺乏可导致缺铁性贫血,是常见的营养缺乏病之一,尤其容易发生在婴幼儿、孕妇、乳母及育龄女性。由于体内缺铁程度及病情发展早晚不同,其临床表现也有所不同(详见第九章)。

2. 铁过量　铁虽然是人体必需的微量元素,本身也不具有毒性,但当摄入过量或误服过量的铁制剂时也可能导致铁中毒。分为急性中毒和慢性中毒。

(1)急性铁中毒:常因过量误服铁剂所致,多发生在儿童。如儿童将包装美观的糖衣或糖浆铁剂当作糖过量摄入,1h左右就可出现急性中毒症状,主要症状为消化道出血,严重者可出现休克而导致死亡。由此可见,有必要提醒家长注意,需要给儿童补铁、服用铁制剂时,一定要按医嘱严格掌握剂量,切不可滥服,以防中毒。

(2)慢性铁中毒:多发生在45岁以上的中老年人中,男性居多。长期服用铁制剂或从食物中摄铁过多,使体内铁量超过正常的10~20倍,就可能出现慢性中毒。由于机体无主动排铁的功能,而铁的主要储存部位是肝,故过量铁可导致肝纤维化、肝硬化等。其次铁也可能储存在肺、胰及心脏并造成伤害。另过量铁可通过催化自由基的生成、促进脂蛋白的过氧化、形成氧化低密度脂蛋白等作用,而参与动脉粥样硬化的形成。铁剂过多还可导致机体氧化和抗氧化系统失衡,直接损伤DNA,诱发突变,可能与肿瘤的发生有关。据报道,铁中毒还可诱发癫痫病。

(三)参考摄入量与食物来源

1. 参考摄入量　中国营养学会建议成人铁的推荐摄入量(RNI)男性为12mg/d,女性为18mg/d。

2. 食物来源　动物性食品肉类(如肝脏、瘦猪肉、牛羊肉等)以及动物血不仅含铁丰富而且吸收率很高,但鸡蛋和牛奶的铁吸收率低。植物性食物中则以黄豆和小油菜、芹菜、鸡毛菜、萝卜缨、芥菜等铁的含量较高,黄豆的铁不仅含量较高且吸收率也较高,是铁的良好来源。

五、锌

锌(zinc)是人体内重要的必需微量元素之一。20世纪60年代初,在伊朗和埃及首次发现人类锌缺乏能导致侏儒症,后来将锌确定为人体必需微量元素。锌对维持正常生长发育、免疫功能、物质代谢和生理功能等具有重要作用。

正常人体内锌含量为 2.0~3.0g,主要存在于肌肉、骨骼和皮肤中。

(一)生理功能

1.构成酶的成分或酶的激活剂　人体内重要的含锌酶有醛脱氢酶、谷氨酸脱氢酶、苹果酸脱氢酶、乳酸脱氢酶、丙酮酸氧化酶等,它们参与组织呼吸以及蛋白质、脂肪、糖和核酸等代谢的重要作用。

2.促进机体的生长发育和组织再生　锌是调节 DNA 复制、翻译和转录的 DNA 聚合酶的必需组成部分,对于蛋白质和核酸的合成,以及对于细胞的生长、分裂和分化的各个过程都是必需的。因此,缺锌者常表现为蛋白质合成、DNA 和 RNA 代谢以及生长发育障碍等。成人或儿童缺锌都能导致创伤的组织愈合困难。锌对于胎儿的生长发育也很重要。

3.促进食欲　锌在维持正常食欲中起着重要作用,动物和人缺锌时,会使食欲下降。锌缺乏对味觉系统有不良的影响,导致味觉迟钝。

4.促进性器官和性机能的正常发育　在人体,缺锌使性成熟推迟,性器官发育不全、性机能降低,精子减少,第二性征发育不全,月经不正常或停止。如及时给锌治疗,这些症状都会好转或消失。

5.参与免疫功能　锌参与包括免疫反应在内的细胞复制,维持胸腺和脾脏细胞的增殖。人和动物缺锌时 T 细胞功能受损,使免疫力降低,缺锌同时可能使有免疫力的细胞增殖减少,胸腺因子活性降低,DNA 合成减少,细胞表面受体发生变化。因此,机体缺锌可降低抵抗力。

6.其他　锌在保护皮肤健康及维生素 A 的代谢中也起着重要的作用。

(二)锌缺乏与过量对人体健康的影响

1.锌缺乏　锌缺乏主要发生在以谷类为主食的国家和地区,尤其在贫困和经济落后地区的儿童中相当多见。

(1)生长发育停滞:主要表现为身高发育停滞,如未能及时纠正,进一步发展可导致侏儒症。

(2)性成熟推迟及第二性征发育不全:如女性月经初潮时间较晚,第二性征发育不良,性功能减退,男性精子产生过少等。

(3)味觉减退及食欲不振,严重者出现异食癖。

(4)其他:皮肤干燥、粗糙,常有色素沉着;伤口不易愈合;头发干燥、枯黄;严重者出现肝脾肿大和贫血。孕妇锌缺乏还能导致胎儿畸形。

2.锌过量　成人一次摄入 2g 以上的会发生锌中毒,出现锌对胃肠道的直接作用。主要表现为恶心、呕吐、腹痛、腹泻和发热。对于锌中毒的预防主要为防止食物、水源和空气被锌污染;用锌治疗疾病时,要掌握剂量。

(三)参考摄入量与食物来源

1.参考摄入量　中国营养学会建议成人膳食锌的推荐摄入量(RNI)为:男性15.0mg/d,

女性11.5mg/d。

2.食物来源　锌的食物来源广泛,普遍存于各种食物,但动植物性食物之间,锌的含量和吸收利用率有很大差别。贝壳类海产品、红色肉类、动物内脏均为锌的良好来源,其中牡蛎含量最高;植物性食物豆类、谷类、蔬菜和水果含锌较低。加工过程能导致锌的损失,如小麦加工成精面粉大约能损失 80% 的锌。

六、硒

1957年,我国学者首先提出克山病与缺硒(selenium)的有关报告,并进一步验证和肯定了硒是人体必需的微量元素。人体内含硒总量为 14～20mg,广泛分布于人体各组织和器官和体液中。其中以肝、胰、肾、心、脾、牙釉质和指甲中浓度最高,血液中相对较低,脂肪组织中含量最低。

(一)生理功能

1.抗氧化功能　硒是谷胱甘肽过氧化物酶的组成成分,谷胱甘肽过氧化物酶具有抗氧化功能,可清除体内脂质过氧化物,阻断活性氧和自由基对机体的损伤作用。每摩尔的谷胱甘肽过氧化物酶含 4g 原子硒,谷胱甘肽过氧化物酶能特异地催化还原型谷胱甘肽为氧化型谷胱甘肽,促进有毒的过氧化物(如过氧化氢、超氧阴离子等)还原为无毒的羟化物,从而保护细胞膜及组织免受过氧化物损伤,以维持细胞的正常功能。

2.解除体内重金属的毒性作用　硒和金属有很强的亲和力,是一种天然的对抗重金属的解毒剂,在生物体内与金属相结合,形成金属-硒-蛋白质复合物而使金属得到解毒和排泄。它对汞、镉、铅等都有解毒作用。硒还可以降低黄曲霉毒素 B_1 的毒性。

3.保护心血管和心肌的健康　硒能降低心血管病的发病率,缺硒后脂质过氧化反应增强,造成生化紊乱,引起心肌纤维坏死,心肌小动脉及毛细血管损伤。

4.保护视器官的健全功能　含有硒的谷胱甘肽过氧化物酶和维生素 E 可使视网膜上的氧化损伤降低。

5.其他　硒还具有促进生长发育、抗肿瘤等作用。缺硒时生长会停滞或受到不同程度的影响。许多流行病学调查和动物实验显示,硒有一定的抗肿瘤作用。还有人报告,硒还有刺激免疫球蛋白及抗体产生,增强机体对疾病的抵抗力等作用。

(二)硒缺乏与过量对人体健康的影响

1.硒缺乏　缺乏硒是导致克山病的重要原因。主要表现为急性或慢性心功能不全。近些年来还在大骨节病的防治中,观察到大骨节病与缺硒有关。用亚硒酸钠与维生素 E 治疗儿童早期大骨节病有显著疗效。

2.硒过量　硒摄入过量可致中毒。动物在急性中毒时其特征主要是失明、腹痛、流涎,最后因肌肉麻痹而死于呼吸困难。慢性中毒时出现脱毛、脱蹄、角变形、长骨关节糜烂、四肢僵硬、跛行、心脏萎缩、肝硬化和贫血。人食用含硒量高的食物和水,或从事某些常常接触到硒的工作,也可出现不同程度的硒中毒症状,包括毛发脱落、皮肤脱色、指甲异常、疲乏无力、恶心呕吐、呼气有大蒜气味等。

(三)参考摄入量与食物来源

1. **参考摄入量** 根据研究结果确定预防克山病的硒最低需要量为:男性 19μg/d,女性 14μg/d。硒的生理需要量为:≥40μg/d。中国营养学会建议成人每日硒的推荐摄入量(RNI)为 50μg。

2. **食物来源** 食物中硒含量因产地土壤的影响而有很大的地区差异,一般来说,海产品、肾、肝、肉和整粒的谷类是硒的良好来源。

七、铬

铬(chromium)是人体内必需微量元素之一。人体内铬含量为 5～10mg,主要分布于骨骼、皮肤、脂肪、肾上腺、大脑和肌肉中。血清铬含量低于 1μg/L。其在体内的含量随着年龄的增大而逐渐减少,故老年人容易缺铬。

(一)生理功能

铬的生理功能是与其他控制代谢的物质一起配合起作用,如激素、胰岛素、各种酶类、细胞的基因物质(DNA 和 RNA)等。铬的生理功能主要有:

1. **预防心血管疾病** 动脉硬化产生的原因是动脉血管壁沉积了主要由胆固醇组成的脂类物质,这些沉积形成许多不规则斑块,从而使血管壁增厚、变硬,失去原有的弹性,造成血液不能通畅,引起心脑血管疾病。铬能抑制体内胆固醇的合成,起到防止动脉粥样硬化的作用。

2. **促进胰岛素发挥作用** 铬是体内葡萄糖耐量因子的重要组成成分。在糖代谢中铬作为辅助因子,具有增强胰岛素功能的作用。其作用方式是含铬的葡萄糖耐量因子促进细胞膜的巯基和胰岛素分子 A 链的两个二硫键之间形成一个稳定的桥,使胰岛素充分发挥作用。

3. **促进生长发育** 铬参与蛋白质、核酸的代谢,促进血红蛋白的合成,所以能促进营养不良儿童的发育,增加其体重,改善其贫血。

(二)铬缺乏与过量对人体健康的影响

1. **铬缺乏** 多见于老年人、糖尿病病人、蛋白质-能量营养不良的婴儿及完全肠外营养的病人。长期铬摄入不足可出现生长停滞、血脂增高、葡萄糖耐量异常,并有高血糖及尿糖等症状。

2. **铬过量** 主要是职业性铬中毒。过量铬会侵害皮肤和呼吸道,可发生皮肤炎、溃疡、鼻炎、鼻中隔穿孔、咽炎等。

(三)参考摄入量与食物来源

1. **参考摄入量** 中国营养学会建议成人铬的适宜摄入量(AI)为 50μg/d,可耐受最高摄入量(UL)为 500μg/d。

2. **食物来源** 铬广泛分布在食物中,动物性食物以肉类和海产品含铬较丰富。植物性食物以谷类、豆类、坚果类、黑木耳、紫菜等含铬较丰富。啤酒、酵母和动物肝脏中的铬因以具有生物活性的糖耐量因子形式存在,其吸收率较高。

八、碘

碘(iodine)是人体的必需微量元素之一。正常人体内含碘总量为 20～50mg,其中 70%～80% 分布在甲状腺,其余分布在骨骼肌、肺、卵巢、肾、淋巴结、肝和脑等组织中。

(一)生理功能

碘在人体内主要参与甲状腺素的合成,其生理功能是通过甲状腺素的作用表现。

1. **参与蛋白质、脂肪、碳水化合物与能量的转换** 甲状腺素参与蛋白质、脂类与碳水化合物的代谢,促进氧化磷酸化过程,调节能量代谢。

2. **促进生长发育** 发育期儿童的身高、体重、肌肉、骨骼的增长和性发育都需要甲状腺素的参与,碘缺乏能导致儿童生长发育障碍,严重碘缺乏可致呆小病。

3. **调节组织中的水盐代谢** 甲状腺素有促进组织中水盐进入血液,并从肾脏排出的作用,缺乏时引起组织内水盐潴留,在组织间隙出现含有大量黏蛋白的组织液,而并发黏液性水肿。

4. **促进维生素的吸收和利用** 甲状腺素可促进尼克酸的吸收利用及 β-胡萝卜素向维生素 A 的转化。

5. **活化许多重要酶,促进物质代谢** 包括细胞色素酶、琥珀酸氧化酶和碱性磷酸酶等,这些酶对促进生物氧化和物质代谢都有重要的作用。

(二)碘缺乏与过量对人体健康的影响

1. **碘缺乏** 成人碘缺乏可引起甲状腺肿,胎儿期和新生儿期缺碘可引起呆小病。由于这些病具有地区性特点,故称为地方性甲状腺肿和地方性呆小病。预防地方性甲状腺肿和呆小病的有效方法是在流行区采用碘盐。为切实防止呆小病的发生,应特别注意防止妊娠妇女缺碘。

2. **碘过量** 常发生于长期摄入含碘高的食物或治疗甲状腺肿时使用过量的碘剂。摄入过多的碘可导致甲状腺肿大和诱发甲状腺功能亢进。

(三)参考摄入量与食物来源

1. **参考摄入量** 中国营养学会建议成人碘的推荐摄入量(RNI)为 150μg/d,可耐受最高摄入量(UL)为 1 000μg/d。

2. **食物来源** 海盐和海产食品含碘丰富,是碘的良好来源。其他食品的含碘量则取决于土壤和水中的碘量。

九、其他矿物质

其他常见的矿物质的主要功能、对人体健康影响和食物来源见表 2-3。其参考摄入量见附录一。

表 2-3　其他矿物质的功能、缺乏或过量表现及食物来源

元素	主要功能	缺乏	过量	食物来源
钾	维持体内水、电解质、酸碱平衡与渗透压，调节神经肌肉兴奋性，参与能量代谢	表现为肌肉无力、嗜睡，重者麻痹、心律失常、碱中毒等	表现为神志淡漠、全身软弱无力、心律不齐等。甚至心跳停于舒张期	豆类、蔬菜和水果如红豆、蚕豆、扁豆、黄豆、杏仁、科菇、紫菜、香蕉等
钠	维持体内水、电解质、酸碱平衡与渗透压，增强神经肌肉兴奋性	不易发生，血钠过低时，出现疲倦、眩晕等，严重时可发生昏迷	可出现口渴、面部潮红、烦躁不安、精神恍惚、昏迷，摄入量过多是高血压的重要因素	食盐以及加工食物过程中加入的钠、酱油等
铜	参与蛋白质的合成、催化 Hb 合成、维持神经纤维的功能	出现贫血、中性粒细胞减少、生长迟缓、情绪易激动等	可出现恶心、呕吐、上腹疼痛、腹泻及头痛、眩晕等，严重者可致昏迷	杏仁、豆类、肝脏、水产品、粗粮、核桃等
锰	酶激活剂、促进成长和成骨作用	人体不可能缺乏	损害中枢神经系统及引起生殖内分泌紊乱	果仁、粗粮
钼	构成黄嘌呤等几种氧化酶的主要成分	未见缺乏	高钼地区人群中痛风发病率较高	肉、乳、豆类
镍	构成镍蛋白、增强胰岛素、促使 Hb 合成	未见缺乏	可发产生毒性反应。动物实验提示有致癌性	谷类、坚果类等
氟	维持骨骼健康、防止龋齿	易发龋齿，老年人易导致骨质疏松	主要表现为氟斑牙、氟骨症	茶叶、海鱼、海带、紫菜

注：本表主要摘于刘晓芳《营养与膳食》（第 1 版），第 10 页，人民军医出版社，2007

第五节　维生素

维生素（vitamin）是维持人体生命活动所必需的一类低分子有机化合物。

维生素种类很多，化学结构和作用机制各不相同，但它们有着共同的特点：①一般是以其本体形式或前体形式存在于天然食物中，人体内不能合成或合成很少，维生素 K 和生物素可由肠道合成一部分；②在体内不能提供能量，也不是机体组织结构成分；③许多维生素常以辅酶或辅基的形式参与酶的构成，维持酶的活性；④生理需要量少，但绝对不能少，否则会引起相应的缺乏症；⑤有的维生素有几种类似结构，如维生素 A_1 和维生素 A_2，吡哆醇、吡哆醛及吡哆胺等。

维生素分类：从营养学角度按其溶解性分为脂溶性和水溶性两大类。脂溶性维生素是指不溶于水而溶于脂肪及有机溶剂（如苯、乙醚及氯仿等）中的维生素，包括维生素 A、D、E、K。水溶性维生素是指可溶于水的维生素，包括 B 族维生素（维生素 B_1、B_2、PP、B_6、叶酸、

B_{12}、泛酸、生物素等)和维生素C。

在营养素缺乏中以维生素缺乏较为多见,常见原因有:①膳食中供给量不足,如食物本身含量不高、烹调加工不当的破坏等;②人体吸收利用降低,如消化系统疾病引起,或者膳食中脂肪含量低时,可影响脂溶性维生素吸收;③维生素需要量相对增高,如妊娠与哺乳期妇女、生长发育期儿童、特殊生活环境条件中、某些疾病(长期发热、慢性消耗性疾病)等,需要量相对增高。

一、维生素 A

维生素 A 又称视黄醇或抗干眼病因子,它是一类具有视黄醇生物活性的物质,包括动物性食物来源的维生素 A_1 和维生素 A_2,植物性食物来源的 β-胡萝卜素及其他类胡萝卜素。维生素 A_1 存在于哺乳动物的肝脏及咸水鱼肝脏中,维生素 A_2 存在于淡水鱼肝脏中,且活性较低。通常所说的维生素 A 是指维生素 A_1。β-胡萝卜素在人体内可转化为维生素 A。

(一)生理功能

维生素 A 在体内主要功能是参与膜结构和功能,因此它与正常生长发育、视觉、生殖功能、抗感染等有关。

1.视觉　维生素 A 参与视网膜内视紫红质的形成,维持正常的暗视觉。缺乏维生素 A 时可降低眼暗适应能力,重者可产生夜盲症,以致最终全盲。

2.上皮生长与分化　维生素 A 在糖蛋白合成中发挥了重要作用,可稳定上皮细胞的细胞膜,对维持皮肤、消化道、呼吸道及泌尿生殖道等上皮组织的形态和功能具有重要作用。

3.促进生长发育　维生素 A 有促使蛋白质生物合成作用,同时具有促进骨细胞分化的作用。因此,维生素 A 对婴儿及儿童特别重要。

4.生殖功能　维生素 A 参与性激素的合成,促进性腺发育,从而影响生殖功能。维生素严重缺乏,可致不孕症发生。

5.抗氧化作用　β-胡萝卜素作为维生素 A 的前体具有很强的抗氧化作用,且强于维生素 A。它能通过提供电子达到抑制活性氧生成的功能,从而清除体内自由基,因而具有抗衰老、防治心脑血管疾病的作用。

6.抗肿瘤作用　维生素 A 能促进上皮细胞正常分化的作用,因此它具有防止多种上皮肿瘤的发生和发展的作用。另外,维生素 A 有防止化学致癌物的作用,能抑制肿瘤细胞生成和 DNA 合成,起到抗癌作用。

7.免疫功能　维生素 A 缺乏可影响抗体生成,使机体抵抗力下降。

8.参与铁代谢　维生素 A 能改变铁的吸收、储存与转支,增强造血系统的功能。

(二)维生素 A 缺乏与过量对人体健康的影响

1.维生素 A 缺乏　维生素 A 缺乏是全球性营养问题,应予以重视。高危人群为婴幼儿和儿童。维生素 A 缺乏可引起:

(1)暗适应能力下降与夜盲症:维生素 A 缺乏的最早症状,表现为黑夜或暗光下看不清物体,暗适应时间延长及暗光下视力减退,严重者可致夜盲症。

(2)干眼病:由于角膜、结膜上皮、泪腺等的退行性病变,可引起角膜干燥、发炎、软化、溃疡、角质化等变化。

(3)上皮组织分化不良:使正常上皮细胞过度角化导致毛囊角化症,表现为皮肤粗糙、干燥、鳞状角化。黏膜的角化如发生在消化道、呼吸道及泌尿道可引起感染,尤其是儿童、老年人容易引起呼吸道炎症。

(4)其他:儿童发育迟缓,影响儿童骨骼和牙齿的生长与发育,免疫功能下降及血红蛋白合成代谢异常。

2.维生素 A 过量　过量摄入维生素 A 可引起急性、慢性中毒及致畸性。主要由服用纯维生素 A 制剂引起。

(1)急性中毒:产生于一次或多次连续摄入大量的维生素 A(成人大于可耐受最高摄入量的 100 倍,儿童大于可耐受最高摄入量的 20 倍),其主要症状为恶心、呕吐、头痛、眩晕、视觉模糊、肌肉失调、婴儿囟门突起等。剂量过大时,可出现嗜睡、厌食、少动、反复呕吐等症状。

(2)慢性中毒:较急性中毒常见。使用剂量为 UL 的 10 倍,连续 3～6 个月以上,可引起慢性中毒。常见症状为头痛、脱发、肝脏肿大、长骨末端外周部疼痛、皮肤瘙痒、肌肉僵硬等。

孕妇过量摄入可引起胎儿畸形。大量摄入类胡萝卜素可出现高胡萝卜素血症,表现为类似黄疸样皮肤,停止使用后,症状将逐渐消失。

(三)参考摄入量及食物来源

1.参考摄入量　中国营养学会推荐,我国居民维生素 A 参考摄入量(RNI)为成年男性 800μgRE/d,成年女性 700μgRE/d,可耐受最高摄入量(UL)为 3 000μgRE/d,其中 RE 为视黄醇当量(Retinol Equivalent)。

2.食物来源　人体从食物中获得的维生素 A 主要有两类:一是来自动物性食物的维生素 A,多数以酯的形式存在于动物肝脏、奶及其未脱脂的制品、禽蛋类、肾脏、鱼卵等食物中;另一类来自于植物性食物的维生素 A 原即各类胡萝卜素,主要是 β-胡萝卜素和其他维生素 A 原类胡萝卜素。含量丰富的有菠菜、冬寒菜、芹菜叶、豌豆苗等绿色蔬菜,另外红心甘薯、胡萝卜、青椒、南瓜、马铃薯、芒果、杏、番茄、柿子等黄色、红色蔬菜水果中含量也较高。除膳食来源外,维生素 A 补充剂也常使用。

二、维生素 D

维生素 D 也称胆钙化醇或抗佝偻病因子,有维生素 D_2(麦角钙化醇)和维生素 D_3(胆钙化醇)两种形式。由于自然界中维生素 D_3 分布广于维生素 D_2,故通常维生素 D 是指维生素 D_3。自然界中不存在维生素 D 本体,只有维生素 D 原:一种是一些食用菌类及酵母中的麦角固醇,另一种是人与动物皮肤中的 7-脱氢胆固醇,二者在紫外线照射下分别转化为维生素 D_2 和维生素 D_3。1,25-$(OH)_2$-D_3 是体内维生素 D 的活性形式,人体内维生素 D 的生理功能都是通过 1,25-$(OH)_2$-D_3 发挥作用的。

(一)生理功能

维生素 D 与甲状旁腺素等共同作用,维持血钙水平,调节体内钙磷代谢。

1. 促进小肠钙吸收　1,25-$(OH)_2$-D_3 在小肠能诱发钙结合蛋白的合成,从而提高钙的吸收。

2. 促进肾小管对钙、磷的重吸收　1,25-$(OH)_2$-D_3 对肾脏有直接作用,促进肾小管对钙、磷的重吸收,减少丢失。

3. 促进骨骼和牙齿的硬化。

4. 维持血钙的正常水平　目前已确认存在维生素 D 内分泌系统,其主要的调节因子是 1,25-$(OH)_2$-D_3、甲状旁腺激素、降钙素及血清钙和磷的浓度。当血钙降低时,甲状旁腺激素升高,1,25-$(OH)_2$-D_3 增多,通过对小肠、肾、骨等器官的作用以升高血钙水平;当血钙过高时,甲状旁素降低,降钙素分泌增加,尿中钙和磷排出增加。

5. 其他　维生素 D 还具有免疫功能,能改变机体对感染的反应。

(二)维生素 D 缺乏与过量对人体健康的影响

1. 维生素 D 缺乏　维生素 D 缺乏的主要原因为膳食中缺乏维生素 D 和日光照射不足。婴儿缺乏易引起佝偻病;成人、尤其是孕妇、乳母和老年人缺乏易引起骨质软化症和骨质疏松症。

2. 维生素 D 过量　维生素 D 服用过多会引起维生素 D 过多症。已报道每天摄入 50μg 可引起高维生素 D 血症,表现为过度口渴、食欲减退、恶心、呕吐、烦躁、头痛、发热等。

(三)参考摄入量及食物来源

1. 参考摄入量　中国营养学会建议,我国居民成年人维生素 D 的膳食参考摄入量(RNI)为 10μg/d,可耐受最高摄入量为(UL)为 20μg/d。

2. 食物来源　天然食物中维生素 D 含量均较低,含脂肪高的海水鱼、动物肝、奶油、蛋黄等动物性食物中含量较多。经常晒太阳是人体获得充足有效的维生素 D 的最好来源。

三、维生素 E

维生素 E 又称生育酚,在自然界中共有 8 种,即 4 种生育酚(α-生育酚、β-生育酚、γ-生育酚、δ-生育酚)和 4 种三烯生育酚(α-三烯生育酚、β-三烯生育酚、γ-三烯生育酚、δ-三烯生育酚),其中 α-生育酚的生物活性最高。

(一)生理功能

1. 抗氧化作用　维生素 E 是一种很强的抗氧化剂,在体内保护细胞免受自由基损害。这一功能与预防动脉粥样硬化、抗癌、改善免疫功能等密切相关。

2. 促进蛋白质更新合成　维生素 E 参与 DNA 生物合成过程,能促进蛋白质的更新合成。

3. 保持红细胞完整性　低维生素 E 膳食可引起红细胞数量减少和生存时间缩短,可发生大细胞性溶血性贫血。临床上维生素 E 可用于治疗溶血性贫血。

4.预防衰老　维生素 E 可减少随年龄增长而造成的细胞代谢产物脂褐素的形成,改善皮肤弹性,减缓性腺萎缩速度,提高机体免疫能力,从而预防和延缓衰老。

5.与动物生殖功能和精子生成有关　临床上常用维生素 E 治疗先兆流产。

6.调节血小板的聚集　维生素 E 可抑制磷脂酶 A_2 的活性,减少血小板血栓素 A_2 的释放,从而抑制血小板的聚集。

(二)维生素 E 缺乏与过量对人体健康的影响

1.维生素 E 缺乏　由于维生素 E 广泛存在于食物中,人体每个器官组织中均有储存,不易排泄,因而很少出现人类维生素 E 缺乏症。新生儿,特别是早产儿,由于胎盘转运维生素 E 效率低,易造成维生素 E 缺乏而致溶血性贫血。流行病学研究发现,低维生素 E 营养状况可能增加动脉粥样硬化、癌症、白内障及其他老年退行性病的危险性。

2.维生素 E 过量　在脂溶性维生素中,维生素 E 的毒性较小。有证据显示,每日摄入量超过 600μg 的人有可能出现中毒表现,如视物模糊、头痛和疲乏无力等。婴幼儿大量摄入可使坏死性小肠结肠炎发生率明显增加。

(三)参考摄入量及食物来源

1.参考摄入量　中国营养学会建议,维生素 E 的膳食适宜摄入量(AI)成年人为 14mg/d。另外,维生素 E 摄入量应考虑多不饱和脂肪酸的摄入量。一般每多摄入 1g 多不饱和脂肪酸,应多摄入 0.4mg 维生素 E。

2.食物来源　维生素 E 在自然界中存在广泛,主要来源于各种油料种子及植物油,谷类、坚果、肉、奶、蛋及鱼肝油中也含有。但维生素 E 的最好来源为谷物胚芽油。

四、维生素 K

维生素 K 是肝脏中凝血酶原和其他凝血因子合成必不可少的物质。植物来源的维生素 K 为维生素 K_1,又称为叶绿醌。维生素 K_2 可由细菌在肠道合成。

(一)生理功能

1.调节凝血蛋白质合成　维生素 K 是四种凝血因子(Ⅱ、Ⅶ、Ⅸ、Ⅹ)以及蛋白 C、S、Z 在肝内必不可少的物质,参与机体的凝血过程。

2.调节骨组织钙化和形成　成骨细胞合成的骨钙素(BGP)是依赖维生素 K 的 Gla 蛋白质,BGP 可调节骨骼的钙化过程。

3.其他　在钙化的动脉粥样硬的组织中发现了一种 Gla 蛋白,称为动脉粥样硬化钙蛋白,可能与动脉硬化有关。

(二)维生素 K 缺乏与过量对人体健康的影响

1.维生素 K 缺乏　维生素 K 的来源广泛,人体肠道细菌又能合成,所以一般情况下不易缺乏。但在某些疾病中可引起缺乏,如阻塞性黄疸:由于胆汁酸缺乏,影响脂肪和维生素

K吸收;消化机能障碍,使肠粘膜吸收功能减退;长期服用广谱抗生素,肠道细菌数目减少,维生素K合成减少。维生素K缺乏时,表现为凝血因子合成障碍,凝血时间延长,严重时常发生皮下和胃肠出血。

2.维生素K过量 天然形成的维生素K一般不会引起中毒。

(三)参考摄入量及食物来源

1.参考摄入量 中国营养学会建议,成人适宜摄入量(AI)为$120\mu g/d$。

2.食物来源 维生素K广泛分布于动植物中。奶酪、鱼肝油、动物肝脏、蛋黄、海藻、菠菜、香菜、甘蓝菜、豌豆、豆油等含量丰富。

五、维生素B_1

维生素B_1又称硫胺素、抗神经炎因子、抗脚气病因子。它是由1个吡啶环与1个噻唑环经亚甲基连接而成。在人体细胞内维生素B_1主要以硫胺素焦磷酸酯(TPP)、硫胺素单磷酸酯(TMP)及硫胺素三磷酸酯(TTP)的形式存在,其生理活性主要是TPP。

(一)生理功能

1.参与体内物质能量代谢 TPP是维生素B_1主要的辅酶形式,在体内参与两个重要的反应,即α-酮酸的氧化脱羧反应和磷酸戊糖途径的转酮醇酶反应。维生素B_1是机体物质能量代谢的关键物质。

2.调节神经生理活动的作用 维生素B_1有调节神经生理活动的作用,与心脏活动、胃肠蠕动及消化液分泌有关,有促进食欲的作用。

(二)维生素B_1缺乏与过量对人体健康的影响

1.维生素B_1缺乏 人类长期食用碾磨过分精白的米面,又缺乏必要补充时,易造成维生素B_1的缺乏;需要量增加、吸收利用障碍、肝损害、酗酒、长期透析、完全肠外营养、长期慢性发热也可引起维生素B_1的缺乏。

维生素B_1缺乏所造成的疾病称为脚气病,主要损害神经、心血管系统。成人脚气病多表现为水肿、肌肉疼痛、多发性神经炎。初期症状有疲倦、体弱,继而出现头痛、失眠、眩晕、忧郁、健忘、易怒、恶心、食欲不振、心跳加速等,症状性质与缺乏程度、急慢性有关。一般分为三类:

(1)干性脚气病:以多发性神经炎为主,出现上行性周围神经炎,表现为指(趾)麻木、肌肉酸痛、压痛,尤以腓肠肌为主,如果涉及胃肠神经,可引起肠胃蠕动减弱,出现食欲不振或消化不良等表现。

(2)湿性脚气病:以下肢水肿和心脏症状为主,处理不当,易发生心力衰竭。

(3)混合性脚气病:上述两类症状共同出现。

婴儿脚气病多发生于2～5月龄婴儿,发病突然,多为维生素B_1缺乏的母乳喂养的婴儿。初期食欲不振、呕吐、兴奋、心跳加快、呼吸急促、呼吸困难。晚期出现发绀、水肿、心力衰竭、强直性痉挛,常在症状出现1～2天突然死亡。

案例 2-1 中,船员长期以白米为主食,缺乏维生素 B_1。维生素 B_1 的主要功能是参与体内物质能量代谢,调节神经生理活动,维持神经、肌肉的正常功能。

2. 维生素 B_1 过量　维生素 B_1 大量摄入未见有毒性反应,但有报道显示,接受大剂量后可致过敏性休克,应予以注意。

(三)参考摄入量及食物来源

1. 参考摄入量　中国营养学会建议我国居民每日膳食中维生素 B_1 的推荐摄入量(RNI)为:成年男性 1.5mg,成年女性 1.2mg。

2. 食物来源　维生素 B_1 广泛存在于天然食物中,动物内脏、肉类、豆类、花生及未加工的粮谷类含量丰富,水果、蔬菜、蛋、奶也含有维生素 B_1,但量较低。

六、维生素 B_2

维生素 B_2 又称核黄素,是由核糖与异咯嗪组成的核苷类物质。它是体内物质代谢中多种氧化酶系统不可缺少的辅基部分。

(一)生理功能

1. 参与体内生物氧化过程　维生素 B_2 在体内主要以 FMN(黄素单核苷酸)和 FAD(黄素腺嘌呤二核苷酸)形式构成黄素酶的辅酶,参与生物氧化过程。

2. 激活色氨酸　参与色氨酸转化为尼克酸过程。

3. 与体内铁的吸收、储存及动员有关　在防治缺铁性贫血中具有重要作用。

(二)维生素 B_2 缺乏与过量对人体健康的影响

1. 维生素 B_2 缺乏　由于我国居民以植物性食物为主,饮食单一,加之烹调加工及日光照射的损失,维生素 B_2 缺乏十分普遍。维生素 B_2 缺乏的主要表现为眼、口腔、皮肤的炎症反应。如睑缘炎、口角炎、唇炎、舌炎、脂溢性皮炎(易发于鼻翼两侧、眉间、腹股沟及阴囊等处)、男性阴囊发痒、红肿、脱屑、渗出结痂并伴有疼痛,女性阴部瘙痒、发炎、白带增多,故又称口腔-生殖综合征。

另外,维生素 B_2 缺乏易发生继发性缺铁性贫血,并影响生长发育,妊娠期缺乏可导致胎儿畸形等。

2. 维生素 B_2 过量　一般不会引起过量中毒。大量服用可使尿液呈黄色。

(三)参考摄入量及食物来源

1. 参考摄入量　中国营养学会建议我国居民每日膳食中维生素 B_1 的推荐摄入量(RNI)为:成年男性 1.5mg,成年女性 1.2mg.

2. 食物来源　维生素 B_2 的良好来源是动物性食物,以肝、肾、乳汁及蛋类含量尤为丰富。植物性食物中绿叶蔬菜及豆类含量较多,粮谷类含量少。

案例 2-2 中,病人缺乏维生素 B_2,应多食富含维生素 B_2 的食物。并可遵医嘱适量服用维生素 B_2 片。

七、叶酸

叶酸又称蝶酰谷氨酸,由蝶啶、对氨苯甲酸和谷氨酸三种成分组成。其生物活性形式为四氢叶酸(THFA),为一种重要的B族维生素,广泛存在于自然界,尤以绿叶蔬菜中广泛存在而得名。

（一）生理功能

食物中的叶酸进入人体后,形成具有活性形式的四氢叶酸,这种活性形式作为一碳单位的载体参加代谢。它主要携带"一碳基团"(甲酰基、亚甲基及甲基等)参与嘌呤和胸腺嘧啶的合成,进一步合成DNA和RNA;参与丝氨酸与甘氨酸、组氨酸和谷氨酸等的相互转化;参与血红蛋白及胆碱、肌酸等重要物质的合成。

（二）叶酸缺乏与过量对人体健康的影响

1. 叶酸缺乏　叶酸缺乏的高危人群有孕妇、老年人、酗酒者,以及服用某些药物如避孕药、抗惊厥药、抗肿瘤药的病人。缺乏的主要表现为：

(1)贫血:叶酸缺乏,影响核酸代谢,以致红细胞成熟受阻,造成巨幼红细胞性贫血。

(2)心血管疾病危害性增加:叶酸缺乏,蛋氨酸合成受阻,血中同型半胱氨酸含量升高,激活血小板黏附与聚集,对血管内皮产生损害,使心血管疾病危害性增加。

(3)先天性疾病:妊娠早期缺乏叶酸可引起胎儿发生神经管发育畸形,出现脊柱裂和无脑儿。临床上,建议孕早期大量服用叶酸以预防神经管畸形的发生。

(4)其他:叶酸缺乏可出现精神不振、健忘、失眠、阵发性欣快感、舌炎与胃肠功能紊乱、儿童生长发育不良等。

2. 叶酸过量　大剂量服用叶酸时,可使尿色发黄。个别可出现胃肠道症状,如厌食、恶心、腹胀等。

（三）参考摄入量及食物来源

1. 参考摄入量　中国营养学会建议成人叶酸的推荐摄入量(RNI)为 $400\mu gDFE/d$,可耐受最高摄入量（UL）为 $1\ 000\mu gDFE/d$,其中DFE为膳食叶酸当量（Dietary Folate Equivalent）。

2. 食物来源　叶酸广泛存在于动、植物食物中,如动物肝、肾、蛋、大豆、甜菜、菠菜、芥菜等。另外,牛肉、马铃薯以及水果中的梨、香蕉和其他坚果类也含有较丰富的叶酸。

八、维生素C

维生素C又称抗坏血酸,自然界存在L型和D型两种,D型无生物活性。维生素C是一种水溶性维生素,有高度的还原性,人体不能合成,必须从食物中获取。

（一）生理功能

1. 抗氧化作用　维生素C为体内重要的抗氧化剂,可清除自由基,防止脂质过氧化,保护DNA、蛋白质、膜结构免遭损失。

2. 作为羟化过程中底物和酶的辅因子　维生素C作为辅酶或羟化过程底物参与多种重要生物合成过程,如胶原、神经介质等合成及酪氨酸代谢等。

3. 参与胶原蛋白合成　维生素C参与脯氨酸与赖氨酸的羟化过程,羟化后的脯氨酸与赖氨酸是胶原蛋白的重要成分,如果维生素C不足时,会引起胶原合成障碍,造成骨、牙、毛细血管间质形成不良,发生出血现象及创伤愈合延缓。

4. 促进铁的代谢　维生素C可维持铁的亚铁态,促进铁吸收、转运、储存,有利于红细胞生成。

5. 其他　维生素C可降低血胆固醇含量,促进钙吸收,参与叶酸活性及肾上腺皮质激素的合成与释放等。

(二)维生素C缺乏与过量对人体健康的影响

1. 维生素C缺乏　人体由于缺乏必需的古洛糖酸内酯氧化酶,而不能合成维生素C,故人类必须依赖食物获得的维生素C。如果从膳食中获得的维生素C不能满足机体需要,可造成维生素C不足或缺乏。由维生素C缺乏引起的病症称为坏血病。早期症状:疲乏、倦怠、虚弱、急躁、呼吸急促、牙龈疼痛出血、伤口愈合不良、关节肌肉短暂性疼痛等。典型症状:牙龈肿胀出血、牙床溃烂、牙齿松动、毛细血管脆性增加、皮肤青肿、溃疡及伤口愈合延迟;严重者可出现皮下、肌肉和关节出血、内脏出血、心力衰竭,有造成死亡的危险。

2. 维生素C过量　维生素C属水溶性维生素,其积蓄中毒可能性很小,但长期大剂量摄入也不利于健康,可引起胃肠反应、铁吸收过量、肾和膀胱结石等。此外,长期大剂量摄入可造成机体对维生素C的依赖性,使体内维生素C的代谢水平增高,小剂量维生素C将不能满足机体代谢需要。

(三)参考摄入量及食物来源

1. 参考摄入量　中国营养学会建议成人维生素C的膳食推荐摄入量(RNI)为100mg/d,可耐受最高摄入量(UL)为1 000 mg/d。

2. 食物来源　维生素C广泛存在于蔬菜水果中,柿子椒、番茄、菜花、雪里蕻及各种深色叶菜以及水果中猕猴桃、山楂等均含有丰富的维生素C。动物性食物一般维生素C含量较少。

九、维生素B_6

维生素B_6有三种形式,即吡哆醇、吡哆醛和吡哆胺。在动物组织内多以吡哆醛和吡哆胺形式存在,植物中则以吡哆醇为多。

(一)生理功能

维生素B_6主要以磷酸吡哆醛(PLP)的形式参与许多酶系的代谢反应。

1. 参与氨基酸代谢　如转氨、脱氨、脱羟、转硫和色氨酸转化等。

2. 参与糖原与脂肪酸代谢　维生素B_6参与的酶能催化肌肉和肝中糖原转化为1-磷酸

葡萄糖、亚油酸转化为花生四烯酸,以及胆固醇的合成与转运。

3. 参与一碳代谢　维生素 B_6 是参与一碳代谢的丝氨酸转羟甲基酶的辅酶,在核酸和 DNA 合成中发挥作用。

4. 促进免疫功能　通过对年轻人和老年人的研究,发现维生素 B_6 的营养状况对免疫反应有不同的影响。给老年人补充足够的维生素 B_6,有利于淋巴细胞的增殖。

5. 维持神经系统功能　许多需要 PLP 参与的酶促反应均使神经递质水平升高。

6. 降低血浆同型半胱氨酸水平　近年来发现,高同型半胱氨酸血症是心血管疾病的危险因素,补充维生素 B_6 可降低血浆同型半胱氨酸含量。

(二) 维生素 B_6 缺乏与过量对人体健康的影响

1. 维生素 B_6 缺乏　维生素 B_6 缺乏通常与其他 B 族维生素缺乏同时存在。可致眼、鼻、口腔周围脂溢性皮炎,并可扩张至面部、前额、耳后、阴囊及会阴等处。个别有神经精神症状,如易受刺激、忧郁和精神错乱。维生素 B_6 缺乏还可出现高半胱氨酸和黄尿酸血症,偶见低色素小细胞性贫血。儿童维生素 B_6 缺乏可出现烦躁、肌肉抽搐、癫痫样惊厥、呕吐、腹痛、体重下降以及脑电图异常等临床症状。

2. 维生素 B_6 过量　维生素 B_6 的毒性相对较低,经食物来源摄入大量维生素 B_6 没有不良反应。通过大剂量补充剂会引起严重副作用,表现为神经毒和光敏感性反应。

(三) 参考摄入量及食物来源

1. 参考摄入量　中国营养学会建议维生素 B_6 的膳食适宜摄入量(AI)成人为 1.2mg/d,可耐受最高摄入量(UL)为 100mg/d。

2. 食物来源　维生素 B_6 的食物来源很广泛,动植物性食物中均含有,通常肉类(白色肉类,如鸡肉、鱼肉)、全谷类产品(特别是小麦)、蔬菜和坚果类中含量最高。含量最少的是柠檬类水果和奶类等。

十、维生素 B_{12}

维生素 B_{12} 又叫钴胺素,是唯一含有金属的维生素。维生素 B_{12} 需要一种胃黏膜细胞分泌的糖蛋白内因子帮助才能被吸收。

(一) 生理功能

维生素 B_{12} 在体内以两种辅酶形式即甲基 B_{12} 和辅酶 B_{12} 发挥生理作用,参与体内生化反应。

1. 参与同型半胱氨酸甲基化转变为蛋氨酸　甲基 B_{12} 作为蛋氨酸合成酶的辅酶,从 5-甲基四氢叶酸获得甲基后转而供给同型半胱氨酸,并在蛋氨酸合成酶的作用下合成蛋氨酸。维生素 B_{12} 的缺乏可致同型半胱氨酸增加,而同型半胱氨酸过高是心血管病的危险因素。

2. 参与甲基丙二酸-琥珀酸的异构化反应　维生素 B_{12} 作为甲基丙二酰辅酶 A 异构酶的辅酶参与甲基丙二酸-琥珀酸的异构化反应。

3. 参与脂蛋白形成　维生素 B_{12} 参与胆碱的合成过程间接参与脂蛋白形成,有利于肝脏转运脂肪,防治脂肪肝。肝脏疾病病人常给予维生素 B_{12},用以辅助治疗。

(二)维生素 B_{12} 缺乏与过量对人体健康的影响

1.维生素 B_{12} 缺乏　膳食维生素 B_{12} 缺乏较少见,多数缺乏症是由于吸收不良引起。膳食缺乏见于素食者。老年人和胃大部分切除病人可引起维生素 B_{12} 的吸收不良。维生素 B_{12} 缺乏的主要表现:

(1)巨幼红细胞贫血:在造血过程中,维生素 B_{12} 参与细胞的核酸代谢。

(2)神经系统损害:维生素 B_{12} 缺乏可引起进行性神经病变,出现斑状、弥漫性神经脱髓鞘。

(3)高同型半胱氨酸血症:维生素 B_{12} 缺乏使同型半胱氨酸不能转变为蛋氨酸。

2.维生素 B_{12} 过量　目前尚无维生素 B_{12} 毒性反应的报道。

(三)参考摄入量及食物来源

1.参考摄入量　中国营养学会建议维生素 B_{12} 的膳食适宜摄入量(AI)成人为 $2.4\mu g/d$。

2.食物来源　由于自然界中的维生素 B_{12} 主要是由细菌合成的,因此一般植物性食物中基本不含维生素 B_{12}。膳食中的维生素 B_{12} 的主要来源于动物性食物,如肉类及肉制品、动物内脏、鱼、贝类、蛋类,乳及奶制品中也含有少量。

十一、烟酸

烟酸又称维生素PP、维生素 B_5、尼克酸、抗癞皮病因子,是吡啶-3-羧酸及其衍生物的总称,在体内主要以具有生物活性的烟酰胺形式存在。

(一)生理功能

1.参与细胞内生物氧化过程　烟酸以烟酰胺形式构成辅酶Ⅰ(NAD)和辅酶Ⅱ(NADP),在呼吸链中起着传递氢和电子的作用,参与细胞内生物氧化过程。

2.构成葡萄糖耐量因子　非辅酶形式的烟酸还是葡萄糖耐量因子的组成成分,具有增强胰岛素效应的作用,可提高机体对高浓度葡萄糖的耐受能力。

3.具有降低血胆固醇的作用　有证据表明,每天摄入 1~2g 烟酸(不是烟酰胺)可降低血胆固醇水平(原理尚不清楚)。但在降低胆固醇的同时,也会促使血液中尿酸量的增多。

(二)烟酸缺乏与过量对人体健康的影响

1.烟酸缺乏　引起烟酸缺乏的原因主要有摄入不足、酗酒及其他营养素(如维生素 B_1、维生素 B_2 等)缺乏。烟酸缺乏时所患疾病称为癞皮病,本病初期可出现疲劳、乏力、工作效率减低、记忆力下降及失眠等表现,典型病例可出现皮炎(dermatitis)、腹泻(diarrhea)和痴呆(dementia),即所谓"3D"症状。

2.烟酸过量　过量摄入维生素PP的不良反应有皮肤发红、眼部感觉异常、高尿酸血症,偶见高血糖等。

（三）参考摄入量及食物来源

1.参考摄入量　烟酸的参考摄入量应考虑能量的消耗和蛋白质的摄入情况。烟酸除了直接从食物中摄取外,还可在体内由色氨酸转化而来,平均约60mg色氨酸转化为1mg烟酸。因此,膳食中烟酸的参考摄入量应以烟酸当量(NE)来表示。

烟酸当量(mgNE)＝烟酸(mg)＋1/60×色氨酸(mg)

中国营养学会建议烟酸膳食推荐摄入量(RNI)成年男性为14mgNE/d,成年女性为13mgNE/d。

2.食物来源　烟酸广泛存在于动植物食物中。植物性食物中存在的主要是烟酸,动物性食物中以烟酰胺为主,烟酸和烟酰胺在肝、肾、瘦肉、鱼以及坚果中含量丰富。玉米中烟酸含量高于大米,但是结合性的,不能被人体吸收利用。所以以玉米为主食的地区居民易发生癞皮病。

十二、泛酸

泛酸又称遍多酸,其生理活性形式是辅酶A和酰基载体蛋白。

（一）生理功能

主要生理功能是构成辅酶A和酰基载体蛋白,并通过他们在代谢中发挥作用。

泛酸作为辅酶A的组成部分参与体内碳水化合物、脂肪和蛋白质的代谢;提供乙酰胆碱的合成原料(乙酰基);参与血红素和胆固醇的合成等。

酰基载体蛋白作为脂肪酸合成酶复合体的组成部分参与脂肪酸的合成。当体内缺乏泛酸时,机体可利用辅酶A合成酰基载体蛋白,因此辅酶A含量明显下降,而酰基载体蛋白含量无明显改变。

（二）泛酸缺乏与过量对人体健康的影响

1.泛酸缺乏　由于泛酸广泛存在于自然界,所以泛酸缺乏相当罕见,其缺乏通常与三大营养素和维生素摄入不足伴随发生。可导致机体代谢受损,包括脂肪合成不足和能量产生不足。

2.泛酸过量　泛酸毒性很低,有研究显示,每日摄入10～20g时,可偶尔引起腹泻和水潴留。

（三）参考摄入量及食物来源

1.参考摄入量　中国营养学会建议烟酸膳食适宜摄入量(AI)为成人5mg/d。

2.食物来源　泛酸在自然界有广泛的食物来源,存在于所有动物和植物细胞中。其中肉类(心、肝、肾)、蘑菇、鸡蛋、坚果类最丰富;其次为大豆粉、小麦粉;蔬菜与水果中含量相对较少。

十三、生物素

生物素又称维生素H、维生素B_7、辅酶R,现已知有8种异构体,天然存在并具有活性的是 D-生物素。

(一) 生理功能

生物素主要功能是作为生物素依赖羧化酶的辅基,在碳水化合物、脂肪、蛋白质和核酸的代谢过程中起重要作用。是哺乳动物四种羧化酶(乙酰辅酶 A 羧化酶、丙酮酸羧化酶、丙酰辅酶 A 羧化酶和甲基巴豆酰辅酶 A 羧化酶)的必需辅助因子。

另外,生物素参与胰淀粉酶和其他消化酶的合成,所以生物素与食物的消化过程密切相关。

(二) 生物素缺乏与过量对人体健康的影响

1. 生物素缺乏　生物素食物来源广泛,并且能由肠道细菌合成,所以单纯生物素缺乏很罕见。长期摄入生鸡蛋者(生鸡蛋清中含有大量抗生物素蛋白)、未补充生物素的肠外营养病人、胃肠道吸收障碍者等可引起生物素缺乏。主要表现头皮屑增多、容易掉发、少年白发,个别严重者,可在 3~6 个月内眉毛、睫毛、头发全部脱光,称为"生物素缺乏脸";有病人引起肤色暗沉、面色发青、皮炎;成年病人可出现忧郁、嗜睡症、幻觉和感觉异常等神经症状。

2. 生物素过量　生物素毒性很低,至今尚未见生物素毒性反应报道。

(三) 参考摄入量及食物来源

1. 参考摄入量　中国营养学会建议生物素成人适宜摄入量(AI)为 $30\mu g/d$。

2. 食物来源　生物素含量相对丰富的食物有牛奶、牛肝、蛋黄、动物肾脏、草莓、柚子、葡萄和某些蔬菜。在复合维生素 B 和多种维生素的制剂中,通常都含有生物素。

第六节　水

水是维持生命活动最基本的物质,是人体含量最多,也是最重要的营养素之一。无食物摄入,机体可通过消耗自身组织维持生命 1 周甚至更长时间,但是,若没有水,生命活动即物质代谢就会停止。所以,无水摄入的情况下,机体维持生命时间性是有限的。

一、水的生理功能

(一) 构成细胞和体液的重要成分

成人体内水分含量占体重的 50%~60%(男性约占体重的 60%,女性约占体重的 50%)。水广泛分布在组织细胞内外,构成人体的内环境。

(二) 调节体温

水的比热值大,比同量固体或其他液体所需要的能量多,因而水能吸收较多的能量而本身的温度升高并不多。水的蒸发热大,所以蒸发少量的汗就能散发大量的热。水的流动性大,能随血液循环迅速分布全身,而且体液中水的交换非常快,因此物质代谢释放的能量能在体内迅速均匀分布。所以说水是良好的体温调节剂,可维持人体体温的恒定。

(三)润滑作用

关节腔的滑液有利于关节的活动;唾液有利于吞咽及咽部湿润;泪液可防止眼球干燥,有利于眼球的转动;胸腔和腹腔液以及呼吸道和胃肠道黏液有利于呼吸道和消化道的运转功能,减少摩擦,起到良好的润滑作用。

(四)促进物质代谢

水是良好的溶剂,能使物质溶解,加速体内一系列生化反应的进行,有利于营养物质的消化、吸收、运输和代谢产物的排泄。水还可直接参加许多化学反应,如水解、水化、脱水和氧化等,促进物质代谢。

(五)维持组织的形态和功能

体内的水除了以自由水的形式分布在体液中,还有相当大一部分水是以结合水的形式存在(如与蛋白质、多糖、磷脂等结合)。结合水与具有流动性的水的性质完全不同,它参与构成细胞原生质的特殊成分,以保证一些组织具有独特的生理功能。如心肌含有79%的水,主要是结合水,可使心脏具有一定坚实的形态,保证心脏能有力地搏动。

二、水缺乏或过量对人体健康的影响

(一)水缺乏

水摄入不足或水丢失过多,可引起体内失水亦称为脱水。根据水与电解质丧失比例不同,分三种类型:①高渗性脱水:以水的丢失为主,电解质丢失相对较少;②低渗性脱水:以电解质丢失为主,水的丢失较少;③等渗性脱水:水和电解质按比例丢失,体液渗透压不变,临床上较为常见。当失水量超过10%时可导致生命危险。

(二)水过量

如果水摄入量超过肾脏排出的能力,可引起体内水过多或引起水中毒。多见于疾病,正常人极少发生水中毒。水中毒时,可因脑细胞肿胀、脑组织水肿、颅内压增高而引起头痛、恶心、呕吐、记忆力减退、神志恍惚、昏迷、惊厥等,严重者可引起死亡。

三、水的需要量

人体对水的需要量受个体的代谢情况、年龄、膳食、气候及劳动强度等因素影响。

一般情况下,成人需水量为 1ml/4.2kJ(1ml/kcal),婴儿为 1.5ml/4.2kJ(1.5ml/kcal)。

机体水来源包括三方面:①饮用水或饮料;②食物中的水;③蛋白质、脂肪、碳水化合物分解代谢产生的代谢水。正常人水的需要量与排出量保持动态平衡(见表2-4)。

表 2-4　成人每日水的摄入量与排出量

	摄入量(ml)		排出量(ml)
食物	1 000	呼吸	350
饮水或饮料	1 200	皮肤	500
代谢水	300	粪便	150
		尿	1 500
总量	2 500		2 500

注：本表来源于张爱珍《临床营养》(第2版)，第23页，人民卫生出版社，2008

链接

你知道市面饮用水有几种吗？

常见市面饮用水主要有以下几种：

1. 普通饮用水　即自来水。
2. 蒸馏水　普通饮用水转变成蒸汽后再冷却而得。
3. 矿泉水　是经地层过滤的地下水，含有对人体有益的矿物质。
4. 纯净水　在普通饮用水的基础上，经多层反复过滤，进一步去掉细菌或一些大分子物质，使饮用更为安全。
5. 软、硬水　钙镁含量高的是硬水，反之称为软水。
6. 去离子水　水通过阳离子交换树脂和阴离子交换树脂，去掉了所有矿物质(阳离子和阴离子)。通常用于科学研究，防止精密分析时干扰物质介入。

第七节　膳食纤维

膳食纤维(dietary fiber)是指食物中不能被人体消化吸收的物质，包括纤维素、半纤维素、树胶、果胶、抗性淀粉和木质素等。按其溶解度分为可溶性膳食纤维和不溶性膳食纤维；可溶性膳食纤维包括半纤维素、树胶、果胶、藻胶、豆胶等。不溶性纤维包括纤维素、不溶性半纤维素及木质素等。

一、膳食纤维的生理功能

膳食纤维具有吸水、黏滞、阳离子交换及结合胆酸等作用。对维持身体健康和预防一些疾病有着非常重要意义。

(一)维持正常肠道功能

膳食纤维不能被人体消化和吸收，在通过消化道过程中吸水膨胀、刺激和促进肠蠕动，使粪便易于排出，可有效地预防便秘、痔、肛裂等直肠肛管疾病。

（二）预防癌症

许多国家的流行病学研究表明，高膳食纤维能降低大肠癌、乳癌、胰腺癌发病的危险性。其机制为：膳食纤维具有吸水性，增加粪便体积，可稀释致癌物质；可促进排便，缩短致癌物质与肠壁接触的时间；可与胆酸结合，减少致癌物质的形成。

（三）降低血胆固醇，预防冠心病和胆石症

膳食纤维可部分阻断胆固醇和胆汁酸的肝肠循环，促进肠道中胆固醇和胆酸随粪便排出，而降低血胆固醇和胆汁中胆汁酸的饱和度，预防动脉粥样硬化和胆石症的发生。

（四）预防肥胖

膳食纤维在胃内吸水膨胀，增加胃内容物的容积，易产生饱腹感，从而减少摄入的食物量，有利于控制体重，预防肥胖。

值得注意的是，膳食纤维并非摄入越多越好。长期摄入高膳食纤维，会影响矿物质和维生素的吸收，引起缺铁、缺钙等营养问题。

二、膳食纤维的参考摄入量及食物来源

（一）参考摄入量

中国营养学会建议，成人以摄入 24g/d 膳食纤维为宜。

（二）食物来源

膳食纤维主要来源于谷、薯、豆类及蔬菜、水果等植物性食品中。植物成熟度越高，其膳食纤维含量也就越多；谷类加工越精细，则所含膳食纤维就越少。

本章小结

人体的营养素有七大类：蛋白质、脂类、碳水化合物、矿物质、维生素、水和膳食纤维。

蛋白质是生命的物质基础，构成蛋白质的基本单位是氨基酸。蛋白质的生理功能：维持组织的生长更新和修补；构成生理活性物质，调节机体生理功能；氧化供能。食物蛋白质营养学常用的评价指标包括：蛋白质的含量、消化率和利用率。

脂类包括中性脂肪和类脂。脂类的主要生理功能有：供能和储能，构成身体组织和某些生命活性物质，提供必需脂肪酸，促进脂溶性维生素吸收，增进食欲，增加饱腹感及维持体温、保护内脏等。膳食脂肪的营养学常用评价指标：消化率、必需脂肪酸含量、脂溶性维生素含量及提供的各种脂肪酸的比例。

碳水化合物具有供给能量、构成机体组织和重要生命物质、抗生酮、节约蛋白质、解毒等作用。

矿物质对人体具有重要生理功能，即构成组织和细胞的成分；调节细胞膜的通透性，维

持正常渗透压及酸碱平衡;参与神经活动和肌肉收缩;参与构成酶的辅基、激素、维生素、蛋白质和核酸等的成分,或参与酶系的激活等。摄入不足或摄入过多,均影响人体健康。我国居民膳食中比较容易缺乏的矿物质主要是钙、铁、锌。

维生素按其溶解性分为脂溶性维生素和水溶性维生素。维生素在人体内不能合成(或合成很少),不能提供能量,也不是机体组织结构成分,但是维持人体生命活动所必需的要素。许多维生素以辅酶或辅基的形式参与酶的构成,维持酶的活性,在机体物质代谢、生长、发育过程中起着重要作用。维生素生理需要量少,但绝对不能少,否则,物质代谢发生障碍,引起维生素缺乏症。摄入过多,也可引起中毒。

水是维持生命活动最基本的物质,是人体含量最多,也是最重要的营养素之一。正常人水的需要量与排出量保持动态平衡。如果水摄入不足或丢失过多,可引起脱水;水摄入量超过肾脏排出的能力,可引起体内水过多或引起水中毒。

膳食纤维具有促进排便、防癌、降低血胆固醇和预防肥胖等作用。

本章关键词:营养素;生理功能;摄入量;食物来源

课后思考

1. 必需氨基酸、必需脂肪酸、氨基酸模式、蛋白质互补作用等基本概念的要点是什么?
2. 蛋白质、脂肪、碳水化合物有哪些生理功能?
3. 各种维生素及矿物质钙、铁、锌、硒、碘等缺乏对人体健康有哪些影响?

(程少贵　孙美兰)

第三章 能量

案例

某校男生,20岁,175cm,体重60kg。一日三餐摄入碳水化合物400g,脂肪60g,蛋白质80g。

问题：
1. 该生全天摄入的能量为多少？
2. 该生的能量消耗包括哪几方面需要？全天能量需要量为多少？

本章学习目标

1. 掌握影响人体能量消耗的主要因素。
2. 熟悉能量单位、能量系数等基本概念,能量摄入不足或摄入过多对健康的危害。
3. 了解能量来源、需要量的确定及其参考摄入量。
4. 充分认识能量与人体健康的关系,保持自身与指导他人维持能量平衡。

第一节 概述

能量(energy)过去称为热能或热量。能量是生命活动的物质基础。人体维持心跳、呼吸、体温、血液循环、腺体分泌、物质主动转运等各种生命活动以及从事体力活动都需要能量。人体摄取的能量与所消耗的能量应经常保持动态平衡状态,以维持身体健康。

一、能量单位

能量单位,营养学过去习惯用卡(calorie,cal)或千卡(kilo calorie,kcal)来表示。1kcal就是把1L水从15℃升到16℃时所需要的能量。目前,国际上通用能量单位为焦耳(joule,J)、千焦耳(kilojoule,kJ)和兆焦耳(megajoule,MJ)。1J是用1N力把1kg重量的物体移动1m所需要的能量。两者之间的换算关系如下：

1MJ=1 000kJ=10^6J

1kcal=4.184 kJ

1kJ＝0.239kcal
1MJ＝239kcal

二、能量来源与能量系数

自然界中的能量是以多种形式存在的,但人体只能利用由食物提供的能量。食物中碳水化合物、脂肪、蛋白质这三种营养素经体内氧化过程可以产生能量,故统称为"产能营养素"。每克产能营养素在体内氧化产生的能量值称为能量系数。

采用体外燃烧试验:1g 蛋白质、脂肪和碳水化合物在测热器内完全燃烧,它们产生的能量系数分别是:

蛋白质　　　23.64kJ(5.65kcal)
脂肪　　　　39.54kJ(9.45kcal)
碳水化合物　17.15kJ(4.1kcal)

但在体内,食物中产能营养素不是都可以完全被分解产生能量的。脂肪、碳水化合物在体内可以完全被氧化成 CO_2 和 H_2O,所产生的能量与其在体外燃烧所产能量基本相同。而蛋白质在体内不能完全氧化,其最终产物除 CO_2 和 H_2O 外,还有一些含氮化合物(如尿素、肌酐及和尿酸等)不能继续被分解利用而排出体外。将每克蛋白质产生的这些含氮物质在体外完全燃烧,还可产生能量5.44kJ。故蛋白质在体内氧化产生的能量较体外燃烧低。此外,食物中的蛋白质、脂肪、碳水化合物不是 100% 被吸收,其吸收率分别为 92%,95%,98%。因此,实际应用时,将食物中 1g 蛋白质、脂肪、碳水化合物产生的能量系数按以下关系计算:

蛋白质　　　16.7kJ(4kcal)
脂肪　　　　37.6kJ(9kcal)
碳水化合物　16.7kJ(4kcal)

除此之外,酒中的乙醇也能提供较高的能量,1g 乙醇可产生能量 16.7kJ(4kcal)。
案例中,该男生全天摄入的能量为:
400×16.7＋60×37.6＋80×16.7＝10 272(kJ)(2 455kcal)

三、能量来源分配

三种产能营养素在体内都有其特殊功能,虽能相互转化,但不能完全代替,三者在总能量供给中应有恰当的比例。根据我国人民的膳食习惯和要求,成人碳水化合物为总热能的55%～65%,脂肪为 20%～30%,蛋白质为 10%～15% 为宜。

第二节　人体能量消耗

人体能量消耗包括基础代谢、体力活动和食物热效应三方面的需要。生长期还应包括生长发育所需要的能量。在理想的平衡状态下,机体的能量需要等于能量消耗。

一、基础代谢

基础代谢(basal metabolism,BM)是指维持生命基本活动的最低能量消耗。即人体在安静和 18～25℃ 室温环境中禁食 12h 后,清醒、放松、静卧的休息状态下,为维持体温,保证内脏器官和循环系统等最基本的生命活动所需要的最低能量。而单位时间内的基础代谢,称为基础代谢率(basal metabolic rate,BMR),一般是以每小时、每平方米体表面积所发散的热量表示[$kJ/(m^2 \cdot h)$ 或 $kcal/(m^2 \cdot h)$]。中国人基础代谢率值见表 3-1。

表 3-1 中国人基础代谢率平均值

年龄(Y)	男		女	
	$kJ/(m^2 \cdot h)$	$kcal/(m^2 \cdot h)$	$kJ/(m^2 \cdot h)$	$kcal/(m^2 \cdot h)$
11～15	195.5	46.7	172.5	41.2
16～17	193.4	46.2	181.7	43.4
18～19	166.2	39.7	154.1	36.8
20～30	157.8	37.9	146.5	35.1
31～40	158.7	37.7	146.4	35.0
41～50	154.1	36.8	142.4	34.0
51 以上	149.1	35.6	138.6	33.1

注:摘于 2011 年全国卫生专业资格考试指导《营养学》(第 1 版),第 30 页,人民卫生出版社,2010

(一)基础代谢的测量方法

1.体表面积计算法 以身高、体重求出体表面积,再按年龄、性别,在表 3-1 中查出相应每小时基础代谢率相乘,再乘以 24h 计算,即可计算出全天的基础代谢水平。

我国赵松山于 1984 年提出一个相对适合中国人的体表面积计算公式:

体表面积(m^2)=0.00659H(cm)+0.0126W(kg)-0.1603

式中 H、W 分别表示身高(cm)及体重(kg)。

2.气体代谢法 能量代谢始终伴随着氧的消耗和二氧化碳的产生。故可通过氧消耗量、二氧化碳产生量来测算机体能量消耗。目前临床上常用的是一种代谢车。

3.粗略计算法 成人男子按每千克体重每小时 4.18kJ(1kcal)计算,成人女子按每千克体重每小时 3.97kJ(0.95kcal)计算。

除此之外,还有直接计算法、体重计算法等。

(二)影响基础代谢的因素

人体的基础代谢不仅个体之间存在差异,自身的基础代谢也常有变化。影响人体的基础代谢的因素很多,主要有年龄、性别、体型、环境温度等(见表 3-2)。

表 3-2 影响基础代谢的因素

因素	对基础代谢的影响
年龄	随着年龄的增长,基础代谢逐渐下降,一般成人的 BMR 低于儿童,老年人低于成年人
性别	女性的 BMR 比男性低,但在怀孕和哺乳期增高
体型	在体重相同的情况下,瘦高者的体表面积大于矮胖者,BMR 也较高。另肌肉发达者 BMR 也较高
内分泌	甲状腺、肾上腺分泌异常时可影响 BMR,甲亢时 BMR 明显升高,去甲肾上腺素可使 BMR 下降
应激	一切应激状态如发热、创伤、感染等均可使 BMR 升高
环境温度	温度太高或太低都可使 BMR 升高
其他	禁食、饥饿、营养不良 BMR 降低

注:本表来源于陈均《营养学》(第 1 版),第 7 页,科学出版社,2007

二、食物热效应

食物热效应(thermic effect of food,TEF)又称为食物特殊动力作用,人体在摄食过程中,由于要对食物中的营养素进行消化、吸收、代谢转化等,需要额外消耗能量,同时引起体温升高和蒸发热量。这种因摄食而引起能量额外消耗的现象,称为食物热效应。

三种产能营养素的热效应各不相同。碳水化合物的热效应消耗其本身产生能量的 5%~6%,脂肪为 4%~5%,而蛋白质为 30%,一般的混合膳食为 10%。

三、体力活动

体力活动包括人每天工作和生活中的种种活动(含娱乐和体育活动),除了基础代谢以外,它消耗的能量在人体总能量消耗中占主要部分(占 15%~30%)。体力活动不仅消耗机械能,而且还要消耗用于修整组织与合成细胞内物质的能量。消耗能量的多少与劳动性质、强度、持续时间长短以及动作熟练程度有关。中国营养学会 2001 年将我国居民体力活动强度由极轻、轻、中、重、极重五级改为轻、中、重三级(见表 3-3)。

表 3-3 中国营养学会建议的我国成人活动水平分级

活动水平	职业工作时间分配	工作内容举例	PAL 男	PAL 女
轻	75%时间坐或站 25%时间站着活动	办公室工作、修理电器钟表、售货员、化学实验操作、讲课等	1.55	1.56
中	25%时间坐或站 75%时间特殊职业活动	学生日常活动、机动车驾驶、电工安装、车床操作、金工切割等	1.78	1.64
重	40%时间坐或站 60%时间特殊职业活动	非机械化劳动、炼钢、舞蹈、体育运动、装卸、采矿等	2.10	1.82

注:表中 PAL 为体力活动系数。

四、生长发育

未成年人和孕妇所消耗的能量还包括生长发育的能量。新生儿按体重(kg)与成年人比较,其能量消耗多 2~3 倍。3~6 月龄的婴儿,每日用于生长发育的能量占摄入能量的 15%~23%。据 Waterlowd 的测定结果,体内每增加 1g 新组织约需 20kJ(4.78kcal)能量。孕妇除供给胎儿生长发育所需的能量外,还有自身生殖系统发育的特殊需要。乳母则应补偿分泌乳汁所需的能量。

第三节 能量需要量及膳食能量推荐摄入量

一、能量需要量的确定

确定各类人群或每个人的能量需要,对于指导人们改善自身的膳食结构、膳食规律,维持能量平衡,提高健康水平非常重要。成人一日能量需要量为基础代谢、食物特殊动力作用及体力活动消耗能量的总和。确定方法如下:

(一)计算法

1. 能量消耗的计算 是一种简便易行的方法。对于个体或群体的能量需要的确定均可行,广为使用。由于基础代谢占人体总量消耗的 60%~70%,人们习惯将其作为估计成人能量需要的重要基础。WHO(1985 年)在修订成人能量推荐摄入量时,将基础代谢能耗和体力活动水平(PLA)的乘积作为估算成人能量需要量。即:

$$1 \text{ 天的能量需要量} = BMR(24h) \times PAL$$

案例中,该男生的能量消耗包括基础代谢、体力活动和食物热效应三方面。根据上述公式,可计算出该生的全天能量需要量。

$$\begin{aligned}
\text{体表面积}(m^2) &= 0.00659H(cm) + 0.0126W(kg) - 0.1603 \\
&= 0.00659 \times 175 + 0.0126 \times 60 - 0.1603 \\
&= 1.75
\end{aligned}$$

查表 3-1,求 24h $BMR = 157.8 \times 1.75 \times 24 = 6\ 628(kJ)(1\ 584kcal)$

查表 3-3,$PAL = 1.78$(学生为中体力活动强度)

故:全天能量需要量 $= BMR \times PAL = 6\ 628 \times 1.78 = 11\ 798(kJ)(2\ 818kcal)$

2. 膳食调查 健康人在食物供应充足、体重不发生明显变化时,其能量摄入量基本可反映出其能量需要量。因此要详细记录一段时间摄入食物的种类和数量,计算出平均每日食物总的能量含量,就可以认为是其能量的一日需要量。不过这种膳食调查一般至少进行 5~7 天。

(二)测量法

常用于一些特殊的人群或个体的能量需要确定或研究工作的需要。有直接测热法、间接测热法等。

1. 直接测热法 在直接测热装置中,通过收集机体在一定时间内散发出的所有能量求得能量消耗量,进而求出机体的能量需要。

2. 间接测热法 在营养素氧化供能的反应中,一定时间内人体中氧化分解的产能营养素量与其相应的耗氧量、产生的 CO_2 以及释放的能量之间呈一定的比例关系。因此,通过计算相应的呼吸商(RQ),就可得到产能营养素在体内的氧化量。

$$RQ = CO_2 产量(mol)/耗氧量(mol)$$

3. 生活观察记录法 对受试者进行24h专人跟踪观察,详细记录受试者生活和工作中各种活动及其时间,然后查日常活动能量消耗表,根据受试者体表面积,计算出24小时的能量消耗。

4. 能量平衡法 在普通劳动和生活条件下,健康成年人摄食量与能量需要相适宜,即能量消耗量(MJ)=能量摄入量(MJ),体重保持相对稳定,为能量平衡;当能量摄入超过能量消耗时,多余能量以脂肪形式贮存,表现为体重增加,每增加1kg体重,机体将贮存25~33MJ的能量(平均29MJ),为能量正平衡;当能量摄入低于机体能量消耗时,机体动员储备脂肪,体重减少,为能量负平衡。实际工作时,可按下列公式计算日能量消耗:

(1)体重增加:能量消耗量(MJ)=能量摄入量(MJ)-平均体重增加量(kg)×29MJ/调查天数(天)。

(2)体重减少:能量消耗量(MJ)=能量摄入量(MJ)+平均体重减少量(kg)×29MJ/调查天数(天)。

二、膳食能量推荐摄入量

能量的推荐摄入量是按性别、年龄、体力活动强度划分的,成人轻体力劳动男10.03MJ/d(2 400kcal/d),女8.8MJ/d(2 100kcal/d);中等体力劳动男11.29MJ/d(2 700kcal/d),女9.26MJ(2 300kcal/d);重体力劳动男13.38MJ/d(3 200kcal/d),女11.30MJ/d(2 700kcal/d)。孕妇、乳母在此基础上增加,老年人适当减少,儿童年龄推荐摄入量不同,详见附录一。

第四节 能量摄入不足或摄入过多的危害

一、能量摄入不足的危害

正常情况下,人体每日摄入的能量和消耗的能量应基本保持平衡,使体重维持在正常范围内,保持健康。因病伤或在特殊条件下(战争、饥荒、意外灾害等),能量长期摄入不足时,可引起能量缺乏症。主要表现为:体重减轻,全身乏力,嗜睡,怕冷,头晕,目光无神,皮肤苍白、粗糙、缺乏弹性等症状。常与蛋白质缺乏同时存在,称为蛋白质-能量营养不良症(protein-energy malnutrition,PEM)。临床根据蛋白质或能量缺乏种类分为三种类型:

1. 消瘦型营养不良(marasmus) 为能量缺乏型,表现为皮下脂肪和骨骼肌显著消耗和内脏器官萎缩。

2. 水肿型营养不良(kwashiorkor) 为蛋白质缺乏型,主要表现为血浆蛋白水平降低和组织水肿(故又称为水肿型)。体重下降不明显。

3. 混合型营养不良(marasmic kwashiorkor) 蛋白质和能量均有不同程度的缺乏,兼有上述两种类型的临床特征。

二、能量摄入过多的危害

能量摄入过多,大于消耗,则过量部分会在体内转变为脂肪沉积,致体重增加,甚至引起肥胖。肥胖可导致或促进许多疾病的发生,如动脉硬化、高血压、脂肪肝、糖尿病、胆石症、痛风及乳癌等。

本章小结

本章主要介绍了有关能量的基础知识。能量是生命活动的基础。人体所需的能量主要来源于食物中的碳水化合物、脂肪和蛋白质,三者比例要合适,成人碳水化合物为总能量的55%~65%,脂肪为20%~30%,蛋白质为10%~15%。1g蛋白质、脂肪、碳水化合物产能:16.7kJ(4kcal)、37.6kJ(9kcal)、16.7kJ(4kcal)。人体的能量的消耗主要包括基础代谢、食物的热效应、体力活动和生长发育。能量需要量的确定,可用计算法和测量法。能量的摄入与消耗要保持平衡,摄入不足或过多均危害健康。

本章关键词: 能量;消耗;摄入量

课后思考

1. 说说影响人体能量消耗的主要因素有哪些?
2. 简述能量摄入不足或摄入过多对人体健康的危害有哪些?
3. 联系生活实际,谈谈如何保持能量平衡。

(程少贵)

第四章
各类食物的营养价值

案例 4-1

16世纪,意大利伟大的航海家哥伦布经常带领船队在大西洋上探险。有一次,船队出发不久,航行不到一半的路程,已经有十几个船员因患坏血病而病倒了。为了不拖累大家,患病的船员提出要留在附近的荒岛上,等船队返航时再将尸体运回家乡。几个月后哥伦布的船队胜利返航了。当船在荒岛靠岸时,那十几个患坏血病的船员竟向大船奔跑过来,哥伦布又惊又喜地问他们:"你们是怎么活过来的?""我们来到岛上以后,很快就把你们留下的食物吃完了。后来我们就只好采些野果子吃,就这样我们不仅一天天地活下来了,而且病也好了。"

问题:
1. 坏血病是由于当时缺乏什么食物导致何种营养素缺乏而产生的?
2. 难道是野果子治好了这些船员的坏血病吗?

案例 4-2

张先生,52岁,今年来喝牛奶后常出现腹痛、腹胀、腹泻等症状,前来咨询。

问题:
1. 发生的原因是什么?
2. 如何解决?

本章学习目标

1. 掌握各类食物的主要营养成分及组成特点。
2. 熟悉各类食物的合理利用。
3. 了解谷类与蛋类的结构。
4. 能热情主动地指导人们科学合理选择与利用各种食物。

人体所需要的能量和各种营养素主要是靠摄入食物获得。食物的营养价值(nutritional

value)通常是指某种食物中所含营养素和能量能满足人体营养需要的程度。自然界供人类食用的食物种类繁多,其营养价值各不相同。如谷类食物蛋白质中赖氨酸较少,其蛋白质营养价值相对较低,但谷类食物含有较多的矿物质、维生素、膳食纤维等,有利于预防一些慢性病;肉类中蛋白质组成适合人体的需要,其营养价值较高,但脂肪组成中饱和脂肪酸比例较高,对患有心血管疾病、血脂过高的人不利。

食物的营养价值可以从营养素的种类及含量、营养素质量、加工烹调对营养价值的影响三个方面来评定。评定食物营养价值的意义在于:全面了解各类食物的天然组成成分,指出食物主要的营养缺陷,解决抗营养素因子的问题,科学地进行食品的改造或创新,以充分利用食物资源;根据食物中营养素的变化和损失情况,以采取相应的措施,最大限度地保护食物中营养素,提高食物的营养价值;指导人们科学地选购食品,合理配制营养的平衡膳食,促进健康,增强体质,预防疾病。

第一节 谷类

谷类(grain)是世界大多数居民的主要食物,种类很多。我国南方主要是稻米,北方则多为小麦,其他如玉米、小米、高粱、燕麦、荞麦等杂粮。在我国膳食结构中,谷类食物占构成比为49.7%,人体每天所需的能量和蛋白质由谷类及其制品提供,是我国居民的主食。此外,谷类还是B族维生素和一些矿物质的重要来源。

一、谷类的结构和营养素的分布

谷类种子除形态大小不一样外,其基本结构是相似的,都是由谷皮、糊粉层、胚乳和胚芽四部分组成。

(一)谷皮

谷皮(bran)为谷粒的最外层,占谷粒总重量6%。主要由纤维素、半纤维素等组成,含有一定量的蛋白质、脂肪和维生素,含较多的矿物质,不含淀粉。因谷皮不能被消化吸收,故在加工时常被去掉。

(二)糊粉层

糊粉层(aleurone layer)位于谷皮与胚乳之间,此层占谷粒重量的6%～7%。由厚壁细胞组成,纤维素含量较多,并含有较多的磷和丰富的B族维生素及矿物质,有较高的营养价值。如谷类加工碾磨过细,可使大部分营养素损失掉。

(三)胚乳

胚乳(endosperm)是谷类的主要部分,约占谷粒重量的83%。含有大量的淀粉和较多的蛋白质、少量的脂肪和矿物质。靠近胚乳周围部分蛋白质含量较高,越向胚乳中心,含量越低。

(四)胚芽

胚芽(grain embryo)为生命之源,位于谷粒的一端,占谷粒重量的2%~3%。富含蛋白质、脂肪、矿物质、B族维生素、维生素E及各种酶。胚芽质地松软而韧性较强,不易被粉碎,但在磨粉加工过程中容易与胚乳分离而混入糠麸中,造成营养素的丢失。胚芽酶的活性较强,如谷粒留胚芽过多则易变质。

二、谷类的主要营养成分及组成特点

由于谷类的种类、品种很多,其营养成分含量不完全相同,即使是同一种类和品种,也会由于地区、气候条件、土壤条件和施肥、耕作方式以及加工方法等的不同,而导致营养成分的差异。

(一)碳水化合物

主要为淀粉,集中在胚乳的淀粉细胞中,含量在70%以上。淀粉是人类最理想、最经济的能量来源,在我国居民膳食中55%~65%能量来自谷类。谷类淀粉有直链淀粉和支链淀粉两种,一般直链淀粉为20%~25%,其含量多少直接影响到食用时的风味。籼米中含直链淀粉较多,米饭膨胀性大而黏性差,较易消化吸收;糯米中的淀粉都是支链结构,膨胀性小而黏性强,较难消化吸收;粳米介于两者之间,但味道比籼米好。目前可以通过基因工程改变谷类淀粉的结构,培育含直链淀粉高的品种,现已培育出了含量高达70%的玉米。此外,谷类还含有较多的膳食纤维。

(二)脂肪

含量较低,约2%,玉米和小米可达3%,主要集中在糊粉层和胚芽中,谷类脂肪主要含不饱和脂肪酸。从玉米和小麦胚芽中提取的胚芽油,80%为不饱和脂肪酸,其中亚油酸为60%,具有降低血清胆固醇,防止动脉粥样硬化的作用。

谷类中脂肪的含量虽然很低,但它具有重要的作用,即其制品在蒸制后产生一种特有的香气。但是在谷类粮食的长期贮存过程中,由于空气中氧的作用,脂肪会发生氧化酸败现象,使谷类食物的香气消失或减少,并产生令人不快的陈味。因此脂肪的氧化是粮食陈化的重要原因之一。

(三)蛋白质

蛋白质含量,因品种、气候、地区及加工方法的不同而异,多数谷类蛋白质含量一般为7.5%~15%。主要由谷蛋白、白蛋白、醇溶蛋白和球蛋白组成,主要集中在胚芽、糊粉层及胚乳外周。不同谷类各种蛋白质所占的比例不同,见表4-1。

谷类蛋白质的必需氨基酸组成不平衡,营养价值较低。一般都缺乏赖氨酸,其中以面粉、小米中的赖氨酸含量最低。因此,在谷类蛋白质中,第一限制氨基酸为赖氨酸,第二限制氨基酸多为苏氨酸(小麦蛋白质)、色氨酸(玉米蛋白质),第三限制氨基酸多为缬氨酸(小麦蛋白质)、蛋氨酸(大麦、燕麦蛋白质)。谷类蛋白质的生物学价值:大米77、小麦67、小米57、玉米 60、高粱 56。

表 4-1　几种谷类蛋白质的组成(%)

谷物	白蛋白	球蛋白	醇溶蛋白	谷蛋白
大米	5	10	5	80
小麦	3～5	6～10	40～50	30～40
玉米	4	2	50～60	30～40
高粱	1～8	1～8	50～60	32

注：来源于孙长颢《营养与食品卫生学》(第 6 版)，第 132 页，人民卫生出版社，2010

由于谷类食物在我国膳食中所占比例较大，所以也是膳食蛋白质的重要来源，占膳食蛋白质的 50%～55%。为提高谷类蛋白质的营养价值，现常采用氨基酸强化或蛋白质互补的方法。如大米用赖氨酸强化后，其蛋白质生物学价值可明显提高。此外，还可用基因调控的科技手段改良品种，改善谷蛋白的氨基酸组成，提高其营养价值。

(四)矿物质

含量为 1.5%～3%，主要分布在谷皮和糊粉层中。其中主要是磷、钙，为 1.5～3mg/100g。多以植酸盐的形式存在，所以人对谷类中矿物质的吸收利用率较低。此外还含有一些微量元素。谷类食物含铁量少。

(五)维生素

谷类是膳食中 B 族维生素的重要来源，如维生素 B_1、维生素 B_2、烟酸、泛酸、吡哆醇等，主要分布在糊粉层和胚芽。加工越细，上述维生素损失就越多。玉米含烟酸较多，但主要为结合型，不易被人体吸收利用。只有经过适当的烹调加工，如用碱处理，使之变为游离型的烟酸，才能被人体吸收利用。若不经处理，以玉米为主食的地区居民容易发生烟酸缺乏病(癞皮病)。谷类几乎不含维生素 A、维生素 D 和维生素 C，只有黄玉米和小米含有少量的胡萝卜素。

三、谷类的合理利用

大多数的食物经过加工、贮存和烹饪处理，可以杀菌并增进食品的色、香、味，使之味美且容易消化吸收，提高其所含营养素在人体的利用率。但在加工烹饪过程中食物也会发生一系列的物理、化学变化，使某些营养素遭到破坏。因此，不但要认真选择食物，还要科学合理地保存、加工和烹饪食物。在烹饪过程中，一方面要尽量利用其有利因素提高营养，促进消化吸收，另一方面要控制不利因素，尽量减少营养素的损失，最大限度地保留食物中的营养素。

(一)合理加工

谷类加工有利于食用和消化吸收。但由于蛋白质、脂肪、矿物质和维生素主要存在于谷粒表层和胚芽中，向胚乳中心逐渐减少。因此，加工精度与谷类营养素的保留程度有密切关系，见表 4-2。

表 4-2　不同加工精度大米和小麦中主要营养素含量(g/100g)

	出米率(%)			出粉率(%)		
	92	94	96	72	80	85
水分	15.5	15.5	15.5	14.5	14.5	14.5
粗蛋白	6.2	6.6	6.9	8.0~13.0	9.0~14.0	9.0~14.0
粗脂肪	0.8	1.1	1.5	0.8~1.5	1.0~1.6	1.5~2.0
碳水化合物	0.3	0.4	0.6	1.5~2.0	1.5~2.0	2.0~2.5
矿物质	0.6	0.8	1.0	0.3~0.6	0.6~0.9	0.7~0.9
膳食纤维	0.3	0.4	0.6	微~0.2	0.2~0.4	0.4~0.9

注：本表摘自于孙长颢《营养与食品卫生学》(第6版)，第144页，人民卫生出版社，2010

加工精度越高，糊粉层和胚芽损失越多，营养素损失越大，尤以B族维生素改变显著，见表 4-3。

表 4-3　不同出粉率小麦种 B 族维生素的变化(mg/100g)

出粉率(%)	50	72	80	85	95~100
硫胺素	0.08	0.11	0.26	0.31	0.40
核黄素	0.03	0.04	0.05	0.07	0.12
尼克酸	0.70	0.72	1.20	1.60	6.00
泛酸	0.40	0.60	0.90	1.10	1.50
吡哆醇	0.10	0.15	0.25	0.30	0.50

注：摘于孙长颢《营养与食品卫生学》(第6版)，第132页，人民卫生出版社，2010

脚气病的发生，是由于长期食用加工过精的白米，其他膳食中维生素又不能满足机体的需要所致。相反，如果谷类加工粗糙、出粉(米)率高，虽然营养素损失减少，但感官性状差，且消化吸收率也相应降低。同时，由于植酸和膳食纤维素含量较多，还将影响其他营养素的吸收，如植酸与钙、铁、锌等结合成植酸盐，难于被机体利用。因此，谷类加工的原则应当是：既要改观谷类的感官性状提高其消化吸收率，又要最大限度地保留其所含营养成分。1953年我国对稻米和小麦确定的加工标准"九五米"和"八五粉"就基本符合上述要求，在节约粮食和预防某些营养缺乏病方面收到了良好的经济效益和社会效益。

(二)合理烹调

烹调过程可使一些营养素损失。如大米淘洗过程中，维生素 B_1 可损失 30%~60%，维生素 B_2 和烟酸可损失 20%~25%，矿物质损失 70%。淘洗次数愈多、浸泡时间愈长、水温愈高，损失愈多。米、面在蒸煮过程中，B族维生素有不同程度的损失，如做米饭，用蒸的方式 B 族维生素的保存率较捞蒸方式(即弃米汤后再蒸)要高得多；在制作面食时，一般蒸、烤、烙方法，B族维生素损失较少，但用高温油炸时损失较大。如油条制作，因加碱及高温油炸会使维生素 B_1 全部损失，维生素 B_2 和尼克酸仅保留一半。米饭在电饭煲中保温，随时间延长，维生素 B_2 会损失所余部分的 50%~90%。

（三）合理贮存

谷类在一定条件下可以贮存很长时间，而质量不会发生变化。但当环境条件发生改变，如水分含量高、环境湿度大、温度较高时，谷粒内酶的活性增大，呼吸作用加强，使谷粒发热，促进霉菌生长，导致蛋白质、脂肪分解产物积聚，酸度升高，最后霉烂变质，失去食用价值。故粮谷类食物应保持在避光、通风、阴凉和干燥的环境中贮存。

四、常见谷类食物的营养价值

（一）稻谷

稻谷（paddy）是世界上约一半以上人口的主要食用谷类，主要种植区域在印度、中国、日本、孟加拉和东南亚。其产量仅次于小麦和玉米，居世界第三位。我国的稻谷种植总产量居世界首位，约占世界稻谷总产量的1/3。稻谷是我国重要的粮食作物。

1. 稻谷的分类　根据食性稻谷分为籼稻和粳稻。籼稻谷粒形状细长而稍扁平，颖毛短而稀，一般无芒，籽粒强度小，耐压性能差，易折断，加工时容易产生碎米，米质胀性较大而黏性较小。而粳稻谷籽粒短而阔，较厚，呈椭圆形或卵圆形，颖毛长而密，芒较长，籽粒强度大，耐压性能好，加工时不易产生碎米，米质胀性较小，而黏性较大。在籼稻谷和粳稻谷中，根据其栽培时间和生长期的不同，又分为早稻谷和晚稻谷两类。早稻品质比晚稻谷差，其谷米粒腹白较大，硬质粒少，谷米质疏松，耐压性差，而晚稻谷米质坚实耐压性强。其米饭的食味，也是晚稻谷优于早稻谷。

国家质量标准中把稻谷分为：早籼稻谷、晚籼稻谷、粳稻谷、籼糯稻谷、粳糯稻谷五类。

2. 稻谷的营养价值

（1）蛋白质：其蛋白质含量随稻米品种、类型不同而不同，对同一品种，也因产地、种植条件不同而异，甚至同株谷穗上谷粒生长部位不同，其蛋白质含量也略有差异。一般为7%～12%，大多在10%以下，其中香大米含量较高，可达12.7%，红籼米较低，仅为7.0%。其蛋白质组成，赖氨酸和苏氨酸含量较欠缺，分别为第一限制性氨基酸和第二限制性氨基酸，赖氨酸约占总蛋白质的3.5%，略高于其他谷类。稻米蛋白质与其他谷类蛋白质相比较，其生物价和蛋白质功效比值均较高。

表4-4　几种蛋白质的生物价和功效比值

蛋白源	生物价	功效比值
大米	77	1.36～2.56
小麦	67	1.0
玉米	60	1.2
大豆	58	0.7～1.8
棉籽	59	1.3～2.1

注：本表摘自葛可佑《中国营养师培训教材》（第1版），第142页，人民卫生出版社，2005

（2）碳水化合物：其碳水化合物的含量一般在77%左右，是稻谷的主要成分，主要存在于胚乳中。根据直链淀粉含量,稻米可分为糯性稻米,低、中、高直链淀粉稻米几种类型。糯性稻米可用于制糖、甜食和色拉调味汁;低直链淀粉稻米可用作婴儿食品、发酵米糕等;中直链淀粉稻米可用于制作发酵大米饼;高直链淀粉是理想的米粉丝原料。

(3) 脂类:稻谷中脂类含量一般为 2.6%~3.9%,包括脂肪和类脂,脂肪含量约为 2%。脂类在稻米籽粒中的分布不均匀,胚芽中含量最高,其次是谷皮和糊粉层,胚乳中含量极少。因米糠主要由糊粉层和胚芽组成,含丰富的脂类物质。大米中仅含有 0.3%~0.5%的脂类,随大米精度的提高而下降。因此,脂类含量可用来测定大米的加工精度。

(4) 维生素和矿物质:稻谷富含 B 族维生素和矿物质。

稻米中 B 族维生素主要分布于谷皮和米胚中,即外层含量高于米粒中心。相对糙米而言,精米中维生素 B_1 的含量很低,长期食用精米,会使体内维生素 B_1 缺乏。稻米中 B 族维生素主要以衍生物的形式存在,如维生素 B_1 有 25%是以酯化物的形式存在,米糠中的烟酸有 86%以结合形式存在。

糙米中的矿物质含量要比大米高,其中磷、钾、硫、镁含量最高,大于 1 000mg/kg,其次是钙,含量大于 100mg/kg,锌、锰、铁、铝、钠、铜、硼的含量为 1~50mg/kg,钡、钼、锶和钒的含量较少,小于 1mg/kg。从矿物质元素的角度评估,糙米的营养价值优于精度加工的大米。

(二) 小麦

小麦(wheat)是世界上种植最广的粮食作物,世界上有 1/3 以上人口以小麦为主要食用谷类。小麦在中国已有 5 000 多年种植历史,目前主要产于河南、山东、江苏、河北、湖北、安徽等省。

1. 小麦的分类　小麦的种类很多,一般根据其播种期、皮色或粒质进行分类。

(1) 根据播种期:分为冬小麦和春小麦。春小麦耐寒性较弱,越冬困难,一般春季播种,当年秋季收获,春小麦皮层较厚,颜色深,多为褐色,硬质麦多,面筋含量高,品质较好,但出粉率较低,粉色较差;冬小麦耐寒性较强,一般是秋末冬初播种,第二年夏初成熟收获,冬小麦一般皮层较薄,颜色浅,白皮麦多,硬质麦较少,但出粉率较高,粉色较好。冬小麦又有南方冬麦与北方冬麦之分。

(2) 根据麦粒皮色:分为红皮麦、白皮麦、花麦三类。红皮麦皮层较厚,出粉率较低,粉色较差,但筋力较好;白皮麦皮层较薄,出粉率较高,粉色较好,但筋力较差。

(3) 根据麦粒粒质:分为硬质小麦和软质小麦两类。硬质麦皮色较深,籽粒不够饱满,但面筋含量较高,品质较好,适宜制作面包;软质麦皮色较浅,籽粒饱满,但面筋含量较低,适宜制作饼干和糕点。

2. 小麦的营养价值

(1) 蛋白质:小麦蛋白质含量略高于稻米,大于 10%,由清蛋白、球蛋白、麦醇溶蛋白和麦谷蛋白组成。小麦制成面粉后,保留在面粉中的蛋白质主要是麦醇溶蛋白和麦谷蛋白。小麦面粉是由胚乳细胞壁及其内含物组成的混合物。在小麦面粉中加水使其含水量达到 35%时,用手工或机械进行糅合即可得到黏聚在一起具有黏弹性的面团。面团在水中搓洗时,淀粉和水溶性物质便可渐渐离开面团,最后仅剩下一块具有黏合性、延伸性的胶状物质,即湿面筋。湿面筋低温干燥后可得到干面筋(又称活性谷朊粉)。面筋蛋白质是小麦具有独特性质的根源。其面筋复合物主要由麦胶蛋白和麦谷蛋白组成。麦胶蛋白抗延伸性小或无,被认为是造成面团黏合性的主要原因。麦谷蛋白有弹性但无黏性,使面团具有抗延伸性。

小麦籽粒中四种蛋白质的氨基酸组成各不相同。醇溶蛋白和谷蛋白约占籽粒蛋白质的80%,含量较高,但其氨基酸组成不够平衡,赖氨酸、缬氨酸和蛋氨酸含量较低,且主要集中在胚乳中。清蛋白和球蛋白都是可溶蛋白,主要集中在小麦籽粒的皮层和胚芽,其氨基酸组成比较平衡,特别是赖氨酸和蛋氨酸含量较高。

小麦胚芽占小麦粒重量的2.5%~3.0%,未脱脂的小麦胚芽中,蛋白质含量为30%~33%,氨基酸的比例均衡,赖氨酸含量相对较高。

小麦麸皮中也含有一定数量的蛋白质,其赖氨酸含量也较高,蛋白质功效比值为2.07,消化率为89.9%,略逊于酪蛋白而优于大豆蛋白和小麦胚乳蛋白等。

面筋蛋白质中谷氨酸含量高,约占面筋蛋白质总量的35%;其次是脯氨酸,约占蛋白质的14%;碱性氨基酸(精氨酸、组氨酸、赖氨酸)的含量较少。

(2)碳水化合物:小麦碳水化合物含量为74%~78%,其主要形式是淀粉。

(3)脂类:小麦中脂类的含量占籽粒重量的3%~4%,其中胚芽含量最高,麦麸次之,胚乳最少。由于小麦胚含有活力较强的脂肪酶,易酸败变味。为避免小麦粉在储藏中因脂类分解产生游离脂肪酸而影响品质,在制粉时应使胚芽与胚乳分离,不使其混入小麦粉中。

面粉中的脂类含量和类型对烘焙品质都有相当大的影响。在面包烘焙过程中,极性脂(磷脂和糖脂)能抵消非极性脂的破坏作用,改善烘焙品质。在极性脂中,糖脂如双半乳糖甘油二酯能促进面团的醒发和增大面包体积。面粉中添加糖脂,不仅使原来的品质得到保持,还可使面包的体积显著增加,质地松软并能保鲜。

(4)维生素和矿物质:小麦含有较多的B族维生素,如维生素B_1、烟酸、泛酸、吡哆醇等,主要分布在糊粉层和胚芽中。胚芽中还含有较多维生素E。小麦所含的矿物质也较为丰富,主要有钙、镁、锌、锰、铜等。其分布为:50%的钙和钠分布在胚乳中,糊粉层中含25%~30%;胚乳中镁、锌、锰和铜的含量不到全籽粒的10%,40%~50%的锌、锰和铜分布在糊粉层中;镁有70%以上分布于糊粉层中,这可能与糊粉层中植酸含量高有关。

(三)玉米

玉米(corn),北方称棒子,南方称包谷。其生长适应性强,耐旱,种植范围广,其种植面积及产量仅次于小麦居第二位,也是一种世界性的作物。我国的玉米种植分布也很广,北起黑龙江北部的黑河,南至海南岛均有种植。也是我国主要谷类之一,在我国粮食总产量中所占的比例仅次于稻谷和小麦,居第三位。

玉米按粒色粒质分为黄玉米、白玉米、糯玉米和杂玉米。后两者较少,常见的是黄玉米和白玉米。现代科技发展,已培育出香玉米、甜玉米、嫩玉米、甚至黑玉米。玉米含有多种营养成分,其中脂肪、胡萝卜素、维生素B_2含量高于谷类。脂肪含量是米、面的2倍,其脂肪酸的组成中必需脂肪酸占50%以上,并含有较多的卵磷脂、谷固醇及丰富的维生素E。玉米加工时,可提取出玉米胚榨油,出油率达16%~19%。玉米油是优质食用油,人体吸收率在97%以上,其不饱和脂肪酸含量达85%左右。食用玉米油有助于降低胆固醇,防止动脉粥样高血压的作用。

与大米和小麦粉相比较,玉米蛋白质的生物价较低,为60,其主要原因是玉米蛋白质赖氨酸含量低,色氨酸和苏氨酸也不高。但在玉米粉中掺入一定量的食用豆饼粉,可提高玉米蛋白质的营养价值。

玉米中所含的烟酸多为结合型,不能被人体吸收利用。若在玉米食品中加入少量小苏打或食碱,能使结合型烟酸分解为游离型。嫩玉米中含有一定量的维生素C。

此外,玉米中还含有大量的膳食纤维,能增强肠蠕动,促进排便,预防肠道疾病。

(四)粟

粟(millet)又称谷子,古代又作"禾",也叫"粱"。现在,一般称没有去壳的为谷子或粟,去壳之后称作小米。粟也是我国古老的种植作物,是我国北方的主要粮食作物之一。

小米有粳、糯之分,粳小米多作为主食,糯小米可制作各种糕点,也可煮成粥饭。

小米的营养价值较高,约含蛋白质9%、脂肪3.1%、碳水化合物73.5%,富含B族维生素、维生素E、钙、磷、铁、硒等。另黄小米还含有少量的胡萝卜素。

小米在人体内的消化吸收率较高,其碳水化合物的消化率为99.4%、脂肪为90.8%、蛋白质为83.4%。但小米蛋白质中赖氨酸含量更少,生物价只有57,宜与大豆类食物搭配食用。

(五)大麦

大麦(barley)是世界第六大耕作谷物,大麦是能耐受各种气候和环境条件的谷类,从北极圈到热带地区都有种植。在经常遭受干旱、寒冷霜冻或碱性土壤的地方,大麦是最可靠的作物之一。我国种植大麦已有数千年的历史,主要分布在长江流域及黄、淮河中下游地区,主要产区是四川、湖北、河南、江苏、安徽等省。

大麦分为有稃和无稃两种类型,无稃大麦成熟收获时,是无壳的裸粒,故又称稞大麦或元麦,青海、西藏等地又称青稞。

大麦具有"三高二低"的特点,即高蛋白、高膳食纤维、高维生素、低脂肪、低碳水化合物。蛋白质含量为10%左右,碳水化合物63.4%,膳食纤维9.9%,富含B族维生素。大麦芽主要含α、β两种淀粉酶、转化糖酶,并含麦芽糖、B族维生素、磷脂、葡萄糖等。大麦赖氨酸含量高于其他谷类作物籽粒中的含量,但同其他谷类一样,赖氨酸仍然是第一限制性氨基酸,第二限制性氨基酸是苏氨酸。

大麦中脂类含量约占籽粒重量的3.3%,其中1/3存在于胚芽中。由于胚芽仅占籽粒重量的3%左右,故胚芽中脂类的含量达30%。大麦脂类脂肪酸的饱和度比小麦脂类脂肪酸稍高。

如今,大麦的主要用途是酿酒,传统的啤酒和威士忌是用大麦芽为主要原料酿造的。另一主要用途是作为动物饲料,只有少量大麦直接用于人类食物。大麦食用时,一般先制成粉,然后加工成糌粑(即炒熟的青稞)食用。加工糌粑要注意掌握好烘炒的温度与时间,温度过高或烘炒时间过长,易将青稞炒焦,食味变苦,并使维生素大量破坏,其营养价值降低;温度过低或烘烤时间过短,青稞未熟,则香味不浓,且消化吸收率也低。

(六)燕麦

燕麦(oats)又名莜麦,俗称为油麦、玉麦,是禾本科燕麦属一年生草本植物,起源于我国,早在 3 000 多年前,我国劳动人民就已经播种。现在,燕麦已成为一种世界性的重要农作物,全世界的种植面积约 6 亿亩左右,居谷类作物第四位。我国的燕麦种植主要集中在内蒙古的阴山南北、河北的坝上、燕山地区、山西的太行、吕梁山区。

燕麦常见的主要产品有燕麦片和燕麦粉等。燕麦片作为煮食的燕麦粥已成为欧美各国主要的即食早餐。

燕麦的营养价值较高,蛋白质和脂肪均高于一般谷类食物,是一种高能食物。燕麦蛋白质含有人体需要的全部必需氨基酸,尤其是赖氨酸含量较高;燕麦脂肪中含有大量的亚油酸,消化吸收率也较高。燕麦含有丰富的 B 族维生素和钙、磷、锌等矿物质及膳食纤维。燕麦具有良好的降血脂和预防动脉硬化症的作用(有实验证明,每天食用 50g 燕麦片,连续 3 个月,可有效地降低血清胆固醇、甘油三酯水平);具有预防骨质疏松、促进伤口愈合、预防贫血的功效;具有通便作用,预防便秘。经常食用,可对中老年人的主要威胁——心脑血管病起到一定的预防作用。

(七)荞麦

荞麦(buckwheat)又名三角麦,是蓼科一年生草本植物,起源于中国和亚洲北部。荞麦具有生长期短、适应性强,生育期短的特性。一般 60~80 天就能成熟,既可春种,也可秋种,是一种救灾的良好作物。我国荞麦的产地主要在西北、华北和西南的一些高寒地区,北方其他地区和南方部分地区也有种植。目前栽培的荞麦主要有三种类型,即普通荞麦、鞑靼荞麦和有翅荞麦。荞麦不属于禾本科,但因其使用价值与禾本科粮食相似,因此通常将它列入谷类。

荞麦营养价值较高,荞麦面的蛋白质含量高于大米、小麦粉和玉米面,其氨基酸组成比较平衡,赖氨酸、苏氨酸含量较丰富;脂肪含量 2%~3%,其中对人体有益的油酸、亚油酸含量较高;荞麦种子的淀粉含量约 70%,与一般谷物淀粉比较,淀粉食用后易被人体消化吸收;荞麦种子的膳食纤维含量为 3.4%~5.2%,其中 20%~30% 是可溶性膳食纤维;荞麦中 B 族维生素的含量丰富,维生素 B_1、维生素 B_2 是小麦粉的 3~20 倍;荞麦富含镁、钙、磷、铁、铬等矿物质。荞麦对高血压和心脏病有重要的防治作用。荞麦因含有铬,临床也用于糖尿病营养治疗。

由于荞麦有其独特的营养价值和药用价值,被认为是世界性新兴作物。

链接

薯类

薯类(马铃薯、甘薯、木薯等)是我国膳食的重要组成部分。传统的观念认为,薯类主要提供碳水化合物,常将其与主食相提并论。实际上,薯类除了提供丰富的碳水化合物外,还含有较多的膳食纤维、矿物质和维生素,兼有谷物和蔬菜的双重作用。如马铃薯既可作为蔬菜,也可作为主食,营养丰富,素有"第二面包"的美誉。甘薯除块根可以食用外,近年来甘薯叶及甘薯嫩芽已成为人们餐桌上的佳肴,是营养丰富的保健蔬菜,含有较多的蛋白质、胡萝卜素、维生素 B_2、维生素 C、铁和钙。

第二节 豆类及其制品

豆类(legume)可分为大豆类和除此之外的其他豆类。大豆类分为黄、青、黑、褐和双色大豆五种,含有较高的蛋白质,脂肪含量中等,碳水化合物含量较低。其他豆类包括蚕豆、豌豆、绿豆、红豆、芸豆等,含有较多的碳水化合物、中等含量的蛋白质及少量的脂肪。豆制品是由大豆或绿豆等原料制作的半成品食物,如豆浆、豆腐、豆腐干等。

所有豆类中以大豆的营养价值最高,是植物性食物中唯一能与动物性食物相媲美的高蛋白食物。同时,大豆及其制品由于有较高的营养价值和保健作用,近年来在世界范围内受到越来越多的重视。我国黄豆产量居世界第一,以东北地区产量最大。因此发展大豆的生产和加工是解决我国居民膳食中蛋白质摄入不足的重要途径。大豆蛋白是素食人群赖以生存的根本。

一、豆类及其制品的主要营养成分及组成特点

(一)大豆类

1. **蛋白质** 蛋白质含量较高,一般为35%～40%,黑豆含量最高。大豆是植物性食物中蛋白质含量最多的食物。蛋白质主要由球蛋白、清蛋白、谷蛋白及醇溶蛋白组成,其中球蛋白含量最高。大豆蛋白属完全蛋白,含有人体需要的全部氨基酸,其中赖氨酸含量较多,但蛋氨酸较少,与谷类食物混合食用,可较好地发挥蛋白质的互补作用。

2. **脂肪** 脂肪含量中等,为15%～20%,以不饱和脂肪酸居多,约占总脂肪的85%,其中油酸占32%～36%,亚油酸51.7%～57.0%,亚麻酸占2%～10%,此外还有1.64%左右的磷脂。由于大豆富含不饱和脂肪酸,是天然的优质食用油,所以是高血压、动脉粥样硬化等疾病病人的理想食物。

3. **碳水化合物** 碳水化合物含量较低,为20%～30%,其组成比较复杂,多为纤维素和可溶性糖,淀粉含量很少,在人体内较难消化,其中有些在大肠内成为细菌的营养素来源。在肠道细菌的作用下,易发酵产生二氧化碳和氨,引起肠胀气。

此外,大豆还含有丰富的维生素和矿物质,其中B族维生素和钙、铁含量较高。除此之外,大豆中还富含维生素E。干豆类几乎不含维生素C,但经发芽做成豆芽后,其含量明显升高。

(二)其他豆类

其他豆类蛋白质含量中等,为20%～25%,属于完全蛋白,有较多的赖氨酸,蛋氨酸含量较少,营养价值较低。脂肪含量较低,占1%左右,碳水化合物含量较高,占55%以上,维生素和矿物质的含量也很丰富。其他豆类也是营养价值较高的一类植物性食物,是人们膳食结构的重要组成部分。

(三)豆制品

豆制品包括豆腐、豆腐干、豆浆、豆腐脑、豆腐乳、豆芽等。传统的豆制品主要指豆腐及

其制品和豆芽等。豆制品在加工过程中一般要经过浸泡、细磨、加热等一系列处理,使其中所含的抗胰蛋白酶破坏,大部分膳食纤维被去除,因此消化吸收率明显提高。豆制品的营养素种类在加工前后变化不大,但因水分增多,营养素含量相对减少。

豆腐的蛋白质含量约为8%,而由豆腐制成的豆腐干或其他制品,其蛋白质含量可达17%~45%,且是生物价较高的优质蛋白质,其消化率也较大豆高(达92%~96%)。

豆浆蛋白质含量与牛奶相近,其中必需氨基酸种类齐全,豆浆中铁的含量是牛奶的4倍。

豆芽一般是以大豆和绿豆发芽制成的。在发芽前几乎不含维生素C,但在发芽过程中,其所含的淀粉水解为葡萄糖,可进一步合成维生素C。

二、大豆中的抗营养因子

大豆中含有一些抗营养因子,可影响人体对某些营养素的消化吸收。故在使用大豆时,应注意并合理处理这些抗营养因子,以充分发挥大豆的营养价值。

(一)蛋白酶抑制剂

蛋白酶抑制剂(protease inhibitor,PI)存在于大豆、棉籽、花生、油菜籽等植物中,是能抑制胰蛋白酶、糜蛋白酶、胃蛋白酶等蛋白酶的物质的统称。其中以抗胰蛋白酶因子(或称胰蛋白酶抑制剂)存在最普遍,对人体胰蛋白酶的活性有部分抑制作用,影响蛋白质的消化与吸收,对动物生长有抑制作用。但采用常压蒸汽加热30min或1kg压力加热10~15min,其抗胰蛋白酶因子即可被破坏。

近年来国外有研究表明,蛋白酶抑制剂同时具有抑制肿瘤和抗氧化作用,因此对其评价和应用还有待于进一步探讨。

(二)豆腥味

大豆中含有很多酶,其中脂肪氧化酶是产生豆腥味及其他异味的主要酶,采用95℃以上加热10~15min,或用乙醇处理后减压蒸发,纯化大豆脂肪氧化酶等方法,均可脱去其部分豆腥味。

(三)胀气因子

胀气因子(flatus-producing factor)是占大豆碳水化合物一半的水苏糖和棉籽糖,又称大豆低聚糖,在肠道微生物作用下可产气,引起肠胀气。但大豆通过加工制成豆制品时,胀气因子可被除去。

由于双歧杆菌可利用大豆低聚糖促进其在肠道中的生长繁殖,目前的食品加工中已利用大豆低聚糖作为功能性食品的基料替代部分蔗糖,应用于清凉饮料、酸奶、面包等多种食品中。

(四)植酸

大豆中存在的植酸(phytic acid)可与锌、钙、镁、铁等螯合,而影响其吸收利用。若浸泡于pH4.5~5.5的溶液中,可使植酸溶解35%~75%。大豆发芽时,植酸酶的活性增强,分解植酸,可提高大豆中铁、锌、钙、镁等的生物利用率。

(五)植物红细胞凝血素

植物红细胞凝血素(phytohematoagglutinin,PHA)是能凝集人和动物红细胞的一种蛋白质,食用后会引起头晕、头痛、恶心、呕吐、腹痛、腹泻等不良反应,可影响动物的生长,但加热即被破坏。

> **链接**
>
> **大豆的营养保健作用**
>
> 大豆中含有多种生物活性物质,如大豆皂苷和异黄酮等。近年来研究发现,这些活性物质具有抗氧化、降低血脂和血胆固醇的作用;具有抗溶血、抗真菌、抗细菌及抑制肿瘤作用。另外,大豆异黄酮(主要为金雀异黄素)具有雌激素样作用,能有效延缓更年期和绝经期女性因卵巢分泌的激素减少而引起的骨密度降低;大豆磷脂有激活脑细胞,提高记忆力和注意力作用。

三、豆类及其制品的合理利用

不同加工和烹调方法,对豆类蛋白质的消化率和利用率都有明显的提高。如整粒熟大豆的蛋白质消化率仅为65.3%,但加工成豆浆可达84.9%,豆腐可提高到92%~96%。

大豆中含有抗胰蛋白酶的因子,抑制胰蛋白酶的消化作用,经过加热煮熟后,这种因子即被破坏,消化率随之提高,所以大豆及其制品须经充分加热煮熟后再食用。

烧煮豆类食物时,放些食碱,可使食物酥软,但会大量破坏食物中B族维生素和维生素C,降低其营养价值。故烧煮豆类食物时不宜用食碱。

另外,豆腐不宜与某些蔬菜如菠菜、大葱配伍,因其所含草酸,易与豆腐的钙结合生成草酸钙,影响人体对钙的吸收。

豆类中膳食纤维含量较高,尤其是豆皮。目前国外有人将豆皮经过处理后磨成粉,作为高纤维用于烘焙食品。提取的豆类纤维加到缺少纤维的食品中,不仅改善食品的松软性,还有保健作用。据报道,食用含高纤维的豆类食品可以明显降低血清胆固醇,对冠心病、糖尿病及肠癌也有一定的预防及治疗作用。

第三节 蔬菜、水果、菌藻类

蔬菜(vegetables)和水果(fruit)品种繁多,含有人体所需的多种营养成分。蔬菜可分为鲜豆类、根茎类、叶菜类、瓜茄类、花芽类和菌藻类;水果可分为鲜果、干果、坚果和野果。它们含有丰富的矿物质和维生素,维生素以类胡萝卜素、维生素C和B族维生素含量较多,此外还含丰富的膳食纤维;蛋白质、脂类含量较低,含有一定量的碳水化合物;含水量较大。蔬菜和水果还含有色素、有机酸和芳香物质,能增加食物的色香味,促进食欲,能刺激消化液的分泌,有助于食物的消化吸收。另外,许多蔬菜和水果还具有保健和药用价值。蔬菜水果在体内的最终代谢产物呈碱性,故称"碱性食品",对维持体内的酸碱平衡起重要作用。

一、蔬菜、水果、菌藻类的主要营养成分及组成特点

(一)蔬菜

蔬菜一般含蛋白质和脂肪很少。主要营养成分为碳水化合物、矿物质和维生素。

1. **碳水化合物** 由于大部分蔬菜含水分较多,所产生的能量相对较低。碳水化合物含量一般为4%左右,根茎类蔬菜可达20%以上。其所含碳水化合物包括糖、淀粉以及不能被人体消化吸收的膳食纤维。含糖较多的蔬菜有南瓜、胡萝卜、西红柿等。含淀粉较多的是根茎类蔬菜,如土豆和藕等。蔬菜所含纤维素、半纤维素、木质素等是人们膳食纤维的主要来源。

2. **矿物质** 蔬菜含有丰富的矿物质,是重要的碱性食物。一般颜色愈深的蔬菜,矿物质含量愈多。新鲜的叶菜类、茎菜类含量较高,为0.5%～2.8%,根菜及果菜略少。蔬菜所含有的矿物质中钙、钾、镁、钠、铜较多,尤其以钾的含量最高,占其成分的50%。钾盐能促进心肌的活动,对心脏衰弱、高血压有一定疗效。

3. **维生素** 蔬菜是维生素C、维生素B、胡萝卜素、叶酸等的重要来源。红、黄、绿等深色菜和叶菜中的维生素含量超过浅色蔬菜、其他根茎菜类和瓜果菜类。野菜维生素含量一般都比较高。维生素B_2含量虽不很丰富,但在我国人民膳食中仍是维生素B_2的主要来源。国内一些营养调查报告表明,维生素B_2缺乏症的发生,往往同食用绿叶蔬菜不足有关。

(二)水果

新鲜水果含水分多,蛋白质和脂肪含量少,水果的营养价值与新鲜蔬菜相似,是人体矿物质和维生素的重要来源,其营养特点主要有:

1. **碳水化合物** 水果所含碳水化合物为6%～28%,主要是果糖、葡萄糖和蔗糖,在不成熟的水果内则有淀粉。许多水果还富含纤维素、半纤维素和果胶等。果胶对果酱的加工有重要意义。

2. **矿物质** 水果也是人体所需矿物质如钙、磷、铁、锌、铜、镁的良好来源,与蔬菜一样也是碱性食品。

3. **维生素** 新鲜水果含较多的维生素C,以鲜枣中最多,可高达200～500mg/100g,山楂、柑橘、鲜荔枝、草莓、柠檬中的含量也很高。芒果、柑橘、杏等含胡萝卜素较多。维生素B_1和B_2含量不高。

案例4-1中的患病船员就是因为在海上航行时,严重缺乏蔬菜、水果类食物而导致维生素C缺乏,从而患上坏血病。留在荒岛后,靠可食用的野果子度日,由于这些野果子含有丰富的维生素C,最后这些患病船员不仅活了下来,而且坏血病也好了。

4. **芳香物质、有机酸和色素** 许多水果都含有各种芳香物质和色素,使水果具有特殊的香味和颜色,赋予水果良好的感官性状。水果中的有机酸以柠檬酸、苹果酸和酒石酸为主,可促进消化酶的分泌,增进食欲,有利于食物的消化吸收;另一方面,有机酸使食物保持一定酸度,对维生素C的稳定性有保护作用。

此外,在蔬菜和水果中含有一些酶类、杀菌物质和许多被称为"植物化学物"的生物活性物质,这些物质在维持人体正常生理功能、生长发育、防病治病、延缓衰老等多方面都有特殊

的保健作用。如萝卜中含有淀粉酶,生食时有助于消化;大蒜中含有植物杀菌素和含硫化合物,具有抗菌消炎、降低血清胆固醇作用;苹果、洋葱、甘蓝、西红柿等含有生物类黄酮,为天然抗氧化剂,能维持微血管的正常功能,保护维生素 C、维生素 E、维生素 A 等不被氧化破坏;南瓜、苦瓜已被证实有明显的降低血糖的作用。人们正积极利用从食物中分离出来的各种生理活性成分,研制成各种功能性食品。从中医理论讲,不少蔬菜水果具有特殊的药用价值,如黄瓜能美容、山楂能消食、香蕉能通便等。这是人们在长期的生活实践中得出的经验。

(三)菌藻类

菌藻类(fungi algae)食物包括食用菌和藻类食物。食用菌是指供人类食用的真菌,有 500 多个品种,常见的有蘑菇、香菇、银耳、木耳等品种。藻类是无胚、自养、以孢子进行繁殖的低等植物,供人类食用的有海带、紫菜、发菜等。

菌藻类食物富含蛋白质、膳食纤维、碳水化合物、维生素和微量元素。

1. 蛋白质 菌藻类食物含有丰富的蛋白质,尤其是发菜、香菇和蘑菇最为丰富,在 20% 以上。蛋白质氨基酸组成比较均衡,必需氨基酸含量占蛋白质总量的 60% 以上。

2. 脂肪 菌藻类食物脂肪含量低,约 1.0%,以亚油酸和亚麻酸等多不饱和脂肪酸为主。

3. 碳水化合物 菌藻类食物碳水化合物含量为 20%~35%,银耳和发菜中的含量较高,达 35% 左右。此外,菌藻类食物含丰富膳食纤维,具有促进肠蠕动的作用。

4. 维生素 胡萝卜素含量差别较大,在紫菜和蘑菇中含量丰富,其他菌藻中较低。维生素 B_1 和维生素 B_2 含量也比较高。

5. 矿物质 菌藻类食物中含有丰富的微量元素,尤其是铁、锌和硒等,其含量约是其他食物的数倍甚至十余倍。在海产植物中,如海带、紫菜等中还含丰富的碘,每 100g 海带(干)中碘含量可达 36mg。

菌藻类食物除了提供丰富的营养素外,还具有明显的保健作用。研究发现,蘑菇、香菇和银耳中含有多糖物质,具有提高人体免疫功能和抗肿瘤作用。香菇中所含的香菇嘌呤,可抑制体内胆固醇形成和吸收,促进胆固醇分解和排泄,有降血脂作用。黑木耳能抗血小板聚集和降低血凝,减少血液凝块,防止血栓形成,有助于防治动脉粥样硬化。海带因含有大量的碘,临床上常用来治疗缺碘性甲状腺肿。海带中的褐藻酸钠盐,有预防白血病和骨癌作用。

二、蔬菜、水果、菌藻的合理利用

(一)蔬菜

1. 合理选择 蔬菜含丰富的维生素 C,一般叶部含量比根茎部高,嫩叶比枯叶高,深色的菜叶比浅色的高。因此在选择蔬菜时,应注意选择新鲜、色泽深的蔬菜。

2. 合理加工 蔬菜所含的维生素和矿物质易溶于水,宜先洗后切,现炒现切,以减少蔬菜与水和空气的接触面积,避免损失。洗好的蔬菜放置时间不宜过长,以避免维生素氧化破坏,尤其要避免将切碎的蔬菜放入水中长时间地浸泡。

3. 合理烹调 烹调时要尽可能做到急火快炒,现做现吃。有实验表明,蔬菜煮 3min,维生素 C 损失 5%,10min 损失达 30%。烹调时加少量淀粉,可有效保护维生素 C 不被破坏。

4. 合理贮藏　宜采用的贮藏法：①低温贮藏法：其温度以不使蔬菜受冻为原则；②气调贮藏法：为改良贮藏环境气体成分的冷藏方法。利用一定浓度的二氧化碳（或其他气体）使蔬菜的呼吸变慢，延缓其后熟过程，以达到保鲜作用。

（二）水果

水果大都以生食为主，一般不受烹调加热影响，但在加工成制品时，如罐头、果脯、干果等，或在烹调成某些菜肴时，如苹果、香蕉拔丝时，维生素将有不同程度的损失。

水果不仅含有丰富的矿物质和维生素，还含有大量的非营养素的生物活性物质，可以防病治病，但也可致病，食用时应加以注意。如梨有清热降火、润肺去燥等功能，对于肺结核、急性或慢性气管炎和上呼吸道感染病人出现的咽干、喉疼、痰多而稠等有辅助疗效，但对产妇、胃寒及脾虚泄泻者不宜食用；红枣可增加机体抵抗力，对体虚乏力，贫血者适用，但龋齿疼痛、下腹胀满、大便秘结者不宜食用；杏仁中含有杏仁苷、柿子中含有柿胶酚，食用不当，可引起溶血性贫血、消化性贫血、消化不良、柿结石等疾病，故杏仁应炒熟食用，不食未成熟的柿子，食柿子不宜空腹，不宜过量。

鲜果类水分含量较高，易于腐烂，宜冷藏或气调贮藏。坚果水分含量低，较耐储藏。但含油坚果，其脂肪含不饱和脂肪酸的比例较高，易受氧化而酸败变质，故应当保存于干燥阴凉处，并尽量隔绝空气。

（三）菌藻

食用菌藻类食物，应注意食品卫生，防止食物中毒。例如：银耳易被酵米面黄杆菌污染，人体食用被污染的银耳，可发生食物中毒。食用海带时，应注意用水洗泡，因海带中含砷较高，每公斤可达 35～50mg，远超过国家食品卫生标准（0.5mg/kg）。

第四节　畜、禽肉类

畜肉（meat）和禽肉（poultry）类是指畜类和禽类的肉，前者指猪、牛、羊、兔、马、骡、驴、犬、鹿、骆驼等牲畜的肌肉、内脏及其制品，后者包括鸡、鸭、鹅、火鸡、鹌鹑、鸵鸟、鸽等的肌肉及其制品。畜、禽肉营养价值较高，且饱腹作用强，可加工烹制成各种美味佳肴，是一种食用价值很高的食物。

一、畜禽肉类的主要营养成分及组成特点

（一）蛋白质

畜禽肉中的蛋白质含量一般为 10%～20%，因动物的种类、年龄、肥瘦程度以及部位而异。

种类：畜类猪肉的蛋白质含量平均为 13.2% 左右，而牛肉可高达 20%，羊肉介于猪肉和牛肉之间，兔、马、鹿肉和骆驼肉的蛋白质含量也达 20% 左右，狗肉约 17%；禽类鸡肉和鹌鹑的蛋白质含量较高，约达 20%，鸭肉约 16%，鹅肉约 18%。

部位：不同部位的动物肉，因肥瘦程度不同，其蛋白质含量差异较大。例如：猪里脊肉蛋白质含量约为21%，后臀尖约为15%，肋条肉约为10%，奶脯仅为8%；牛里脊肉的蛋白质含量为22%，后腿肉约为20%，腩肋肉约为18%，前腿肉约为16%；羊前腿肉的蛋白质约为20%，后腿肉约为18%，里脊和胸脯肉约为17%；鸡胸肉的蛋白质含量约为20%，鸡翅约为17%。一般来说，动物的内脏器官（如心、肝、肾等）的蛋白质含量较高，而脂肪含量较少。畜禽血液中的蛋白质含量分别为：猪血约12%、牛血约13%、羊血约7%、鸡血约8%、鸭血约8%。

畜禽肉的蛋白质为完全蛋白质，含有人体必需的各种氨基酸，且种类和比例接近人体需要，易消化吸收，营养价值高，属于优质蛋白质。畜血血浆蛋白质也含有人体必需氨基酸，营养价值较高，其赖氨酸和色氨酸含量高于面粉，可以作为蛋白强化剂添加在各种食品和餐菜中。但畜禽的皮肤和筋腱主要由结缔组织构成，主要为胶原蛋白和弹性蛋白，例如：猪皮含蛋白质28%～30%，其中85%是胶原蛋白。胶原蛋白和弹性蛋白缺乏色氨酸和蛋氨酸等人体必需氨基酸，为不完全蛋白质。因此以猪皮和筋腱为主要原料的食品（如膨化猪皮、猪皮冻、蹄筋等）的营养价值较低，需要和其他食物配合，补充必需的氨基酸。骨是一种坚硬的结缔组织，其蛋白质含量约为20%，骨胶原占有很大比例，也为不完全蛋白质。骨可被加工成骨糊添加到肉制品中，以充分利用其中的蛋白质。

此外，畜肉中含有能溶于水的含氮浸出物，包括肌凝蛋白、肌肽、肌酐、肌酸、嘌呤、尿素和游离氨基酸等，使肉汤具有鲜味。而禽肉的质地较畜肉细嫩且含氮浸出物更多，故禽肉炖汤其味道较畜肉更鲜美。

（二）脂肪

脂肪含量较高，也因动物的种类、年龄、部位及肥瘦程度等不同有较大差异，低者为2%，高者可达89%以上。畜类猪肉的脂肪含量最高（约为6.2%），羊肉次之（为3.9%），牛肉最低（为2.3%）；禽类火鸡和鹌鹑的脂肪含量较低，在3%以下；鸡和鸽子的脂肪含量类似，在14%～17%之间；鸭和鹅的脂肪含量较高，达20%左右。

畜肉脂肪以饱和脂肪酸为主，熔点较高，主要由硬脂酸、棕榈酸和油酸等组成，其主要成分是甘油三酯，含少量卵磷脂、胆固醇和游离脂肪酸。胆固醇多存在于动物内脏，如猪脑含胆固醇为2 571mg/100g，猪肝为288mg/100g，猪肾为354mg/100g，而猪瘦肉胆固醇含量仅为81mg/100g。

禽肉脂肪含有较多的亚油酸，熔点低，易于消化吸收。

必需脂肪酸的含量与组成是衡量食物油脂营养价值的重要指标。动物脂肪所含必需脂肪酸明显低于植物油脂，因此其营养价值低于植物油脂。而在动物脂肪中，禽类脂肪所含必需脂肪酸的量高于家畜脂肪，因此，禽类脂肪的营养价值高于畜类脂肪。

（三）碳水化合物

畜肉中碳水化合物含量极少，为1%～3%，平均为1.5%，主要以糖原的形式存在于肌肉和肝脏中。动物在宰前过度疲劳，糖原含量下降，宰后放置时间过长，也可因酶的作用，糖原含量会逐渐下降。

第四章 各类食物的营养价值

（四）矿物质

畜肉中矿物质的含量一般为0.8%～1.2%，瘦肉中的含量高于肥肉，内脏高于瘦肉。畜肉含铁较多，约5mg/100g，主要以血红蛋白铁的形式存在，不受食物中其他因素的影响，生物利用率较高，是膳食铁的良好来源。瘦肉中钙的含量不高，约为7.9mg/100g，但其吸收利用率较高。在内脏中还含有丰富的锌和硒。牛肾和猪肾的硒含量是其他一般食物的数十倍。此外，畜禽肉中还含有较多的磷、硫、钾、钠、铜等。

禽类的肝脏中富含多种矿物质，且平均水平高于禽肉。肝脏和血液中铁的含量十分丰富，高达10～30mg/100g，是铁的最佳膳食来源。禽类的心脏和胗也是含矿物质非常丰富的食物。

（五）维生素

畜禽肉可提供多种维生素，主要以B族维生素和维生素A为主。内脏含量比肌肉中多，其中肝脏的含量最为丰富，特别富含维生素A和维生素B_2。维生素A的含量以牛肝和羊肝为最高，维生素B_2的含量则以猪肝为最丰富。在禽肉中还含有较多的维生素E。

二、畜禽肉的合理利用

（一）与谷类搭配食用

畜禽肉蛋白质营养价值较高，含有较多的赖氨酸，宜与谷类食物搭配食用，以发挥蛋白质的互补作用。为了充分发挥畜禽肉营养作用，还应注意将畜禽肉分散到每餐膳食中，防止集中食用。

（二）膳食中比例不宜过多

畜肉的脂肪和胆固醇含量较高，脂肪主要由饱和脂肪酸组成，食用过多易引起肥胖和高脂血症等疾病，因此膳食中的比例不宜过多。因禽肉的脂肪含不饱和脂肪酸较多，老年人及心血管疾病病人宜选用禽肉。内脏含有较多的维生素、铁、锌、硒、钙，特别是肝脏，维生素B_2和维生素A的含量丰富，宜经常食用。

（三）防止腐败变质和中毒

肉类食物营养丰富，有利于微生物生长繁殖，另外，牲畜的某种传染病和寄生虫病也可通过肉品而传播给人，因此保证肉品的卫生质量是食品卫生工作的重点之一。

禽类宰杀后体表含有细菌，在适宜的条件下可以大量繁殖，引起禽肉腐败变质和感官性状的改变。为了防止禽肉的腐败变质和食物中毒的发生，必须注意采用合理宰杀方法、宰杀后冷冻保存和食前彻底加热等措施。

第五节　鱼类

地球上鱼类(fish)资源丰富，全世界有鱼类2.5万～3.0万种，按照鱼类生活的环境可分为海水鱼和淡水鱼。广义的鱼类还包括虾、蟹、贝类等水产品,是人类食物中营养价值较高的动物性食物。

一、鱼类的主要营养成分及组成特点

(一)蛋白质

鱼类蛋白质含量为15%～20%,平均18%左右,分布于肌浆和肌基质。鱼类含有人体所必需的各种氨基酸,尤其富含亮氨酸和赖氨酸,是蛋白质的良好来源。鱼类肌肉组织中的肌纤维细短,间质蛋白少,组织软而细嫩,较畜、禽肉更易消化。存在于鱼类结缔组织和软骨中的含氮浸出物主要是胶原和黏蛋白,是鱼汤冷却后形成凝胶的主要物质。

(二)脂肪

鱼类脂肪含量很少,为1%～10%,平均5%左右,主要分布在皮下和脏器周围,肌肉组织中含量甚少。不同鱼种含脂肪量有较大差异,如鳕鱼含脂肪在1%以下,而河鳗脂肪含量高达10.8%。

鱼类脂肪最显著的营养学特点是富含多不饱和脂肪酸,尤其是二十碳五烯酸(EPA)和二十二碳六烯酸(DHA),其组成约占80%。目前研究发现EPA和DHA具有促进大脑发育、预防大脑衰退、降低血脂、防治动脉粥样硬化作用。鱼类脂肪熔点较低,通常呈液态,消化吸收率为95%左右。

鱼类的胆固醇含量一般约为100mg/100g,但鱼子中含量较高,如鲳鱼卵胆固醇含量为1 070mg/100g。鱼脑和鱼卵中含丰富的脑磷脂和卵磷脂。

(三)碳水化合物

鱼类碳水化合物的含量较低,约1.5%左右,主要以糖原形式存在。肌肉中的糖原含量与其致死方式有关,捕即杀者糖原含量最高;挣扎疲劳后死去的鱼类,体内糖原消耗严重,含量降低。除了糖原之外,鱼体内还含有黏多糖类。

有些鱼不含碳水化合物,如草鱼、鲳鱼、鲢鱼、银鱼等。

(四)矿物质

鱼类矿物质含量为1%～2%,高于其他肉类。其中锌的含量较丰富,其次,钙、钠、氯、钾、镁等含量也较多。鱼类钙的含量多于禽肉,但钙的吸收率较低。海产鱼类富含碘,有的海产鱼含碘量可达500～1 000μg/kg,而淡水鱼含碘量仅50～400μg/kg。

(五)维生素

鱼油和鱼肝油是维生素A和维生素D的重要来源,也是维生素E的一般来源。多脂的海鱼肉也含有一定数量的维生素A和维生素D。维生素B_1、维生素B_2、烟酸等的含量也较高,而维生素C含量则很低。一些生鱼制品中含有硫胺素酶和催化硫胺素降解的蛋白质,大量食用生鱼可造成维生素B_1的缺乏。

二、鱼类的合理利用

(一)防止腐败变质

鱼类因富含水分和蛋白质,结缔组织较少,较畜禽肉更易腐败变质,特别是青皮红肉鱼,如鲐鱼、金枪鱼。鱼类富含多不饱和脂肪酸,其不饱和双键极易被氧化破坏,产生脂质过氧化物,对人体有害。故打捞的鱼类需及时保存或加工处理,防止腐败变质。其保存处理一般采用低温或食盐来抑制组织蛋白酶的作用和微生物的生长繁殖。低温处理有冷却和冻结两种方式。冷却是用冰冷却鱼体使温度降到－1℃左右,一般可保存15天。冻结是将鱼体在－25～－40℃的环境中冷冻,使各组织酶和微生物均处于休眠状态,保藏期可达半年以上。以食盐保藏的海鱼,用食盐不应低于15%。

(二)防止食物中毒或感染疾病

有些鱼含有极强的毒素,如河豚鱼,虽然肉质细嫩,味道鲜美,但其卵、肝脏和血液中含有极毒的河豚毒素,若不会加工处理,可引起急性中毒而死亡。故无加工经验的人,不要吃河豚鱼。小河和小溪中的河蟹,常是肺吸虫的中间宿主,若未经充分加热将其彻底杀灭,人食用后易感染肺吸虫,因此,在烹调加工时需烧熟煮透。

第六节 禽蛋类

禽蛋类包括鸡蛋、鸭蛋、鹅蛋、鹌鹑蛋、鸽蛋、鸵鸟蛋、火鸡蛋、海鸥蛋及其加工制成的咸蛋、松花蛋等。各种蛋的结构和营养价值基本相似,其中食用最普遍、消费量最大的是鸡蛋。蛋类在我国人民膳食构成中约占1.4%,具有营养全面、均衡、容易消化吸收、食用方便等优点,是理想的天然食物,也是食品制造业的重要原料。

一、禽蛋的结构

禽蛋类的结构基本相似,主要有蛋壳、蛋清和蛋黄三部分组成。蛋清和蛋黄分别占可食部的1/3和1/2。

蛋壳位于蛋的最外层,其重量占全蛋的11%～13%。主要由93%～96%的碳酸钙、0.5%～1%碳酸镁、0.5%～2.8%的磷酸钙和磷酸镁以及少量黏多糖组成,其质量和厚度与饲料中的矿物质含量,特别是钙含量关系密切。此外,蛋壳厚度与其表面色素沉积有关,色素含量高则蛋壳厚。在蛋壳最外面有一层水溶性胶状黏蛋白,可阻止微生物进入蛋内和蛋内水分及二氧化碳过度向外蒸发,具有保护作用。

蛋清位于蛋壳与蛋黄之间,为白色半透明黏性溶胶状物质,主要是卵白蛋白。蛋清分为三层:外层稀蛋清、中层浓蛋清和内层稀蛋清。外层稀蛋清水分含量为89%,浓蛋清水分含量为84%,内层稀蛋清水分含量为86%,蛋黄系带水分含量为82%。蛋清遇热、碱、醇类发生凝固,遇氯化物或某些化学物质,浓厚的蛋白则水解为水样的稀薄物。

蛋黄呈球形,为浓稠、不透明、半流动黏稠物,由鸡蛋钝端和尖端两侧的蛋黄系带固定在内层稀蛋清和浓蛋清之中。随着保管时间的延长和外界温度升高,系带逐渐变细,最后消失,蛋黄随系带变化,逐渐上浮贴壳。由此也可鉴别蛋的新鲜程度。

二、禽蛋的主要营养成分及组成特点

蛋的微量营养成分受到品种、饲料、季节等多方面因素的影响,但宏量营养素含量基本稳定。

(一)蛋白质

蛋类蛋白质含量一般在10%以上。全鸡蛋蛋白质的含量为12%左右,蛋清中略低,蛋黄中较高,加工成咸蛋或松花蛋后,变化不大。

蛋清含的蛋白质超过40种,主要有卵清蛋白、卵伴清蛋白、卵黏蛋白、卵类粘蛋白等,其含量共占蛋清总蛋白的80%左右。

蛋黄的主要蛋白质是与脂类相结合的脂蛋白和磷蛋白。蛋黄中的蛋白质均具有良好的乳化性质,故而成为色拉酱的主要原料。也具有受热形成凝胶的性质,因此在煮蛋、煎蛋时成为凝固状态。蛋黄凝固点高于蛋清,凝固速度较慢,因此在烹调时蛋黄似乎较难凝固。生蛋清中因含有抗蛋白酶活性的卵巨球蛋白、卵类粘蛋白和卵抑制剂,使其消化吸收率仅为50%左右。烹调后可使各种抗营养因素完全失活,消化率达96%。因此鸡蛋烹调时应使其蛋清完全凝固。

蛋类蛋白质的氨基酸模式非常接近人体需要,生物价高达94,是其他食物蛋白质的1.4倍左右。其蛋白质几乎可全部被人体吸收,是所有食物中最理想的优质蛋白质,故作为参考蛋白对其他食物蛋白质进行评价。

蛋类蛋白质中赖氨酸和蛋氨酸含量较高,和谷类、豆类食物混合食用,可弥补其赖氨酸或蛋氨酸的不足。蛋白质中还富含半胱氨酸,加热过度可使半胱氨酸部分分解产生硫化氢,与蛋黄中的铁结合可形成黑色的硫化铁。

(二)脂肪

蛋清中脂肪含量极少,98%的脂肪存在于蛋黄中。蛋黄中的脂肪几乎全部以与蛋白质结合的良好乳化形式存在,因而消化吸收率高。

蛋黄是磷脂的极好来源,鸡蛋黄中的磷脂主要为卵磷脂和脑磷脂,此外尚有神经鞘磷脂。所含卵磷脂具有降低血胆固醇的效果,并能促进脂溶性维生素的吸收。

蛋类胆固醇含量较高,主要集中在蛋黄,其中鹅蛋黄含量最高,达1696mg/100g,是猪肝的7倍、肥猪肉的17倍,加工成咸蛋或松花蛋后,其含量无明显变化。患有肝炎、高胆固醇血症、高脂血症、高血压、心血管疾病病人,应少吃或不吃蛋黄。

(三)碳水化合物

蛋类含碳水化合物较少,约1%。蛋清中主要是甘露醇和半乳糖,蛋黄中主要是葡萄糖,大部分以与蛋白质结合的形式存在。

（四）矿物质

蛋类矿物质主要存在于蛋黄中，蛋清含量较低。蛋黄矿物质含量为1.0%～1.5%，其中磷最为丰富，为240mg/100g，钙为112mg/100g。

蛋黄是多种微量元素的良好来源，包括铁、硫、镁、钾、钠等。蛋类所含铁元素含量较高，但以非血红蛋白铁形式存在，并与磷蛋白结合，故生物利用率较低，仅为3%左右。

（五）维生素

蛋类维生素含量较为丰富，且种类齐全，包括B族维生素及维生素A、维生素D、维生素E、维生素K和微量的维生素C。其中绝大部分的维生素都集中在蛋黄内。蛋类的维生素含量受到品种、季节、饲料组成及鸡鸭受日光照射时间的影响。

三、蛋类的合理利用

生鸡蛋蛋清中，含有抗生物素蛋白和抗胰蛋白酶。前者能与生物素在肠道内结合，影响生物素的吸收，食用者可引起食欲不振、全身无力、毛发脱落、皮肤发黄、肌肉疼痛等生物素缺乏的症状；后者能抑制胰蛋白酶的活力，妨碍蛋白质的消化吸收，故不可生食蛋清。烹调过程加热可使这些蛋白质发生变性，破坏其作用，提高蛋白质的消化、吸收和利用率。但是，也不宜过度加热，否则会使蛋白质过分凝固，甚至变硬变韧，形成硬块，反而影响食欲及消化吸收。蛋类常用的烹调方法有：煮整蛋、油煎、油炒和蒸蛋羹等。

蛋黄中的胆固醇含量较高，大量食用可引起高脂血症，是动脉粥样硬化、冠心病等疾病的危险因素，但蛋黄中还含有大量的卵磷脂，对心血管疾病有防治作用。因此，吃鸡蛋要适量。据研究，每天吃鸡蛋1～2个，对血清胆固醇水平既无明显影响，并可发挥禽蛋类其他营养成分的作用。

有些蛋制品在加工的过程中可能会产生一些对健康不利的因素，如咸蛋盐分含量过高，皮蛋中常含有重金属等，不宜过多食用。

第七节　奶类及其制品

奶类(milk)是一种营养素齐全、组成比例适宜、易消化吸收、营养价值较高的天然食物，能满足初生儿迅速生长发育的全部需要。奶类是指动物的乳汁，包括牛奶、羊奶、马奶等，其中人们食用最多的是牛奶。奶类经浓缩、发酵等工艺可制成奶制品，如奶粉、酸奶、炼乳等。奶类及其制品具有很高的营养价值，不仅是婴儿的主要食物，也是老弱病病人的营养食品。我国居民奶制品的消费量明显低于世界平均消费量水平，发展乳品工业，在人们的膳食结构中增加奶制品，对提高优质蛋白质、钙及维生素的供应，增强整个民族身体素质有重要意义。

一、奶类及其制品的营养成分及组成特点

奶类及其制品几乎含有人体需要的所有营养素，除维生素C含量较低外，其他营养素含量都比较丰富。某些奶制品加工时除去了大量水分，故其营养素含量比鲜乳要高，但某些营

养素受加工的影响,相对含量有所下降。

(一)奶类

奶类主要由水、脂肪、蛋白质、乳糖、矿物质、维生素等组成的一种复杂乳胶体,水分含量为86%～90%,因此,其营养素含量与其他食物比较时相对较低。

1. 蛋白质　牛奶中的蛋白质含量比较恒定,为3%～4%,约为人乳的3倍,故以牛奶代替母乳喂养婴儿时必须将牛奶稀释3倍。牛奶蛋白质主要由酪蛋白(79.6%)、乳清蛋白(11.5%)和乳球蛋白(3.3%)组成,为优质蛋白质,生物价为85,容易被人体消化吸收。羊奶的蛋白质含量为1.5%,低于牛奶;蛋白质当中酪蛋白的含量较牛奶略低,其中所含的α-2S酪蛋白在胃中所形成的凝乳块较小而细软,更易消化。婴儿的消化率可达94%以上。牦牛奶和水牛奶的蛋白质含量明显高于普通牛奶,在4%以上。

奶类蛋白质含有丰富的赖氨酸、蛋氨酸,是谷类食物良好的天然互补食品。由于牛奶中蛋白质含量较人乳高3倍,而且酪蛋白与乳清蛋白的构成比,与人乳的构成比恰好相反,一般以增加乳清蛋白的量来改变其构成比,使之近似母乳的构成。

2. 脂肪　牛奶含脂肪2.8%～4.0%。奶中磷脂含量为20～50mg/100ml,胆固醇含量为13mg/100ml,故血脂过高或冠心病病人喝牛奶时,不必过分担心,饮用牛奶或羊奶不但不会增高胆固醇的水平,反而还有降低作用。

牛奶脂肪以微细的脂肪球状态分散于奶汁中,每毫升牛奶中有20亿～40亿个脂肪球,平均直径为3μm。而羊奶中的脂肪球大小仅为牛奶的脂肪球的1/3,而且大小均一,容易消化吸收。

奶类脂肪是脂溶性维生素的载体,对奶的风味和口感也起着重要的作用。其脂肪的香气成分包括各种挥发性烷酸、烯酸、酮酸、羟酸、内酯、烷醛、烷醇、酮类等。

3. 碳水化合物　奶类碳水化合物含量为3.4%～7.4%,人乳中含量最高,羊奶居中,牛奶最少。碳水化合物的主要形式为乳糖。乳糖有调节胃酸、促进胃肠蠕动和消化液分泌作用,还可促进钙的吸收、增加肠道乳酸杆菌的繁殖和抑制腐败菌的生长。因此对婴儿的消化道具有重要意义。

牛奶乳糖含量较低,单用牛奶喂养婴儿时应以米汤稀释并添加适量蔗糖,以符合婴儿的需要,提供足够能量。

消化道中的乳糖酶可使乳糖分解为葡萄糖和半乳糖。人出生后,随着年龄的增长肠道中乳糖酶逐渐缺乏,食用牛奶后,由于乳糖不能被分解,就会在大肠内发酵产生水、二氧化碳和乳酸,乳酸不易被人体吸收,二氧化碳是气体,则引起肠胀气、腹痛和腹泻等症状,称为乳糖不耐受症。

案例4-2,张先生即为乳糖不耐症,肠道内缺乏乳糖酶。改为饮用酸奶可消除相应症状,或采用少量多次的方式饮用(每次不超过180ml)。也可用固定化乳糖酶将乳糖水解为半乳糖和葡萄糖以解决乳糖不耐受问题。

4. 矿物质　奶类中矿物质含量为0.70%～0.75%,富含钙、磷、钾等,大部分与有机酸或无机酸结合成盐类,少部分与蛋白质结合或吸附在脂肪球膜上。牛奶中钙含量可达1 200mg/L,主要以乳酸钙形式存在,易消化吸收,是钙的良好来源。但牛奶中铁含量很低,牛奶中仅含23mg/L,是一种贫铁食物。如以牛奶喂养婴儿或与母乳混合喂养婴儿,应从第四个月起注意补充含铁丰富的食物,如蛋黄、肝泥、青菜泥等。此外,奶中还含有多种微量元素,如铜、锌、碘、锰等。

由于乳中的成碱性元素(如钙、钾、钠等)多于成酸性元素(氯、硫、磷),因此奶类和蔬菜水果一样,属于成碱性食物,有助于维持体内酸碱平衡。

5.维生素　牛奶中含有人体所需的各种维生素,牛奶中维生素含量与饲养方式和季节有关。放牧期牛奶中维生素A、维生素D、胡萝卜素和维生素C含量较冬季在棚内饲养明显增多。牛奶中维生素D含量较低,但夏季日照多时,其含量有一定的增加。牛奶是B族维生素的良好来源,特别是维生素B_2。

由于羊的饲料中青草比例大,故羊乳中的维生素A含量高于牛奶。羊乳中多数B族维生素含量比较丰富,但叶酸及维生素B_{12}含量低,如果作为婴儿的主食,容易造成生长迟缓及贫血,所以不适合1岁以下婴儿作为主食。

(二)奶制品

奶制品(dairy products)是指将原料奶根据不同的需要加工而成的各种奶类制品。主要包括消毒牛奶、炼乳、奶粉、酸奶等。因加工工艺不同,奶制品营养成分有很大差异。

1.消毒牛奶(pasteurized milk)　消毒牛奶是将新鲜生牛奶经过过滤、加热杀菌后分装出售的液态乳。消毒奶除维生素B_1和维生素C有损失外,营养价值与新鲜生牛奶差别不大。市售消毒牛奶中常强化了维生素D和维生素B_1等营养素。

2.炼乳(condensed milk)　炼乳是一种浓缩乳,种类较多。目前市售的炼乳主要为淡炼乳和甜炼乳。新鲜奶经低温真空条件下浓缩,除去约2/3的水分,再经灭菌而成,称淡炼乳。因受加工的影响,维生素遭受一定的破坏,因此常用维生素加以强化,按适当的比例冲稀后,营养价值基本与鲜奶相同。淡炼乳在胃酸作用下,可形成凝块,便于消化吸收,适合婴儿和对鲜奶过敏者食用。甜炼乳是在鲜奶中加约15%的蔗糖后按上述工艺制成。其中糖含量可达45%左右,利用其渗透压的作用抑制微生物的繁殖。因糖分过高,食用时需经大量水冲淡,故营养成分相对下降,不宜供婴儿食用。

3.奶粉(milk powder)　奶粉是消毒后的牛奶经脱水干燥制成的粉末。根据食用目的,可制成全脂奶粉、脱脂奶粉、调制奶粉等。

(1)全脂奶粉(whole milk powder):全脂奶粉是将鲜奶浓缩除去70%～80%水分后,经喷雾干燥或热滚筒法脱水制成。喷雾干燥法所制奶粉粉粒小,溶解度高,无异味,营养成分损失少,营养价值较高。热滚筒法生产的奶粉颗粒较大不均,溶解度小,营养素损失较多。一般全脂奶粉的营养素含量约为鲜奶的8倍。

(2)脱脂奶粉(skimmed milk powder):生产工艺同全脂奶粉,但原料奶需经过脱脂过程。此种奶粉含脂肪仅为1.3%,脱脂过程使脂溶性维生素损失较多,其他营养成分变化不大。脱脂奶粉一般供腹泻婴儿及需要少油膳食的病人食用。

(3)调制奶粉(formula milk powder):是以牛奶为基础,根据不同人群的营养需要特点,对牛奶的营养组成成分加以适当调整和改善调制而成。如婴幼儿配方奶粉,减少了牛奶粉中酪蛋白、甘油三酯、钙、磷和钠的含量,添加了乳清蛋白、亚油酸和乳糖,并强化了维生素

A、维生素 D、维生素 B_1、维生素 B_2、维生素 C、叶酸和微量元素铁、铜、锌、锰等,使各种营养素的含量、种类和比例接近母乳,使其更适合婴儿的生理特点和需要。

除婴幼儿配方奶粉外,还有孕妇奶粉、儿童奶粉、中老年奶粉等。

4. 酸奶(yogurt)　酸奶是一种发酵奶制品,是以消毒牛奶、脱脂奶粉、全脂奶粉或炼乳等为原料接种乳酸菌,经过不同工艺发酵而成。其中以酸牛奶最为常见。奶经过乳酸菌发酵后,乳糖变成乳酸,蛋白质凝固、游离氨基酸和肽增加,脂肪不同程度水解,形成独特风味,营养价值更高,如蛋白质的生物价由 85 提高到 87.3,叶酸含量增加 1 倍。酸奶更容易消化吸收,还可刺激胃酸分泌。乳酸菌中的乳酸杆菌和双歧杆菌为肠道益生菌,在肠道内可抑制肠道腐败菌的生长繁殖,防止腐败胺类产生,对维护人体的健康有重要作用。酸奶适合消化功能不良的婴幼儿、老年人食用,并能使乳糖不耐受症状减轻。

5. 奶酪(cheese)　奶酪为一种营养价值较高的发酵奶制品,是在原料乳中加入适当量的乳酸菌发酵剂或凝乳酶,使蛋白质发生凝固,并加盐、压榨排除乳清之后形成的产品。由于发酵作用,奶酪乳糖含量降低,蛋白质被分解成肽和氨基酸等产物,不仅赋予奶酪独特风味,还有利于消化吸收,其蛋白质消化率高达 95%。奶酪制作过程中,维生素 D 和维生素 C 被破坏和流失,其他维生素大部分保留。

6. 乳饮料(milk drink)　包括乳饮料、乳酸饮料、乳酸菌饮料等,严格来说不属于奶制品范畴,因其主要原料为水和牛奶。

乳饮料、乳酸饮料和乳酸菌饮料均为含乳饮料,蛋白质含量大于等于 1.0%。其中配料为水、糖或甜味剂、果汁、有机酸、香精等。乳酸饮料中不含活乳酸菌,但添加有乳酸使其具有一定酸味;乳酸菌饮料中含有活乳酸菌,为发酵乳加水和其他成分配制而成。

乳饮料的营养价值低于液态奶类产品,蛋白质含量约为牛奶的 1/3。但因其风味多样、味甜可口,受到儿童和青年的喜爱。

7. 奶油(butter)　由牛奶中分离的脂肪制成的产品,主要成分是牛奶中的乳脂肪,含脂肪 80%~83%,含水量低于 16%。有鲜制奶油和酸制奶油。主要用于佐餐、面包、糕点等的制作。

二、奶类及其制品的合理利用

(一)严格消毒灭菌后方可食用

鲜奶水分含量高,营养素种类齐全,有利于微生物生长繁殖,因此须经严格消毒灭菌后方可食用。消毒方法常用煮沸法和巴氏消毒法。煮沸法是将奶直接煮沸,操作简单,但对奶的理化性质影响较大,营养成分有一定损失。大规模生产时宜采用巴氏消毒法。巴氏消毒常用的方法有:①低温长时消毒法(LTLT),即指将牛奶在 63℃下加热 30min;高温短时消毒法(HTST),即 90℃加热 1min;②超高温瞬时杀菌法(UHT),即将牛奶在 130~150℃高温中加热 0.5~15s。正确地进行巴氏消毒对奶的组成和性质均无明显影响,但对热不稳定维生素如维生素 C 可损失 20%~25%。

(二)避光保存

奶类应在避光器皿中保存,以保护其中的维生素。有研究证实,鲜牛奶经日光照射

1min后,B族维生素很快消失,维生素C也所剩无几。即使在较弱的阳光下,经6h照射后,B族维生素也仅剩一半。

本章小结

  谷类食物是我国人民膳食中的主食,富含淀粉,也提供不同量的蛋白质,是膳食蛋白质的重要来源。谷类中的维生素、矿物质、脂肪、纤维素等主要浓集于谷粒的外层及胚芽,可因过度加工而含量减少。烹调方法和储存不当,会使谷类失去原有的营养价值。

  豆类食物是我国人民膳食中优质蛋白质的重要来源,也是维生素、矿物质的良好来源。大豆通过水泡、磨浆、加热、发酵、发芽等方法制成的豆制品,不仅除去了大豆中的抗营养因素,而且可提高其消化率,从而提高了大豆的营养价值。

  蔬菜、水果富含人体所必需的维生素、矿物质和膳食纤维。也含有各种芳香物质、色素和有机酸等成分,还含有一些酶类、杀菌物质和具有特殊功能的生理活性成分。水果宜生食,使用合理加工烹调方法,即先洗后切、急火快炒、现做现吃是保存蔬菜中维生素的有效措施。

  畜禽肉和鱼类,经烹饪加工后,味道鲜美,易被人体消化、吸收和利用,是人体蛋白质、脂肪、矿物质和维生素的良好来源。禽肉的脂肪含量比畜肉少。鱼类较畜禽肉更易消化,含脂肪很少,且多为不饱和脂肪酸,具有降低血脂、防治动脉粥样硬化的作用。

  各种蛋类都是由蛋壳、蛋清、蛋黄三部分组成,营养价值基本相似,其中使用最普遍、销量最大的是鸡蛋。鸡蛋氨基酸组成模式与合成人体组织蛋白所需模式相近,易消化吸收,其生物学价值达95%,是最理想的天然优质蛋白质,是高营养价值食品。蛋类经加热煮熟食用,可使蛋白质的消化吸收和利用更安全,因此,不宜生食鲜蛋。

  奶类是一种营养成分齐全、组成比例适宜、易消化吸收、营养价值很高的天然食品,奶类食品主要提供优质蛋白质、乳糖、维生素和重要矿物质。

  本章关键词:食物;营养;价值;利用

课后思考

  1.谷类的精细加工对其营养素有何影响?如何尽可能地保存谷类的营养成分?
  2.蔬菜、水果为我们提供哪些营养素?怎样能较好地保存其营养价值?
  3.俗云:宁吃飞禽四两,不吃走兽半斤。这句话怎么理解?

(孙美兰 王锐烽)

第五章 膳食结构与平衡膳食

案例

李老师,男,32 岁,身高 175cm,体重 70kg,身体健康。

问题:
1. 李老师每日所需的总能量是多少?
2. 给其制订一日食谱。

本章学习目标

1. 掌握膳食结构、平衡膳食、膳食指南、营养配餐的概念;一般人群膳食指南、平衡膳食宝塔的构成;食谱编制的基本原则、方法和步骤。

2. 熟悉平衡膳食的基本要求;膳食营养素参考摄入量的组成;食物的构成;平衡膳食宝塔的应用;营养配餐的理论依据。

3. 了解膳食结构的变迁;不同类型膳食结构的特点;中国居民膳食结构的特点;平衡膳食的意义;特定人群膳食指南;营养配餐的目的和意义。

4. 认识平衡膳食的重要意义,学会运用科学知识指导自己、帮助他人养成正确的饮食习惯。

均衡合理的膳食是良好营养的可靠保障,是关系到人们身体健康和居民日常生活的重要课题,近年来,随着生活水平的提高,人们膳食结构、生活方式已发生了巨大的改变,营养不足与营养过剩的问题日渐突出,与之相关的高血压、高血脂、糖尿病、脂肪肝、肥胖症等发病率也大幅增高。因此,我们必须重视膳食结构与平衡膳食,科学合理地安排每日膳食,以达到膳食平衡和促进健康的目的。

第一节　膳食结构

一、概述

(一) 膳食结构的基本概念

膳食结构（dietary pattern）又称为膳食模式或食物结构，是指膳食中各种食物类别及其数量占总摄入量的比重。它可表示膳食中各种食物间的构成关系，并可根据各类食物所能提供的能量及各种营养素的数量和比例来评价膳食结构的组成是否合理。膳食结构的形成与社会经济文化、宗教信仰、营养知识水平等因素有关。一般情况下，一个国家或民族的膳食结构是相对稳定的，但也可因社会经济、文化的变化而改变，并可能影响到人群疾病谱的变化。通过膳食结构的分析与评价，可了解人们的膳食质量、饮食习惯、生活水平、环境资源等多方面情况，以及膳食结构与人体健康间的关系。

(二) 膳食结构的变迁

人类是地球上自有生物以来所出现的最占优势的动物。人类生物学进化伴随着饮食的变迁，而且这两者始终相互促进、不可分离。人的求饮、求食遵循着一定的生物学规律。人类进化的动力是食物，而食物和进食方式的改变，又直接影响人类的进化。从进化出现至现代社会，人类的膳食结构处于不断变化之中，不同时期的膳食结构及其特点也各有不同。

1. 原始社会阶段　旧石器时代，人类摄入的植物食物主要是野外采集的水果和蔬菜，动物性食物主要来源于外出狩猎捕获的动物。当时动物食物中的脂肪含量，特别是饱和脂肪酸的含量远低于现在以谷物为饲料的家畜肉制品，因此不会产生现代社会由于动物食品摄入过多对健康造成的影响。在新石器时代，膳食结构已经初步出现了主食与副食的划分。主食以种植的粮食为主，如中国长江以南以水稻为主，黄河流域以旱作粮食（小麦、大豆和高粱等）为主。副食种类也较多，分动物性副食和植物性副食。植物性副食主要有栽培的蔬菜和采集的野生植物的根、叶和果实等。动物性食物主要有饲养的家禽家畜，如猪、狗、羊和鸡等肉品，以及捕猎的野兽、飞禽及捕捞的水生生物肉类。

2. 原始农业至传统农业阶段　人们学会在原野上选择一个适当的地方，造成栅栏，把野马、野牛或鹿驱赶进去，让一时吃不完的野兽暂时生活在那里。在人类学会使野兽变成家畜的同时或稍后，人们逐渐地学会把野草变成作物。人类社会逐步形成。

人类在长期的实践中，随着经验的积累和生产力的提高，逐步学会了栽培植物和驯养动物，由此产生了原始农业。原始农业的出现，在人类历史上具有划时代的意义。首先，它使人类由只能以天然产物作为食物的时代跨入进行食物生产的时代，从而为社会转入文明时代奠定了物质基础。原始农业的发展又为原始畜牧业的发展提供了基地和饲料，原始畜牧业的发展改善了人类的食物构成和身体素质。

3. 16世纪—17世纪　随着农牧业的进一步发展，人类食物进一步得到保障，谷类食物已经成为人类的绝对主食。亚洲各国食用的谷类主要是小麦和水稻，其次还有玉米、高粱等。该时期的水果和蔬菜摄入较为丰富。随着畜牧业的发展,猪已经成为动物性食物最主要的来源。该时期的羊、牛等动物主要作为乳的来源。虽然该时期动物性食物的产量比以前有了大幅提高,但人口数量也随之增加,导致膳食中动物性食品所占比例较小。由于此时尚未出现水产养殖业,水产品依然依靠捕捞而获得,因此价格昂贵,导致它在膳食结构中所占比例较低,与鱼类相同,该时期的禽类大多为捕猎所得。

4. 18世纪—19世纪 该时期人类膳食结构与上一时期基本一致。但是随着畜牧业的快速发展,人类膳食中动物性食物的比例逐渐增大,营养状况有了很大改善,人均寿命普遍延长。

5. 20世纪至今 随着经济的发展,食物生产和供给能力的提高,人类膳食结构发生显著变化,主要表现为:谷物食物的摄入量逐年下降,动物性食物的消费逐年增加,碳水化合物摄入量逐年减少,脂肪的摄入量逐年增加。这种膳食结构被称为营养过剩模式,由此导致人类传染病逐年减少,非传染性慢性病逐年增加,心血管疾病和恶性肿瘤等慢性病成为人类死亡的主要死因。

二、不同类型膳食结构的特点

根据膳食中动物性与植物性食物所占的比重,以及能量、蛋白质、脂和碳水化合物的供给量作为划分膳食结构的标准,可将世界不同地区的膳食结构分为以下四种类型。

(一)动植物食物平衡的膳食结构

该膳食模式动物性食物与植物性食物比例比较适当,以日本为代表。特点是谷类的消费量为年人均约94kg,动物性食品消费量为年人均约63kg,其中海产品所占比例达到50%,动物蛋白占总蛋白的42.8%。能量和脂肪的摄入量低于以动物性食物为主的欧美发达国家,平均每天能量摄入保持在8.36MJ(2 000kcal)左右,营养素供能比例为:碳水化合物57.7%,脂肪26.3%,蛋白质16.0%。

该类型的膳食能量能够满足人体需要,且又不至于过剩。少油、少盐、多海产品,蛋白质、脂肪和碳水化合物的供能比例合适,来自于植物性食物的膳食纤维和来自于动物性食物的营养素如铁、钙等均比较充足,同时动物脂肪又不高,有利于避免营养缺乏病和营养过剩性疾病,膳食结构基本合理。已成为世界各国调整膳食结构的参考。

(二)以植物性食物为主的膳食结构

该膳食模式以植物性食物为主,动物性食物为辅。大多数发展中国家如印度、巴基斯坦和非洲一些国家等属于此类型。特点是谷类食物消费量大,年人均为200kg;动物性食物消费量小,年人均仅10~20kg。动物性蛋白质一般占蛋白质总量的10%~20%,低者不足10%;植物性食物提供的能量占总能量近90%。该类型的膳食能量基本可满足人体需要,但蛋白质、脂肪摄入量均较低,来自于动物性食物的营养素(如铁、钙、维生素A等)摄入不足。营养缺乏病是人群的主要营养问题,体质较弱,劳动生产率较低。但从另一方面看,以植物性食物为主的膳食结构,膳食纤维充足,动物性脂肪较低,有利于高脂血症和冠心病的预防。

第五章 膳食结构与平衡膳食

(三) 以动物性食物为主的膳食结构

该膳食模式以动物性食物为主,是多数欧美发达国家如美国、西欧、北欧诸国的典型膳食结构,属于营养过剩型膳食。特点是粮谷类食物消费量小,人均每年 60～75kg;动物性食物及食糖的消费量大,人均每年消费肉类 100kg 左右,奶和奶制品 100～150kg,蛋类 15kg,食糖 40～60kg,蔬菜、水果摄入少。人均日摄入能量高达 13.81～14.64MJ（3 300～3 500kcal）,蛋白质 100g 以上,脂肪 130～150g,以提供高能量、高脂肪、高蛋白质、低膳食纤维为主要特点。该类型的膳食,营养过剩是人群的主要营养问题,容易造成肥胖、高血压、冠心病、糖尿病及肿瘤等慢性病发生率上升。

(四) 地中海膳食结构

该膳食模式以居住在地中海地区(意大利、希腊)的居民为代表。膳食结构的主要特点为:富含植物性食物,包括谷类(每天 350g 左右)、水果、蔬菜、豆类、果仁等;食物的加工程度低,新鲜度较高,以食用当季、当地产的食物为主;

每天食用少量蛋、奶酪和酸奶;每周食用适量鱼、禽;每月食用红肉(猪、牛和羊肉及其产品)的次数不多;以新鲜水果作为典型的每日餐后食物,较少食用甜食,每周仅食用几次;主要的食用油是橄榄油;大部分成年人有饮用葡萄酒的习惯;脂肪提供能量占膳食总能量的 25%～35%,饱和脂肪所占比例较低(7%～8%)。其突出特点是饱和脂肪酸摄入量低,不饱和脂肪摄入量高,膳食含大量复合碳水化合物,蔬菜、水果摄入量较高。

地中海地区居民心脑血管疾病发生率很低,已引起了西方国家的注意,并纷纷参照这种膳食模式改进自己国家的膳食结构。

膳食结构的形成需有一个漫长的历史过程,受传统文化、生产力发展水平、政治经济、科学文化知识水平、自然环境条件等因素的影响。且这些因素是在不断变化的,不同历史时期、不同国家或地区、不同社会阶层的人们,膳食结构往往有很大的差异。膳食结构不仅可反映人们的饮食习惯和生活水平高低,同时也反映一个民族的传统文化、一个国家的经济发展和一个地区的环境和资源等多方面的情况。由于影响膳食结构的因素具有逐渐变化的特点,通过适当地加以科学调整、预防干预,可以纠正不良的膳食结构,促使其向更利于人群健康的方向发展。

三、中国居民的膳食结构

(一) 中国居民传统的膳食结构特点

中国有着几千年的悠久历史,膳食结构从古至今也发生了巨大的变化。"五谷为养,五菜为充,五果为助,五畜为益"是我国传统饮食文化的基础,也是传统膳食结构的真实反映。中国居民的传统膳食以植物性食物为主,谷类、薯类和蔬菜的摄入量较高,肉类的摄入量较低,豆制品总量不高且随地区而不同,奶类消费在大多地区不多。此种膳食的特点是:

1. **高碳水化合物** 我国南方居民多以大米为主食,北方以小麦粉为主,谷类食物的供能比例占 70% 以上。

2. 高膳食纤维　谷类食物和蔬菜中所含的膳食纤维丰富,因此我国居民膳食纤维的摄入量也很高。这是我国传统膳食最具备的优势之一。

3. 低动物脂肪　我国居民传统的膳食中动物性食物的摄入量很少,动物脂肪的供能比例一般在10%以下。

(二)中国居民膳食结构的变迁及存在的问题

近20多年来,随着经济的发展和人们生活水平的提高,中国居民的膳食结构发生了较大的变迁,特别是城市和经济发达地区居民的膳食结构不尽合理。我国分别于1959年、1982年、1992年和2002年进行了4次全国居民营养健康调查。2005年7月,我国首次发布《中国居民营养膳食与营养状况变迁》系列报告。报告显示,我国居民的膳食结构发生了明显改变,主要表现在以下方面:

1. 动物性食品及油脂摄入大幅升高　从1961年至2000年,世界人群人均动物食品摄入量增加了约2倍,而我国人均摄入量增加了10倍。1992年,膳食蛋白质提供的能量占总能量的15.2%,到2002年,该比例上升至19.2%;人均油脂日摄入量由1992年的37g上升至2002年的44g,脂肪提供的能量占膳食总能量的比例达到35%,超过WHO推荐的30%的上线。中国目前约有2亿人超重,600万人肥胖。公共卫生专家认为,膳食结构的"西化"是造成中国居民糖尿病和高血压发病率逐渐升高的首要原因。

2. 果蔬摄入有所降低　城市居民人均水果日摄入量由1992年的80多克下降至2002年的不足70g,蔬菜人均日摄入量由319.3g下降至251.9g。果蔬摄入量已大大低于《平衡膳食宝塔》的推荐量。

3. 谷物食品摄入有所降低　谷物食品的人均日摄入量由1992年的593.8g下降至2002年的471.5g,下降趋势明显。

4. 豆类和奶类摄入不足　豆制品和奶制品的人均日摄入量均呈上升趋势,分别由8.1g和14.9g升至11.8g和26.3g,但与营养学会推荐的标准尚有一定差距。豆制品和奶制品的摄入有限,可能会加大居民患骨质疏松的风险。

5. 食盐和糖摄入减少,但仍偏高　氯化钠是食品中常用的调味品,但过量摄入对机体有诸多危害,如导致高血压和骨质疏松等。近年来,城市居民的食盐摄入量呈下降趋势,2000年的人均日摄入量约为10.9g,农村居民的食盐摄入量为13~16g。两者均高于膳食推荐标准6g。受风俗习惯的影响,南方人群膳食中喜欢加糖,导致糖的摄入量偏高,进而加大患肥胖和糖尿病等慢性疾病的风险。

随着社会经济的快速发展,我国城市居民膳食结构向"富裕型"方向转变,致使相关的一些慢性病如肥胖、高血压、糖尿病、心血管疾病、恶性肿瘤的患病率迅速上升,膳食结构变化是影响疾病谱的重要因素之一。另外,中国地域广阔,人口众多,各地区生产力发展水平和经济情况极不均衡,城市与农村居民的膳食结构存在较大的差异,因此存在的弊端也各不相同,需要针对不同的特点进行合理的调整与改善。

第二节　平衡膳食

合理营养是健康的物质基础,而平衡膳食又是合理营养的根本途径。平衡膳食是由多种食物构成,它不但要提供足够数量的能量和全面的营养素,而且还要保持各种营养素之间的数量平衡,满足人体正常的生理需要,以达到合理营养的目的。

我国人民的日常食物以米、面为主食,以蔬菜、水果、肉畜、鱼类、乳、蛋、豆类、油脂和调味品等为副食,以上各种食物所含营养素的种类、数量和质量有很大差别。为此,在设计平衡膳食时必须根据各类人群膳食营养素参考摄入量,并考虑个体差异、营养素加工烹调时的稳定性、食物供给情况及实际消费水平,合理地调配一日三餐中各类食物的种类和数量,以求达到膳食平衡。

一、平衡膳食的概念及意义

(一)平衡膳食的概念

平衡膳食(balanced diet)也称合理膳食(rational diet),在营养学上是指通过膳食能提供给人体种类齐全、数量充足、比例合适的能量和各种营养素,并与机体的需要保持平衡。

(二)平衡膳食的意义

获得平衡膳食是制定膳食营养素供给量标准的基本原则,也是研究人类营养学以达到提高全民健康水平的最终目的。平衡膳食、合理营养既可以预防营养缺乏病,又可以降低一些慢性病的风险。针对不同人群的问题或特点进行适当的膳食营养指导和管理,能够有效地改善个体或群体的营养状况,减少患相关病的危险,有助于某些营养缺乏病或慢性病病人的康复。

二、平衡膳食的基本要求

人类的食物是多种多样的,各种食物所含的营养成分不完全相同。就目前所知,人体需要的营养素有40余种。而自然界中除母乳外,任何一种天然食物都不能提供人体所需的全部营养素,需要从多种食物中进行合理的调配才能获得平衡膳食,其基本要求如下:

(一)满足机体所需要的能量和各种营养素

摄取的食物应供给足量的营养素和能量,以保证机体活动和劳动所需要的能量,保证机体生长发育、修复组织、维持和调节体内的各种生理活动,提高机体的抵抗力和免疫功能,适应各种环境和条件下的机体需要。其供给量以能达到膳食营养素参考摄入量标准为宜。

(二)各种营养素之间的比例合适

膳食中的营养素种类、数量、质量及相互间的配比都必须适合人体不同生理状况的实际需要。注意以下几方面平衡:

1. 三大产能营养素平衡　膳食中的产能营养素碳水化合物、脂肪和蛋白质之间比例适宜,在总能量中所占比例分别应为:碳水化合物 55%～65%,脂肪 25%～30%,蛋白质 10%～15%。

2. 必须氨基酸平衡　膳食蛋白质中必需氨基酸种类要齐全,量要达到氨基酸总量的40%。

3. 饱和脂肪酸、单不饱和脂肪酸、多不饱和脂肪酸平衡　植物油与动物油脂的比例以1∶0.7为宜。

4. 能量与维生素间的平衡　与能量代谢相关的维生素 B_1、维生素 B_2、烟酸与能量消耗之间应保持平衡。

5. 其他：注意维生素之间的平衡；矿物质之间的平衡（如钙、磷的比例）；矿物质与维生素间平衡；成酸性和成碱性食物平衡。膳食中还应保证一定量的膳食纤维。

（三）食物对人体无毒无害，保证安全

为了保证人们的生存质量，食物不应含有对人造成危害的各种有害因素，食品中的微生物、有毒成分、化学物质、农药残留、食品添加剂、霉菌及其毒素等应符合我国食品卫生国家标准（GB）的规定。

（四）合理的加工与烹调

食物经加工与烹调应尽量减少营养素的损失并保持良好的感官性状，力求达到色、香、味、养齐全，促进食欲，提高消化吸收率。

（五）建立合理的用膳制度及养成良好的饮食习惯

膳食制度包括进餐次数、时间间隔和膳食分配。合理的膳食制度和良好的进餐环境有助于食物的消化吸收。根据不同人群的生理需要和生活、学习、劳动性质加以合理安排，我国人民一般习惯一日三餐，对学龄前及学龄儿童以三餐一点制为优，并养成不挑食、不偏食、不暴饮暴食等良好的饮食习惯，使摄入的食物能充分进行消化吸收和利用。

链接

使用食品添加剂危害健康吗？

营养和食品安全与健康有着密切的关系，尤其是随着人类科学水平的发展、人们生活方式的改变，带来了新的营养与食品安全问题。近年来，三聚氰胺奶粉、双汇瘦肉精、染色馒头等一系列食品安全事件接连发生。食品添加剂在生产环节被不法分子滥用问题备受关注。食品添加剂是指为改善食品品质和色、香、味以及防腐和加工工艺的需要，加入食品中的化学合成或天然物质。目前我国食品添加剂有23个类别，2000多个品种，包括漂白剂、膨松剂、着色剂、增味剂、营养强化剂等。资料显示，目前，97%的加工食品都含有添加剂。按照国家的有关标准和规定，合理使用食品添加剂，可以防止食品腐败变质，保持或增强食品的营养，改善或丰富食物的色、香、味等。但是，滥用食品添加剂和非法添加物则严重威胁着公众的健康。

三、食物的构成

中国营养学会在1989年10月24日通过的我国"膳食指南"中将食物分成五大类，这五

大类食物均应按需适量摄取,但应注意不宜食用过多的动物性食物和纯能量食物,以保持我国膳食模式的植物食物为主动物食物为辅、能量来源以粮食为主的基本特点,避免西方发达国家膳食模式所带来的高脂肪、高蛋白、高糖、高能量、低纤维的弊端。注意在各类食物中尽可能选择不同食物品种,以达到食物多样化和营养平衡。

(一)谷类及薯类

谷类包括米、面、杂粮等,薯类包括马铃薯、甘薯、木薯等。谷类及薯类主要提供碳水化合物、蛋白质、膳食纤维及 B 族维生素,这类食物的缺陷是蛋白质的质量不佳。每天所需量应与能量需要量相适应,与年龄、性别、生理状况、劳动强度等有关,也受副食品供应状况的影响,由于各种粮食的成分不完全相同,所以最好粗粮、细粮搭配吃,多种粮食混合食用较单一食用为佳。

(二)动物性食物

动物性食物包括肉、禽、鱼、蛋、奶及奶制品等,主要提供蛋白质、脂肪、矿物质、维生素 A 和 B 族维生素,其中所提供的蛋白质可与粮谷类食品中的蛋白质互补。

(三)豆类及其制品

豆类包括大豆及其他干豆类,主要提供蛋白质、脂肪、膳食纤维、矿物质和 B 族维生素。其中所含蛋白质为优质蛋白质,含较丰富的赖氨酸,有利于与粮谷类食物同食互补。所含脂肪中必需脂肪酸含量最丰富,含较丰富的磷脂,不含胆固醇,是老少皆宜的食物之一。

(四)蔬菜水果类

蔬菜水果类包括鲜豆、根茎、叶菜、茄果等,主要提供膳食纤维、矿物质、维生素和胡萝卜素等,对维持体内的酸碱平衡起重要作用。特别是维生素 C,蔬菜与水果中含量丰富。由于不同品种所含营养素不同,每天膳食中可多选几种,尤其是绿色、橙红色和黄色含有较多胡萝卜素。

(五)纯能量食物

纯能量食物包括动植物油、淀粉、食用糖、酒类等。油脂除提供能量外,还能提供必需脂肪酸,特别是大多数的植物油。脂肪还有利于脂溶性维生素和胡萝卜素的吸收利用等,所以适量的脂肪是必需的,但不宜过量摄入。

人们每天膳食应包括这五大类,在各类食物中要尽可能多选择几种不同食物品种。另外,每天要注意水的合理补充,坚持摄入 1 200ml 以上,由于天气、环境、工作与运动状态不同,需个性化补水。

四、膳食营养素参考摄入量

人体每天都要从膳食中获得所需的各种营养素。不同的个体由于其年龄、性别、生理及劳动状况不同对各种营养素的需要量可能不同。如果一个人某种营养素长期摄入不足就可能导致相应的营养缺乏病;如果某种营养素长期摄入过多就可能产生相应的毒副作用。因此,必须科学地安排每日膳食以获得品种齐全、数量适宜的营养素。

(一)膳食营养素供给量

为了指导人们合理摄入各种营养素,以满足人体的生理需要,20世纪初营养学家就开始制定营养素的最低需要量及推荐供给量。膳食营养素供给量(recommended dietary allowances,RDAs)是在生理需要量的基础上,考虑人群安全系数(个体差异、应激需要、食物烹调营养素损失、消化吸收率的差异、食物生产供应情况等)确定的适宜膳食摄入量。根据科学进展和实际情况,一般各国的RDAs每4~5年修订一次,人们习惯上称它为营养供给量标准。RDAs除了向人们提供膳食调整的建议,使之符合合理营养的要求外,也是评价人群营养状况的依据、营养工作人员的工作指南以及政府或经济机构安排全社会食物生产供应计划的重要基础。

随着科学研究和社会实践的发展,国际上自20世纪90年代初期就逐渐开展了关于RDAs的性质和适用范围的讨论。以往制定RDAs的目标是以预防营养缺乏症为主。大量的动物实验和人群试验证明,营养素和膳食构成对某些慢性病的发生、发展有重要影响,尤其是某些营养素对慢性病的防治有显著的积极作用。因此,传统的RDAs已不能满足防治慢性病的需要。英国、欧洲共同体和北欧诸国先后使用了一些新的概念或术语。美国和加拿大的营养学界进一步发展了RDAs的包容范围,形成了一系列比较系统的新概念。

(二)膳食营养素参考摄入量

膳食营养素参考摄入量(dietary reference intakes,DRIs)是在RDAs基础上发展起来的一组每日平均膳食营养素摄入量的参考值。它是由各国行政当局或营养权威团体根据营养科学的发展,结合各自具体情况,提出的对社会各类人群每日膳食中应含有的能量和各种营养素种类、数量的建议。1996年美国和加拿大合作进行DRIs的制定工作,并从1999年起陆续发布了一系列有关的DRIs。

由于DRIs概念的发展,在营养学界沿用了数十年的RDAs已经不能适应当前多方面的应用需要。为了便于读者理解及避免在使用时与原RDAs混淆,决定不再使用"推荐的每日膳食营养素供给量(RDAs)",而用"推荐营养素摄入量(recommended nutrient intakes,RNIs)"来表达推荐的每日营养素摄入量。

(三)中国居民膳食营养素参考摄入量

制定DRIs的基本依据是关于营养素的生理、营养和毒性等方面的科学研究结果。在制定中国居民的DRIs时,强调使用国内资料,并参考了国际上最近几年的有关出版物。经过营养学专家们的努力,2000年10月出版了《中国居民膳食营养素参考摄入量(Chinese DRIs)》,对各种营养素的理化性质、代谢、功能、推荐值、营养状况评价及主要食物来源等方面进行了系统论述。中国营养学会还进一步将一些主要数据集中和简化,附上各项推荐值的定义和应用原则,制成"中国居民膳食营养素参考摄入量表"以便参考(见附录一)。

DRIs在表达方式和应用范围方面与RDAs相比,已发生了根本变化。包括四个营养水平指标：

1.平均需要量(estimated average requirement,EAR)　EAR是群体中个体需要量的平均值,是根据个体需要量的研究资料计算得到的。EAR是能够满足群体中50%的成员的需要,不能满足另外50%的成员的需要的水平。EAR是制定RNI的基础。

2.推荐摄入量(recommended nutrient intake,RNI)　RNI相当于传统使用的RDAs,是可以满足某一群体中绝大多数(97%~98%)个体需要量的摄入水平。长期摄入RNI水平,可以满足身体对该营养素的需要,保持健康和维持组织中适当的储备。RNI的主要用途是作为个体每日摄入该营养素的目标值。RNI是以EAR为基础制定的。如果已知EAR的标准差,则RNI定为EAR加两个标准差,即RNI=EAR+2SD。如果关于需要量变异的资料不够充分,不能计算SD时,一般设EAR的变异系数为10%,这样RNI=1.2×EAR。

需要注意的是能量和营养素不同,其没有EAR和RNI的区别,或者说其EAR等于RNI。为避免混淆,近来文献上使用了"平均能量需要量(EER)"来表示能量的参考摄入量,不再使用EAR或RNI来表述能量参考值。

3.适宜摄入量(adequate intake,AI)　当某种营养素的个体需要量的资料不足,无法计算出EAR,因而不能求得RNI时,可设定适宜摄入量来代替RNI。AI不是通过研究营养素的个体需要量求出来的,而是通过对健康人群摄入量的观察或实验获得的。例如纯母乳喂养的足月产健康婴儿,从出生到4~6个月,其营养素全部来自母乳。母乳中供给的各种营养素量就是他们的AI值。AI的主要用途是作为个体营养素摄入量的目标,也可用于计划群体的平均摄入量水平。

AI和RNI的相似之处是两者都能用作目标人群中个体摄入营养素的目标。二者的区别在于AI的准确性远不如RNI,有时可能明显地高于RNI。因此,使用AI时要比使用RNI更加小心。如果长期摄入超过AI值时,则可能产生毒副作用。

4.可耐受最高摄入量(tolerable upper intake level,UL)　UL是平均每日可以摄入该营养素的最高量。"可耐受"的含义是指这一摄入水平一般是可以耐受的,对一般人群中的几乎所有个体大概都不至于损害健康。当摄入量超过UL进一步增加时,损害健康的危险性随之增大。

UL是日常摄入量的高限,并不是一个建议的摄入水平。鉴于我国近年来营养强化食品和膳食补充剂的日渐发展,有必要制定营养素的UL来指导安全消费。但对许多营养素来说,当前还没有足够的资料来制定它们的UL,所以没有UL值并不意味着过多摄入这些营养素没有潜在的危险。

应当特别强调的是:DRIs是应用于健康人的膳食营养标准,它不是一种应用于患有急性或慢性病病人的营养治疗标准,也不是为患有营养缺乏病的人设计的营养补充标准。

(四)营养素参考摄入量与推荐营养素供给量的区别

1.营养素参考摄入量(DRIs)既考虑到防止营养不足的需要,又考虑到降低慢性退行性疾病风险的需要。

2.营养素摄入不足或过多的概率是制定DRIs的基础性概率,并贯穿DRIs在评价膳食质量和计划膳食中的应用。

3. 有些膳食成分可能不符合营养素的传统概念,但具有一定的健康促进作用,如已具备充分的资料也应建立其参考摄入量。

4. 当有可靠的资料说明某种营养素过量摄入对人体健康有不良影响时,就要建立其"可耐受最高摄入量"。

(五)膳食营养素参考摄入量的应用

膳食营养素参考摄入量(DRIs)的应用包括评价膳食和计划膳食两个方面。在评价膳食工作中,用它作为一个尺度,来衡量人们实际摄入的营养素量是否适宜,是营养状况评价的重要组成部分;在计划膳食工作中,用它作为营养状况适宜的目标,建议如何合理的摄取食物来达到这个目标。

1. 应用 DRIs 评价个体摄入量　评价一个人的营养状况的理想方法是将膳食评价结果和体格测量、生化检验及临床观察资料结合起来进行分析。

(1)用平均需要量(EAR)评价个体摄入量:直接比较一个人的摄入量和需要量是很困难的。理论上一个人摄入某营养素不足的几率可以用日常摄入量及该营养素的平均需要量和标准差进行计算。实际上我们只能根据在一段时间内观察到的摄入量是高于还是低于相应人群的平均需要量进行判断。

在实际应用中,观测到的摄入量低于 EAR 时可以认为必须提高,因为摄入不足的几率高达50%;通过多天的观测,摄入量达到或超过 RNI 时,或虽系少数几天的观测但结果远高于 RNI 时可以认为摄入量是充足的。

(2)用最高可耐受摄入量(UL)评价个体摄入量:用 UL 衡量个体摄入量是将观测到的摄入量和 UL 进行比较,推断该个体的日常摄入量是否过高,以致可能危及健康。对于某些营养素,如维生素 B_1 和叶酸摄入量可以只计算通过补充、强化和药物途径的摄入,而另外一些营养素如铁及维生素 A 等,则应把食物来源也包括在内。

UL 是对一般人群中绝大多数个体(包括敏感个体),大概不会危害健康的摄入量上限。如果日常摄入量超过了 UL 就有可能对某些个体造成危害。有些营养素过量摄入的后果比较严重,甚至是不可逆的。所以摄入量一旦超过了 UL 一定要认真对待。

总之,在任何情况下一个人的真正需要量和日常摄入量只能是一个估算结果,因此对个体膳食适宜性评价结果都是不够精确的,应当结合该个体其他方面的材料对结果进行分析。

2. 应用 DRIs 评价群体摄入量　要正确评价人群的营养素摄入量,需要获得准确的膳食资料、选择适当的参考值、调整个体摄入量变异的分布及影响因素,并对结果进行合理的解释。

(1)用 EAR 评价群体营养素摄入量:在实际工作中,评价群体摄入量是否适宜有两种方法,即"概率法"和"平均需要量切点法"。不管何种方法都是用 EAR 来估测摄入不足的可能。

(2)用适宜摄入量(AI)评估群体摄入量:当人群的平均摄入量或中位摄入量等于或大于该人群的营养素 AI 时,可以认为人群中发生摄入不足的几率很低。当平均摄入量或中位摄入量在 AI 以下时,则不可能判断群体摄入不足的程度。

(3)用 UL 评估群体摄入量:UL 用于评估摄入营养素过量而危害健康的风险。根据日常摄入量的分布来确定摄入量超过 UL 者所占的比例,日常摄入量超过 UL 的这一部分人可能面临健康风险。进行此种评估时,有的营养素需要准确获得各种来源的摄入总量,有的营养素只需考虑通过强化、补充剂和作为药物的摄入量。在人群中要根据日常摄入量大于UL的资料来定量评估健康风险是很困难的,当前只能把UL作为安全摄入量的切点来使用。必须取得更多、更准确的人体研究资料之后,才有可能比较有把握地预测摄入量超过UL所带来的危害程度。

3. 用DRIs计划膳食 计划膳食的目的是让消费者获得营养充足而又不过量的膳食。计划膳食工作可以在不同的水平上进行,可以是简单地为个体计划食物采购和餐饮配制;可以为群体编排食谱和计划食物采购;可以是更大规模的计划,如一个政府部门制定地区性营养改善计划或食物援助项目等。

(1) 用DRIs为个体计划膳食:为个体计划膳食的目的是使个体的营养素摄入量接近其推荐摄入量或者是适宜摄入量,包括设定适宜的营养素摄入目标和制订食物消费计划两个步骤。

设定适宜的营养素摄入目标要考虑到已经建立了DRIs的所有营养素。应当使各种营养素的摄入量都在安全摄入范围之内,即都能达到各自的RNI或AI,而又不超过它们的UL。能量的RNI等于它的EAR,所以在计划膳食中能量摄入量时,应当用平均能量需要量(EER)作为唯一参考值。而且要随时检测体重,根据体重的情况适时地调整能量目标,从而保持适宜体重。同时要考虑膳食的构成,使能量的来源分布合理。

制定膳食计划常用以食物为基础的膳食指南为依据。以往营养学界习惯用RDAs作标准,通过多种途径指导人们的食物消费。在欧美发达国家,计划者常利用食物标签来计划膳食。我国的食物营养标签系统还未成熟,尚不足以作为计划膳食的工具。计划人员在实际工作中可以使用《中国居民膳食指南》和《平衡膳食宝塔》制定食物消费计划,然后再根据食物营养成分数据复查计划的膳食是否满足了RNI和AI又不超过UL水平。

(2) 用DRIs为群体计划膳食:为人群计划膳食的方法要根据人群的特点来决定,主要看该人群是一个均匀的群体(如年龄、性别、劳动状况等比较一致),还是由若干营养素需要量不同的亚人群组成的不均匀群体。为均匀性群体计划膳食,主要步骤包括:确定计划目标,即对每一种营养素确定一个摄入不足和摄入过量风险的概率;计算每一种营养素的"靶日常营养素摄入量分布"(target usual nutrient intake distribution);设计食谱使它能够达到"靶日常营养素摄入量分布";评估计划的结果。

第三节 膳食指南

一、概念和目的

膳食指南,也称膳食指导方针(dietary guidelines, DG)或膳食目标,是根据营养学原则,结合国情,教育人民群众采用平衡膳食,以达到合理营养促进健康目的的指导性意见。中国居民膳食指南的核心是提倡平衡膳食与合理营养,以达到促进健康的目的,也就是在现代生活中提倡均衡营养的概念。它和RDAs一样,每隔几年,根据人群营养的新问题、新趋势修订一次。不同的是,RDAs是用营养素来表示的,而膳食指南是用食物来表示的,而且在一个国家 RDAs 只有一个,膳食指南可有几个。我国有《中国居民膳食指南》和《特定人群膳食指南》,它们的目的是指导人们采用平衡膳食,获取合理营养和促进身体健康。

二、膳食指南的发展历史

膳食指南并非营养学或公共卫生的新事物,作为卫生政策的一部分已有近百年的历史。膳食指南是在长期社会实践过程中发展起来的。在20世纪前30年,营养科学主要是认识营养素和营养缺乏病,向人们推荐合理膳食主要是针对营养不良症,如1918年英国政府就推荐儿童膳食必须包含一定量的牛奶等。到20世纪50年代以后,发达国家出现了营养过剩,引起慢性退行性疾病发病率的上升,也是人群主要死亡原因之一。通过营养学、医学、生物学和流行病学研究,查明了膳食和若干慢性病有关。1963年,美国心脏病协会首先提出了减少膳食脂肪和饱和脂肪酸的摄入以降低患心血管病的危险。1968年,瑞典出版了第一部膳食目标,名为《北欧各国人群食物医学观》,具体提出了减少脂肪能量、饱和脂肪酸、食糖,增加蔬菜、水果、脱脂奶、鱼、瘦肉和谷类,经常运动防止超重等条目。

美国于1980年发表了《营养与健康:美国人的膳食指南》第1版,并于1985年和1990年分别进行修改,发表了第2版和第3版。从1990年开始,美国公法规定至少5年要联合发表一次《美国人的膳食指南》,1995年正式依法发布了第4版,和以往的版本比较,新《指南》强调体力活动和能量平衡。1992年,美国农业部人类营养信息处设计出版了美国的食物金字塔,以图解的形式宣传膳食指南,帮助人们每日合理安排膳食。

其他国家也纷纷于20世纪七八十年代起先后制定了各自的膳食指南,这些国家的营养问题多与美国类似,其膳食指南也主要是针对慢性病的预防。他们普遍提到限制或减少脂肪能量、减少饱和脂肪酸、限制食糖、盐的摄入、增加膳食纤维和保持适宜体重等方面。

三、中国居民膳食指南(2007)

《中国居民膳食指南》是根据营养学原理,紧密结合我国居民膳食消费和营养状况的实际情况制定的,指导广大居民实践平衡膳食,获得合理营养的科学文件。其核心思想是"平衡膳食、合理营养、促进健康"。

中国营养学会早在1989年制定了我国第一个膳食指南,1997年进行了修订。近年来,我国居民的膳食状况有了明显的改善,儿童青少年平均身高、体重增加,营养不良患病率下降。但在一些贫困地区,仍然存在营养不良的问题。同时,由于人们膳食结构和生活方式的改变,造成与之相关的慢性非传染性疾病,如肥胖、高血压、糖尿病、血脂异常等患病率增加,目前我国正面临着营养不良和营养过剩的双重挑战。为了给居民提供最基本、科学的健康膳食信息,中国营养学会依据中国居民膳食和营养摄入情况以及存在的突出问题,结合营养素需要量和食物成分的新知识,组织专家对中国营养学会1997年版的《中国居民膳食指南》进行了全面修改,制定了《中国居民膳食指南(2007)》,并于2008年1月15日由卫生部新闻发布会正式公布。

《中国居民膳食指南(2007)》以最新的科学证据为基础,论述了当前我国居民的营养需要及膳食中存在的主要问题,建议了实践平衡膳食获取合理营养的行动方案,对广大居民具有普遍指导意义。《中国居民膳食指南(2007)》主体框架由一般人群膳食指南、特定人群膳食指南和平衡膳食宝塔三部分组成。

(一)一般人群膳食指南

一般人群膳食指南适用于6岁以上人群,根据该人群的生理特点和营养需要,结合我国居民膳食结构特点,制定了10个条目,以期达到平衡膳食、合理营养、保证健康的目的。和1997年膳食指南的条目比较,新指南增加了每天足量饮水,合理选择饮料,强调了加强身体活动、减少烹调用油和合理选择零食等内容。

1.食物多样、谷类为主、粗细搭配　人类的食物是多种多样的,各种食物所含的营养成分不完全相同,每种食物至少可提供一种营养物质。平衡膳食必须由多种食物组成,才能满足人体各种营养需求,达到合理营养、促进健康的目的,因而要提倡人们广泛食用多种食物。谷类食物是中国传统膳食的主体,是人体能量的主要来源。坚持谷类为主是为了保持我国膳食的良好传统,避免高能量、高脂肪和低碳水化合物膳食的弊端。人们应保持每天适量的谷类食物摄入,一般成年人每天摄入250～400g为宜。另外要注意粗细搭配,经常吃一些粗粮、杂粮和全谷类食物。

2.多吃蔬菜水果和薯类　新鲜蔬菜水果是人类平衡膳食的重要组成部分,也是我国传统膳食重要特点之一。蔬菜水果能量低,是维生素、矿物质、膳食纤维和植物化学物的重要来源。薯类含有丰富的淀粉、膳食纤维以及多种维生素和矿物质。富含蔬菜、水果和薯类的膳食对保持身体健康,保持肠道正常功能,提高免疫力,降低患肥胖、糖尿病、高血压等慢性疾病风险具有重要作用。推荐我国成年人每天吃蔬菜300～500g,水果200～400g,并注意增加薯类的摄入。

3.每天吃奶类、大豆或其制品　奶类营养成分齐全,组成比例适宜,容易消化吸收。奶类除含丰富的优质蛋白质和维生素外,含钙量也较高,且利用率很高,是膳食钙质的极好来源。建议每人每天平均饮奶300ml,饮奶量多或有高血脂和超重肥胖倾向者应选择低脂、脱脂奶。

大豆含丰富的优质蛋白质、必需脂肪酸、多种维生素和膳食纤维,且含有磷脂、低聚糖,以及异黄酮、植物固醇等多种植物化学物质。应适当多吃大豆及其制品,建议每人每天摄入30～50g大豆或相当量的豆制品。

4.常吃适量的鱼、禽、蛋和瘦肉　鱼、禽、蛋和瘦肉等动物性食物是人类优质蛋白质、脂类、脂溶性维生素、B族维生素和矿物质的良好来源,是平衡膳食的重要组成部分。其氨基酸组成更适合人体需要,且赖氨酸含量高,与谷类或豆类食物搭配食用,可有效发挥蛋白质的互补作用。推荐成人每日摄入量:鱼虾类50～100g,畜禽肉类50～75g,蛋类25～50g。

肥肉和荤油为高能量和高脂肪食物,摄入过多往往引起肥胖,并是某些慢性病的危险因素,应当少吃。

5.减少烹调油用量、吃清淡少盐膳食　脂肪摄入过多是引起肥胖、高血脂、动脉粥样硬化等多种慢性疾病的危险因素之一。膳食盐的摄入量过高与高血压的患病密切相关。食用油和食盐摄入过多是我国城乡居民共同存在的营养问题。为此,建议我国居民应养成吃清淡少盐膳食的习惯,即膳食不要太油腻,不要太咸,不要摄入过多的动物性食物和油炸、烟熏、腌制食物。每天每人烹调用油量不超过25g或30g,食盐摄入量不超过6g,包括酱油、酱菜、酱中的食盐量。

6. 食不过量、天天运动、保持健康体重　进食量和运动是保持健康体重的两个主要因素,食物提供人体能量,运动消耗能量。如果进食量过大而运动量不足,多余的能量就会在体内以脂肪的形式积存即增加体重,久之造成肥胖;相反,若食量不足,可由于能量不足引起消瘦,造成劳动力下降。所以人们需要保持食量与能量消耗之间平衡。脑力劳动者和活动量较少者应加强锻炼。建议成人每天进行累计相当于步行6 000步以上的身体活动。

7. 三餐分配要合理、零食要适当　合理安排一日三餐的时间及食量,进餐定时定量。早餐提供的能量应占全天总能量的25%～30%,午餐、晚餐应均占30%～40%,可根据职业、劳动强度和生活习惯进行适当调整。一般情况下,早餐安排在6:30～8:30,午餐安排在11:30～13:30,晚餐在18:00～20:00为宜。要天天吃早餐,并保证其营养充足,午餐要吃好,晚餐要适量。不要暴饮暴食,不经常在外就餐,应尽可能与家人共同进餐,并营造轻松愉快的就餐氛围。零食作为一日三餐之外的营养补充,可以合理选用,但来自零食的能量应计入全天能量摄入之中。

8. 每天足量饮水、合理选择饮料　水是膳食的重要组成部分,是一切生命必需的物质,在生命活动中发挥着重要功能。水的需要量主要受年龄、环境温度、身体活动等因素的影响。一般来说,健康成人每日需要水2 500ml左右,在温和气候条件下的轻体力活动的成年人每日最少饮水1 200ml(约6杯),在高温或强体力劳动下应适当增加。饮水最好选择白开水。

饮料多种多样,需要合理选择,如乳饮料和纯果汁饮料含有一定量的营养素和有益膳食成分,适量饮用可以作为膳食的补充;有些饮料添加了一定的矿物质和维生素,适合热天户外活动和运动后饮用;有些饮料只含糖和香精香料,营养价值不高。有些人尤其是儿童青少年,每天喝大量含糖的饮料代替喝水,是一种不健康的习惯,应当改正。

9. 饮酒应限量　在节假日、喜庆和交际的场合,饮酒是一种习俗。高度酒含能量高,白酒基本上是纯能量食物,不含其他营养素。无节制的饮酒,会使食物摄入量减少,并发生急慢性酒精中毒、酒精性脂肪肝,严重时造成酒精性肝硬化。过量饮酒还会增加患高血压、脑卒中等疾病的危险性,并可导致事故及暴力的增加,对个人健康和社会安定都是有害的,应该严禁酗酒。另外,饮酒还会增加患某些癌症的危险。如需饮酒应尽可能饮用低度酒,并控制在适当的限量以下,建议成年男性一天饮用的酒精量不超过25g,成年女性不超过15g,孕妇、儿童青少年应忌酒。

10. 吃新鲜卫生的食物　食物放置时间过长就会引起变质,可能产生对人体有毒有害的物质。另外,食物中还可能含有或混入各种有害因素,如致病微生物、寄生虫和有毒化学物质等。吃新鲜卫生的食物是防止食源性疾病、确保食品安全的根本措施。

(二)特定人群膳食指南

《特定人群膳食指南》是中国营养学会在《一般人群膳食指南》的基础上,根据孕妇、乳母、婴幼儿、学龄前儿童、儿童青少年以及老年人的生理特点和营养需要而制定的相应膳食指南,即对某一特定人群在一般膳食指南10条的基础上适当增加了若干条。主要内容如下:

1. 中国孕期妇女和哺乳期妇女膳食指南

(1)孕前期妇女膳食指南:①多摄入富含叶酸的食物或补充叶酸;②常吃含铁丰富的食物;③保证摄入加碘食盐,适当增加海产品的摄入;④戒烟、禁酒。

(2)孕早期妇女膳食指南:①膳食清淡、适口;②少食多餐;③保证摄入足量富含碳水化合物的食物;④多摄入富含叶酸的食物并补充能量;⑤戒烟、禁酒。

(3)孕中、末期妇女膳食指南:①适当增加鱼、禽、蛋、瘦肉、海产品的摄入量;②适当增加奶类的摄入;③常吃含铁丰富的食物;④适量身体活动,维持体重的适宜增长;⑤禁烟戒酒,少吃刺激性食物。

(4)哺乳期妇女膳食指南:①增加鱼、禽、蛋、瘦肉及海产品摄入;②适当增饮奶类,多喝汤水;③产褥期食物多样,不过量;④忌烟酒,避免喝浓茶和咖啡;⑤科学活动和锻炼,保持健康体重。

2. 中国婴幼儿及学龄前儿童膳食指南

(1)0~6月龄婴儿喂养指南:①纯母乳喂养;②产后尽早开奶,初乳营养最好;③尽早抱婴儿到户外活动或适当补充维生素D;④给新生儿和1~6月龄婴儿及时补充适量维生素K;⑤不能用纯母乳喂养时,宜首选婴儿配方食品喂养;⑥定期监测生长发育指标。

(2)6~12月龄婴儿喂养指南:①奶类优先,继续母乳喂养;②及时合理添加辅食;③尝试多种多样的食物,膳食少糖、无盐、不加调味品;④逐渐让婴儿自己进食,培养良好的进食行为;⑤定期监测生长发育状况;⑥注意饮食卫生。

(3)1~3岁幼儿喂养指南:①给予母乳喂养或其他奶制品,逐步过渡到食物多样;②选择营养丰富、易消化的食物;③采用适宜的烹调方式,单独加工制作膳食;④在良好环境下规律进餐,重视良好饮食习惯的培养;⑤鼓励幼儿多做户外游戏与活动,合理安排零食,避免过瘦与肥胖;⑥每天足量饮水,少喝含糖高的饮料;⑦定期监测生长发育状况;⑧确保饮食卫生,严格餐具消毒。

(4)学龄前儿童膳食指南:①食物多样,谷类为主;②多吃新鲜蔬菜和水果;③经常吃适量的鱼、禽、蛋、瘦肉;④每天饮奶,常吃大豆及其制品;⑤膳食清淡少盐,正确选择零食,少喝含糖高的饮料;⑥食量与体力活动要平衡,保证正常体重增长;⑦不挑食、不偏食,培养良好饮食习惯;⑧吃清洁卫生、未变质的食物。

3. 中国儿童青少年膳食指南

(1)三餐定时定量,保证吃好早餐,避免盲目节食。

(2)吃富含铁和维生素C的食物。

(3)每天进行充足的户外运动。

(4)不抽烟、不饮酒。

4. 中国老年人膳食指南

(1)食物要粗细搭配、松软、易于消化吸收。

(2)合理安排饮食,提高生活质量。

(3)重视预防营养不良和贫血。

(4)多做户外运动,维持健康体重。

第四节　中国居民平衡膳食宝塔

一、中国居民平衡膳食宝塔说明

为了帮助广大群众把膳食指南的原则更好地具体应用于日常膳食实践,中国营养学会专家委员会根据《中国居民膳食指南(2007)》的核心内容,对1997年的《中国居民平衡膳食宝塔》进行了修订,把平衡膳食的原则转化成各类食物的重量,直观地告诉居民每日应摄入的食物种类、合理数量及适宜的身体活动量,便于人们在日常生活中实行,如图5-1所示。新的膳食宝塔增加了饮水和身体活动的图像,以强调其重要性。另外,在膳食宝塔第五层增加了食盐的内容,进一步提醒消费者注意食盐的限量。在膳食宝塔的使用说明中增加了食物同类互换的品种以及各类食物量化的图片,以便为居民合理调配膳食提供可操作性的指导。

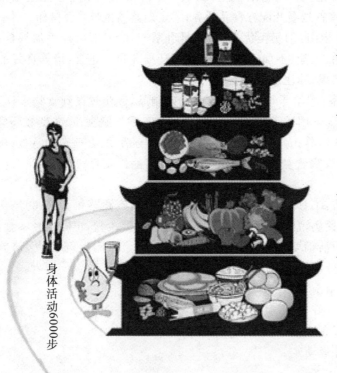

图5-1　中国居民平衡膳食宝塔

注:本图来源于《中国居民膳食指南(2007)》

(一)膳食宝塔结构

膳食宝塔共分五层,包含我们每天应吃的主要食物种类。膳食宝塔各层位置和面积不同,这在一定程度上反映出各类食物在膳食中的地位和应占的比重。谷类食物位居底层,每人每天要吃350~500g;蔬菜和水果占居第二层,每天应吃蔬菜400~500g,水果100~200g;

鱼、虾、肉、蛋类(肉类包括畜肉、禽肉及内脏)位于第三层,每天应吃125～200g;奶类和豆类食物合占第四层,每天应吃奶类及奶制品100g和豆类及豆制品50g;第五层塔尖是油脂类,每天不超过25g。

宝塔没有建议食糖的摄入量。因为我国居民现在平均吃食糖的量还不多,应继续维持低糖饮食。多吃糖有增加龋齿的危险,尤其是儿童、青少年不应吃太多的糖和含糖食品。食盐和饮酒的问题在《中国居民膳食指南》中已有说明。

(二)宝塔建议的食物量

膳食宝塔建议的各类食物摄入量一般是指食物可食部分的生重。各类食物的重量不是指某一种具体食物的重量,而是一类食物的重量,因此在选择具体食物时,实际重量可以在互换表中查询。

1.谷类　谷类是面粉、大米、玉米粉、小麦、高粱等的总和。它们是膳食中能量的主要来源,在农村中也往往是膳食中蛋白质的主要来源。多种谷类掺着吃比单吃一种好,特别是以玉米或高粱为主要食物时,应当更重视搭配一些其他的谷类或豆类食物。加工的谷类食品如面包、烙饼、切面等应折合成相当的面粉量来计算。

2.蔬菜和水果　蔬菜和水果经常放在一起,因为它们有许多共性。但蔬菜和水果终究是两类食物,各有优势不能完全相互替代。尤其是儿童,不可只吃水果不吃蔬菜。蔬菜、水果的重量按市售鲜重计算。一般说来,红、绿、黄色较深的蔬菜和深色水果含营养素比较丰富,所以应多选用深色蔬菜和水果。

3.鱼肉蛋　鱼、肉、蛋归为一类,主要提供动物性蛋白质和一些重要的矿物质和维生素。但它们彼此间也有明显区别。鱼、虾及其他水产品含脂肪很低,有条件可以多吃一些。这类食物的重量是按购买时的鲜重计算。肉类包括畜肉、禽肉及内脏,重量是按屠宰清洗后的重量来计算。这类食物尤其是猪肉含脂肪较高,所以生活富裕时也不应吃过多肉类。蛋类含胆固醇相当高,一般每天不超过1个为好。

4.奶类和豆类食物　奶类及奶制品当前主要包含鲜牛奶和奶粉。宝塔建议的100g按蛋白质和钙的含量来折合约相当于鲜奶200g或奶粉28g。中国居民膳食中普遍缺钙,奶类应是首选的补钙食物,很难用其他类食物代替。有些人饮奶后有不同程度的胃肠道不适,可以试用酸奶或其他奶制品。豆类及豆制品包括许多品种,宝塔建议的50g是平均值,根据其提供的蛋白质可折合为大豆40g或豆腐干80g等。

二、中国居民平衡膳食宝塔的应用

应用平衡膳食宝塔需注意以下问题:

(一)确定自己的食物需要

宝塔建议的每人每日各类食物适宜摄入量适用于一般健康成人,应用时要根据个人年龄、性别、身高、体重、劳动强度、季节等适当调整。年轻人、劳动强度大的人能量需要高,应适当多吃些主食;年老、活动少的人能量需要少,可少吃些主食。一般情况下,女性需要的能量往往比从事同等劳动的男性低。

平衡膳食宝塔建议的各类食物摄入量是平均值和比例。每天膳食中应当包含宝塔中的各类食物,各类食物的比例也应基本与宝塔一致。日常生活无需每天都样样按照"宝塔"推荐量吃,如烧鱼比较麻烦就不一定每天都吃 50g 鱼,可以改成每周吃 2～3 次、每次 150～200g 较为切实可行。平日爱吃鱼的多吃些鱼、愿吃鸡的多吃些鸡都无妨碍,重要的是一定要经常遵循宝塔各层各类食物的大体比例。

(二)同类互换,调配丰富多彩的膳食

吃多种多样的食物不仅是为了获得均衡营养,也是为了使膳食更加丰富多彩满足口味享受。假如每天都吃同样的 50g 肉、50g 鱼,难免久食生厌,更谈不上合理营养。应用平衡膳食宝塔应注意营养与美味相结合,按照同类互换、多种多样的原则调配一日三餐。如以粮换粮、以豆换豆、以肉换肉。大米可与面粉或杂粮互换,大豆可与相当量的豆制品或杂豆类互换;猪肉可与等量的鸡、鸭、牛、羊肉等互换;鱼可与虾等水产品互换;牛奶可与羊奶、酸奶等互换。多种多样就是选用品种、形态、颜色、口感多样的食物,变换烹调方法。

(三)合理分配三餐食量

我国多数地区居民习惯于一日三餐。三餐食物量的分配及间隔时间应与作息时间和劳动状况相匹配。通常早餐占 30%、午餐占 40%、晚餐占 30% 为宜,特殊情况可适当调整。

(四)因地制宜充分利用当地资源

我国幅员辽阔,各地膳食习惯及物产不尽相同,因地制宜充分利用当地资源才能有效地应用平衡膳食宝塔。如牧区奶类资源丰富,可适当提高奶类摄取量;渔区可适当提高鱼及其他水产品摄取量;农村山区则可多利用山羊奶以及花生、瓜子、核桃等资源。由于地域、经济或物产所限无法采用同类互换时,也可暂用豆类替代奶类、肉类,或用蛋类替代鱼、肉等。

(五)养成习惯,长期坚持

膳食对健康的影响是长期的结果。应用平衡膳食宝塔需要自幼养成习惯,并坚持不懈,才能充分体现其对健康的重大促进作用。

第五节 营养配餐与食谱编制

一、营养配餐

(一)营养配餐的概念

营养配餐,就是按人们身体的需要,根据食物中各种营养物质的含量,设计一天、一周或一个月的食谱,使人体摄入的蛋白质、脂肪、碳水化合物、维生素和矿物质等几大营养素比例合理,即达到平衡膳食。营养配餐是实现平衡膳食的一种措施。平衡膳食的原则通过食谱才得以表达出来,充分体现其实际意义。

（二）营养配餐的目的和意义

1. 营养配餐可将各类人群的膳食营养素参考摄入量具体落实到用膳者的每日膳食中，使其能按需要摄入足够的能量和各种营养素，同时又可防止营养素或能量的过高摄入。

2. 可根据群体对各种营养素的需要，结合当地食物的种类、生产季节、经济条件和烹调水平，合理选择各类食物，达到平衡膳食。

3. 通过编制营养食谱，可指导集体食堂、家庭或个人选择平衡膳食，获得合理营养，促进健康，并有利于成本核算。

（三）营养配餐的理论依据

营养配餐是一项实践性很强的工作，与人们的日常饮食和健康直接相关，需要以一系列营养理论为指导。

1. 中国居民膳食营养素参考摄入量（DRIs）　包括平均需要量（EAR）、推荐摄入量（RNI）、适宜摄入量（AI）和可耐受最高摄入量（UL）。编制营养食谱时，首先需要以各营养素的推荐摄入量（RNI）为依据确定需要量，一般以能量需要量为基础。制定出食谱后，再以各营养素的 RNI 为参考评价食谱的制定是否合理，如果与 RNI 相差不超过 10%，说明编制的食谱科学合理，否则需要加以调整。

2. 中国居民膳食指南　膳食指南是合理膳食的基本规范，为了便于宣传普及，将营养理论转化为通俗易懂、简明扼要的可操作性指南，其目的是合理营养、平衡膳食、促进健康。膳食指南的原则就是食谱设计的原则，营养食谱的制定需要根据膳食指南考虑食物种类、数量的合理搭配。

3. 平衡膳食宝塔　平衡膳食宝塔是膳食指南量化和形象化的表达，是人们在日常生活中贯彻膳食指南的工具。宝塔建议的各类食物的数量既以人群的膳食实践为基础，又兼顾食物生产和供给的发展，具有实际指导意义。另外平衡膳食宝塔还提出了实际应用时的具体建议，如同类食物互换的方法等。根据平衡膳食宝塔，可方便地制定出营养合理、搭配适宜的食谱。

4. 食物成分表　食物成分表是营养配餐不可少的工具（见附录二）。"食部"是指按照当地的烹调和饮食习惯，将从市场上购买的样品去掉不可食的部分后，所剩余的可食部分所占的比例。通过食物成分表，在编制食谱时才能将营养素的需要量转换为食物的需要量，从而确定食物的品种和数量。在评价食谱所含营养素摄入量是否满足需要时，同样需要参考食物成分表中各种食物的营养成分数据。

5. 营养平衡理论

根据平衡膳食的基本要求，注意以下几方面的营养平衡，即三大产能营养素的比例平衡；优质蛋白质与植物蛋白质的平衡；各类脂肪酸之间的平衡。另外，在营养配餐中，还需注意必需氨基酸、维生素、矿物质、酸性和碱性食物的搭配。

（四）营养配餐现状

1. 中小学生营养配餐　学生营养餐是营养配餐中的一个重要组成部分，关系到青少年的体质和健康。目前,国际上实行学校供餐计划的国家约有 47 个。许多国家对学校供餐专门立法。我国的学生营养餐工作早在 20 世纪 80 年代中期就已开始。目前,全国已经有 30 多个城市的学生营养午餐工作有了一定规模,以北京、上海规模最大。

2. 餐饮业的营养配餐 餐饮业的营养配餐在国外(如美国、日本、西欧等国)发展较早,首先是从集体配餐开始的。我国从 20 世纪 90 年代前后开始营养配餐试验。20 年来,营养配餐越来越受到重视,已出现了不少专业营养配餐公司,面向企事业单位、学校、医院等开展营养配餐服务。随着大众保健意识的增强,营养配餐将成为日常膳食的一部分。

二、食谱编制的基本原则和方法

营养配餐的标志和结果就是食谱的形成和产生。食谱可以每天制定,成为一日食谱;也可以每周制定一次,成为一周食谱。完整的食谱包括一日三餐及加餐的饭菜名称,所用原料的种类、数量、加工处理和烹饪方法及膳食制度等内容。

(一)食谱编制的基本原则

食谱编制是膳食调配中的重要工作。根据营养配餐的上述理论依据,营养食谱的编制可遵循以下原则。

1. 全面了解用餐者的情况 包括年龄、性别、身体状况、劳动强度、饮食习惯和经济条件等。对于住院病人,还应该了解其疾病的诊断、病情及治疗原则等,熟悉膳食医嘱。

2. 保证营养平衡 按照《中国居民膳食指南》的要求,膳食不仅品种要多样,而且数量要充足。膳食中各营养素来源及其在各餐中的分配比例要合理。

3. 照顾膳食习惯和饭菜口味 在可能的情况下,既要使膳食多样化,又要照顾用餐者的膳食习惯。注重烹调方法,做到色香味美、质地宜人、形状优雅。

4. 考虑季节和市场供应情况 主要是熟悉市场可供选择的原料,并了解其营养特点。

5. 兼顾经济条件 既要使食谱符合营养要求,又要使用餐者在经济上有承受能力,使食谱有实际意义。

6. 保证食用安全 食物原料应新鲜,注意食品卫生。

7. 医院膳食食谱要满足特殊要求 要根据各类营养治疗的适用对象制定食谱,密切观察病人的变化,及时做出食谱的调整。

(二)食谱编制的方法

食谱编制方法通常有两种,即计算法和食物交换份法。随着计算机技术的普及,应用相关软件可以大大减少计算量,提高食谱编制工作效率。

1. 计算法

(1)确定全日能量供给量:正常健康人群可参照中国居民膳食营养素参考摄入量(DRIs)中能量的推荐摄入量(RNI),根据用膳对象(集体或个人)的年龄、性别、劳动强度以及生理状况等确定(见附录一)。例如:男性,40 岁,办公室职员(轻体力劳动),其能量供给量应为 10.03MJ(2 400kcal)。集体用膳对象的能量供给量可以用膳人群的基本情况或平均数值为依据(包括平均年龄、平均体重,以及 80% 以上用膳人员的活动强度),例如平均年龄为 30

岁,80%以上为中等体力劳动的男性,其所需全日能量供给量应为11.29MJ(2 700kcal)。

对于病人,尤其是糖尿病、肥胖等代谢疾病的营养治疗,应根据用膳者的体重、体型和体力活动水平计算其总能量的供给量(见表5-1)。

表5-1 不同体力劳动强度的能量需要量[kJ(kcal)/(kg·d)]

体型	卧床	轻体力	中体力	重体力
肥胖/超重	63(15)	84~105(20~25)	126(30)	146(35)
正常	63~84(15~20)	105~126(25~30)	146(35)	167(40)
消瘦	84~105(20~25)	146(35)	167(40)	188~209(45~50)

注:来源于孙秀发主编《临床营养学》(第2版),第107页,科学出版社,2009

(2)确定产能营养素的供给量:一般正常生理状态下,按照总能量的10%~15%、20%~30%和55%~65%来分配膳食中蛋白质、脂肪和碳水化合物分别应提供的能量。

(3)计算产能营养素的每日需要数量:根据产能营养素供给量及能量系数求出其每日需要数量。1g碳水化合物和1g蛋白质产生的能量均为16.7kJ(4.0kcal),1g脂肪产生的能量为37.6kJ(9.0kcal)。

(4)计算能量营养素每餐需要量:可根据一日三餐能量分配比例进行计算,早餐占30%,中餐占40%,晚餐占30%。

(5)确定主食、副食的品种和数量:根据中国居民膳食指南和膳食平衡宝塔原则,利用食物成分表(见附录二),考虑主食、副食的品种和数量。

由于粮谷类是碳水化合物的主要来源,因此可根据各类主食原料中碳水化合物的含量确定主食的品种、数量。如计算早餐需碳水化合物95g,以面条为主,查食物成分表得知,每100g挂面含碳水化合物70g,则早餐需挂面约136g。

副食品种和数量的确定可在已确定主食的用量的基础上,依据副食应提供蛋白质的量计算。计算步骤如下:

1)计算主食中含有的蛋白质重量。

2)用应摄入的蛋白质重量减去主食中蛋白质重量。

3)设定副食中蛋白质的2/3由动物性食物供给,1/3由豆制品供给。

4)查食物成分表并计算各类动物性食物及豆制品的供给量。

5)设计蔬菜的品种和数量:根据平衡膳食要求,每天应设计蔬菜500g,其中有一半是绿色的叶菜。

6)确定纯能量食物的量:烹调用油应以植物油为主。

(6)食谱的评价与调整:根据以上步骤设计出营养食谱后,计算其所含各种营养素含量,并与中国居民膳食营养素参考摄入量(DRIs)比较,若一天食谱各营养素相差在10%范围,优质蛋白质达到全天蛋白质总量的1/3以上,可认为一日食谱为合格。若相差过大,应适当调整。

(7)制成营养餐:根据食谱原料,运用合理的烹饪方法进行营养餐的制作。

(8)食谱的总结、归档管理等:编制好食谱后,应将食谱进行归档保存,并及时收集用膳者及厨师的反馈意见,总结经验,以便以后不断改进。

一日食谱确定后,可根据用餐者的膳食习惯、当地食物供应情况等因素在同类食物中更换品种和烹调方法,编制一周食谱。

案例中,李老师,轻体力劳动者。

(1)参照中国居民膳食营养素参考摄入量(DRIs)中能量的推荐摄入量(RNI),每日所需的总能量为10.03MJ(2 400kcal)。

(2)设计一日食谱步骤：

第一步:根据其能量需要量计算产能营养素供给量

蛋白质　10.03MJ×15％＝1.50MJ(2 400kcal×15％＝360kcal)

脂肪　10.03MJ×25％＝2.51MJ(2 400kcal×25％＝600kcal)

碳水化合物　10.03MJ×60％＝6.02MJ(2 400kcal×60％＝1 440kcal)

第二步:计算产能营养素需要的数量

蛋白质　1.50MJ÷16.7kJ/g＝90g(360kcal÷4kcal/g＝90g)

脂肪　2.51MJ÷37.6kJ/g＝67g(600kcal÷9kcal/g＝67g)

碳水化合物　6.02MJ÷16.7kJ/g＝360g(1 440kcal÷4kcal/g＝360g)

第三步:计算产能营养素每餐需要量

早餐:蛋白质　90g×30％＝27g

脂肪　67g×30％＝20g

碳水化合物　360g×30％＝108g

中餐:蛋白质　90g×40％＝36g

脂肪　67g×40％＝27g

碳水化合物　360g×40％＝144g

晚餐:蛋白质　90g×30％＝27g

脂肪　67g×30％＝20g

碳水化合物　360g×30％＝108g

第四步:确定主食、副食的品种和数量

确定主食:

早餐中应含有碳水化合物108g,若以面包为主食,查食物成分表,每100g面包含碳水化合物58.1g,则所需面包重量＝108g÷(58.1/100)＝186g。

中餐中应含有碳水化合物144g,若以粳米饭为主食,查食物成分表,每100g粳米含碳水化合物76.8g,则所需粳米重量＝144÷(76.8/100)＝188g。

晚餐中应含有108g,若以挂面为主食,查食物成分表,每100g挂面(标准粉)含碳水化合物74.4g,则所需挂面＝108÷(74.4/100)＝145g。

确定副食:

在已确定主食的用量的基础上,依据副食应提供蛋白质的量计算。

李老师早餐应含蛋白质27g,查食物成分表,计算主食面包186g含蛋白质15.4g,副食中蛋白质含量＝27g－15.4g＝11.6g,依此可选牛奶300g或其他副食。

中餐、晚餐的副食的品种和数量,可用同样方法确定。保证副食中蛋白质的2/3由动物性食物供给,1/3由豆制品供给;保证全天蔬菜有500g;油脂控制在25g左右,不超过30g,以植物油为主。

第五步:编制成食谱

以计算出来的主、副食为基础,粗配一日食谱(需要注意的是,因副食中也含有碳水化合物,为保证碳水化合物适量,在实际配餐中,应略减主食量,也可参考平衡膳食宝塔的建议),见表5-2。

表5-2 李老师的一日食谱

餐次	食谱	材料及用量	
早餐	牛奶	牛奶	300g
	面包	面包	150g
中餐	米饭	粳米	150g
	西芹炒肉	猪肉(腿)	60g
		西芹	150g
	蒜茸油菜	油菜	150g
		油	15g
		盐	4g
晚餐	水果	香蕉	100g
	青菜面条	挂面	100g
		青菜	25g
	白菜炖豆腐	大白菜	150g
		豆腐	100g
		油	10g
		盐	2g

第六步:评价和调整

评价内容应包括:①全天能量和营养素摄入是否适宜;②三餐能量分配是否合理;③三种产能营养素的供能比例是否适宜;④食谱中所含五大类食物是否齐全,食物种类是否多样化;⑤各类食物的量是否充足;⑥优质蛋白质占总蛋白质的比例是否恰当。如果某种或某些营养素的量与推荐量偏离(不足或超过)较大,或比例不当,则应进行调整,直至基本符合要求。

2.食物交换份法 起初是为给糖尿病病人提供丰富而多样化的膳食,由美国糖尿病协会(American Diabetes Association,ADA)和美国公共卫生协会(American Public Health Association,APHA)提出的一项膳食计划。它不仅给糖尿病病人,还给低血糖病人和希望减轻体重的人提供了一种理想的饮食控制模式。通过对食物交换份的内容进行修改,这一模式还可用于需要控制钠、钾或其他营养素的病人。食物交换份不仅广泛应用于国内外的临床营养工作中,也广泛应用于公共营养、社区营养等。

食物交换份法简单易行,非专业人员易于掌握。制定食物交换份时,需要先将日常食物按营养特点分类,在每一类食物中选择一种食用最为广泛的食物,按该食物的习惯用量设定为1份,并粗略计算1份该食物所含能量及蛋白质、脂肪、碳水化合物的含量,然后以此含量作为参照,计算出这类食品中其他每种常用食物能够提供此含量能量的摄入量水平(根据食物成分表计算),即等值营养成分的使用量(见表5-3)。以此类推,计算出每一类食品中的等值营养成分使用量,将所有数据归类列表后,即可在制定食谱时方便地选择。该法的重点是能量及供能营养素的含量。同类食物在一定重量内所含的蛋白质、脂肪、碳水化合物和能量相近,不同类食物间所提供的能量也是相近的。所有食物均指可食部分,即去除皮、子、核、骨头等后的净重。本法对病人和正常人都适用。

表 5-3　每一交换份食物的产热营养素的量

类别	交换份	重量(g)	能量(kJ)	蛋白质(g)	脂肪(g)	碳水化合物(g)
谷类	1	50	756	4	1	38
蔬菜(食部)	1	350~500	336	5	—	15
水果(市品)	1	200~250	376	1	—	按含碳水化合物而定
瘦肉类(包括禽鱼类)	1	50	336	9	5	—
牛奶	1	250	376	10	5	2
油脂类	1	90	334	—	9	20

(1)根据膳食指南,常用食物分为五大类:①谷类及薯类;②动物性食物;③豆类及制品;④蔬菜水果类;⑤纯能量食物。

(2)根据《中国居民膳食指南(2007)》,各类食物的每单位食物交换代量见表 5-4 至表 5-10。

表 5-4　谷类和薯类食物互换表(能量相当于 50g 米、面的食物)

食物名称	市品重量(g)*	食物名称	市品重量(g)*
稻米或面粉	50	烙饼	70
面条(挂面)	50	烧饼	60
面条(切面)	60	油条	45
米饭	籼米 150　粳米 110	面包	55
米粥	375	饼干	40
馒头	80	鲜玉米(市品)	350
花卷	80	红薯、白薯(生)	190

注:*成品按照与原料的能量比折算

表 5-5　蔬菜类食物互换表(市品相当于 100g 可食部重量)

食物名称	市品重量(g)*	食物名称	市品重量(g)*
萝卜	105	菠菜、油菜、小白菜	120
樱桃西红柿	100	圆白菜	115
西红柿	100	大白菜	115
柿子椒	120	芹菜	150
黄瓜	110	蒜苗	120
茄子	110	菜花	120
冬瓜	125	莴笋	160
韭菜	110	藕	115

注:*按照市品可食部百分比折算

表 5-6 水果食物交换表(市品相当于 100g 可食部重量)

食物名称	市品重量(g)*	食物名称	市品重量(g)*
苹果	130	柑橘、橙	130
梨	120	香蕉	170
桃	120	芒果	150
鲜枣	115	火龙果	145
葡萄	115	菠萝	150
草莓	105	猕猴桃	120
柿子	115	西瓜	180

注:* 按照市品可食部百分比折算

表 5-7 肉类食物互换表(市品相当于 50g 生鲜肉)

食物名称	市品重量(g)*	食物名称	市品重量(g)*
瘦猪肉(生)	50	羊肉(生)	50
猪排骨(生)	85	整鸡、鸭、鹅(生)	75
猪肉松	30	烧鸡、烧鸭、烧鹅	60
广式香肠	55	鸡肉(生)	50
肉肠(火腿肠)	85	鸡腿(生)	90
酱肘子	35	鸡翅(生)	80
瘦牛肉(生)	50	炸鸡	70
酱牛肉	35	鸭肉(生)	50
牛肉干	30	烤鸭	55

注:* 以可食部百分比及同类畜、禽生肉的蛋白质折算,烤鸭、肉松、大排等食物能量密度较高,与瘦肉相比,提供等量蛋白质时,能量是其 2~3 倍,因此在选择这些食物时应注意总能量的控制。

表 5-8 鱼虾类食物互换表(市品相当于 50g 可食部重量)

食物名称	市品重量(g)*	食物名称	市品重量(g)*
草鱼	85	大黄鱼	75
鲤鱼	90	带鱼	65
鲢鱼	80	鲅鱼	60
鲫鱼	95	墨鱼	70
鲈鱼	85	蛤蜊	130
鳊鱼(武昌鱼)	85	虾	80
鳙鱼(胖头鱼、花鲢鱼)	80	蟹	105
鲳鱼(平鱼)	70		

注:* 按照市品可食部百分比折算

表 5-9 大豆类食物互换表（相当于 50g 大豆的豆类食物）

食物名称	重量(g)*	食物名称	重量(g)*
大豆(黄豆、青豆、黑豆)	50	豆腐丝	80
北豆腐	145	素鸡	105
南豆腐	280	腐竹	350
内酯豆腐	350	豆浆	730
豆腐干	110		

注：*豆制品按照与黄豆的蛋白质比折算

表 5-10 奶类食物互换表（相当于 100g 鲜牛奶的奶类食物）

食物名称	重量(g)*	食物名称	重量(g)*
鲜牛奶(羊奶)	100	酸奶	100
奶粉	15	奶酪	10

注：*奶制品按照与鲜奶的蛋白质比折算

食物交换份法编制食谱举例详见第九章相关内容。

食物交换份法是比较粗略的方法，实际应用中，可将计算法与食物交换份法结合使用，首先用计算法确定食物的需要量，然后用食物交换份法确定食物种类及数量。通过食物的同类互换，可以一日食谱为模本，设计出一周、一月食谱。应使每日的菜肴有变化，尽量不重复。食物数量不必按每日食谱计算，只需先确定一个食品消费的基本数字进行调配。

3. 利用计算机制定食谱　计算机具有运行速度快、计算精确度高、内存大、可靠性强等优势。临床营养学中的计算和管理已广泛使用计算机方法。其应用范围：

（1）建立食物成分表数据库：利用计算机，可以把各种食物成分表，全部储存于计算机内，方便使用，省时、省力。

（2）建立中国居民膳食营养素参考摄入量（DRIs）数据库：DRIs 是编制和评价食谱的重要依据，但其内容难以全部记住，利用计算机建立数据库，则有利于编制食谱和评价膳食的快速完成。

（3）建立食物交换份表数据库：建立各类食物的交换份表，对制定一周或更长时间的食谱具有特别的优势。

（4）编制食谱：编排食谱的软件系统对食谱编制有三种方法，即固定编制、自动编制和手工编制。

固定编制食谱是将已编制好的食谱预前放置在数据库中，用时调出即可。按季节和食物来源，可把食谱分为 1 周、2 周或 1 个月为一单元。常用于变化不大的包伙制单位，如部队食堂、快餐公司等。

自动编制是在计算机中储存几十种菜肴的菜谱，将菜谱的名称、原料的名称和重量、烹饪方法都输入菜谱中。计算机可直接将该菜谱的能量、营养素含量计算、储存起来。食谱编制时只要把就餐人员的基本信息（年龄、性别、活动强度等）输入，计算机就可自动算出折算成人标准的能量需要系数，从而确定其相应的能量和各种营养素的供给量。

手工编制是根据就餐者的具体状况和营养需要的特点，结合食物的色、香、味、形要求，按照程序,编制出一日或数日食谱。

本章小结

平衡膳食、合理营养是健康膳食的核心。本章着重介绍了膳食结构和平衡膳食的相关理论,包括其概念、目的意义和相关理论依据;重点阐述了不同类型膳食结构的特点、平衡膳食宝塔的应用、中国居民膳食指南(2007)的内容,以及如何运用营养平衡理论将膳食指南的原则与要求具体化,编制用膳者的食谱。

本章关键词:平衡膳食;膳食指南;营养配餐

课后思考

1. 中国居民膳食指南(2007)的内容是什么?
2. 如何合理地分配三餐的膳食量?
3. 根据平衡膳食宝塔编制自己的食谱。

(钱荣　张瑞雪)

第六章 特殊人群的营养与膳食

案例

王女士,25岁,妊娠5个月,早期妊娠反应明显,现饮食正常。平时较挑食,不喜欢吃牛肉、猪肝等食物。近日常感头晕、体倦、乏力。到医院检查血红蛋白76g/L。

问题:
1. 王女士孕期患有什么病症?
2. 王女士应如何调整膳食?

本章学习目标

1. 掌握各类特殊人群的营养需要及其合理膳食指导。
2. 熟悉各类特殊人群的常见的营养问题。
3. 了解各类特殊人群生理特点及代谢变化。
4. 通过学习各类特殊人群的营养与膳食,能热情科学地为各类特殊人群进行平衡膳食指导。

第一节 不同生理人群营养与膳食

一、孕妇营养与膳食

孕妇的合理营养对保证胎儿的正常生长是十分重要的。孕妇除了要提供自身所需营养素外,还要通过体内一系列的生理代谢调整,提供胎儿生长所需要的营养素。

(一)生理特点

母体自受精卵着床便发生一系列生理变化,包括器官功能的改变,以适应妊娠期自身及胎儿生长发育的需要。

1. 激素变化

(1)人绒毛膜促性腺激素(human chorionic gonadotropin,HCG):受精卵一着床,母体胎

盘滋养层细胞即产生 HCG。HCG 的主要功能是使月经黄体继续发育成妊娠黄体以维持妊娠。在孕早期，HCG 分泌量呈对数增长，在受精 3 周内对营养黄体、维持妊娠起着重要作用；在末次月经后 8~10 周，血中浓度达到最高峰，此后迅速下降。

(2) 人绒毛膜生长促乳素(human chorionic somatomammotropin, HCS)：HCS 由胎盘分泌，分泌速率变化与胎盘的生长一致，至孕末期达到最高峰。它是通过调节母体代谢变化促进胎儿生长发育的重要"代谢调解因子"。HCS 可促进乳腺腺泡的发育，为产后泌乳做好准备，并具有脂解作用，增高血液中游离脂肪酸、甘油的浓度。这些物质为母体新陈代谢准备了能源。HCS 还具有拮抗胰岛素作用，抑制糖的利用和糖原异生，但 HCS 又有促胰岛素生成作用，可导致母血胰岛素水平增高，有利于蛋白质合成、保持正氮平衡，从而保证了母体的葡萄糖、游离脂肪酸、氨基酸等能源不断输送给胎儿，有利于胎儿的生长。

(3) 雌二醇：孕期雌二醇分泌增加。雌二醇是由卵巢分泌的主要的雌性激素，可调节碳水化合物和脂类代谢，增加母体骨骼更新率，研究发现钙的吸收、储留与孕期雌激素水平呈正相关。

2. 消化系统变化　由于孕妇体内激素的变化，使机体的平滑肌松弛，胃及小肠扩大，母体胃肠蠕动减慢，消化液分泌减少，常有恶心、消化不良和便秘等症状出现。孕妇对钙、铁、维生素 B_1、叶酸的吸收能力增强。

3. 血液容积与血液成分变化　随妊娠月数的增加，孕妇的血容量不断增加，其血浆容量与非孕妇相比增加 45%~50%，红细胞数量增加 15%~20%。由于红细胞增加的幅度低于血浆容量，出现血液稀释，导致孕妇呈生理性贫血。在妊娠中期，血红蛋白浓度下降到最低点，在妊娠晚期再次上升。

孕妇血容量增大，但肝功能较正常人低，血浆总蛋白及白蛋白量也降低。在妊娠开始后的几周，母体血中甘油三酯、胆固醇、乳糜微粒与极低密度脂蛋白减少。以后随着肝脏合成甘油三酯量的增加，脂肪动员作用增加，导致后期母体血脂升高。

胎盘对保证胎儿营养素正常供给起着非常重要的作用，它可以从母体血液中吸取并贮存大量营养素，以供给胎儿需要，同时它可以保障营养素从母体进入胎盘后运至胎儿，而不再由胎盘渗透回母体，胎盘的这种作用称之为"生化阀作用"。因此，孕期母体血浆大部分营养素水平均降低，包括氨基酸、葡萄糖、水溶性维生素、铁等。

4. 肾功能变化　为了清除胎儿和母体代谢所产生的废物，妊娠期间母体肾功能发生显著的改变。有效肾血流量、肾小球滤过率和滤过分数均发生改变。某些营养素如葡萄糖、氨基酸、水溶性维生素等尿中排出明显增加。其中葡萄糖的排出量可增加 10 倍以上，并与血糖浓度无关。

5. 体重增加　孕妇体重的增加主要源于胎儿、羊水、胎盘、血液和细胞外液的增加以及子宫、乳腺和母体脂肪组织的贮存。不限制饮食的健康初孕妇女，体重一般增加 10~12.5kg。孕早期增加较少，孕中期和孕后期增加幅度较大，每周可高达 350~400g。

孕期体重增长过低与胎儿发育迟缓和围生期死亡的危险增加相关。孕期体重增长过高与新生儿体重过高和继发的头盆不称并发症危险性增加相关。孕期妇女体重的增加应保持在一定的范围内，参见体重身高指数(BMI)推荐的适宜孕期体重增长范围(见表 6-1)。

6. 代谢变化　由于胎儿、胎盘及母体自身组织生长的需要，孕妇的合成代谢增加，基础代谢率升高。

表 6-1 按孕前 BMI 推荐的孕期体重增长范围

孕前体重/身高类别	孕期体重增长值(kg)
低(BMI<19.8)	12.5~18.0
正常(BMI 19.8~26.0)	11.5~16.0
高(BMI>26.1~29.0)	7.5~11.5
肥胖(BMI>29.0)	6.0~6.8

注:引自 Institution of Medicine,Nutrition during Pregnancy,1990

(二)营养需要

1. 能量 孕期对能量的需求增加,以满足胎儿、胎盘及母体组织增长,蛋白质、脂肪贮存以及代谢增加的能量需要。有关孕妇营养调查及能量需要测定的研究结果不尽相同。这主要是由于有很多因素影响到孕妇能量的需要,如孕前体重、机体的脂肪含量、孕期体重增长数量、环境温度、孕妇的活动程度等。

孕期能量的摄入量应与消耗量保持平衡,过多摄入能量,母体体重过高,对母子双方无益。妊娠全程应增加体重 12kg 左右,孕中、后期每周增重应不少于 0.3kg,不大于 0.5kg。中国营养学会 2000 年公布的孕期能量的 RNI 为每日增加 0.83MJ(200kcal)。

2. 蛋白质 孕期蛋白质的需要量增加,以满足胎儿生长的需要。机体对蛋白质的需求,随着孕期的延长而增加,孕早、中、晚期每日增加量分别为 1g、4g、6g。我国营养学会于 2000 年公布的孕期蛋白质 RNI 建议孕早、中、晚期分别额外增加 5g/d、15g/d、20g/d。推荐量如在孕早期未能落实,在孕中、晚期可以进行有效的补充。

3. 矿物质

(1)钙:新生儿体内含有 25~30g 钙,大部分是在孕晚期由孕妇体内转移到胎儿体内的。在此期间胎儿母体肠道钙的吸收率增加,每天钙储留 240~300mg,用于胎儿骨骼和牙齿的发育。采用同位素进行的自身对照研究表明,孕前、孕早、孕中、孕晚期的钙吸收率分别为 36%、40%、56% 和 62%,呈明显增长趋势。孕中期钙的 AI 为 1 000mg/d,孕晚期为 1 200mg/d。

(2)铁:孕妇及胎儿在整个妊娠期需铁量约为 1 000mg,基本上是在后 6 个月,特别是最后 3 个月需要量最大。其中 350mg 用于胎盘和胎儿迅速增长的需要,450mg 为母体血容量增加的需要,其余部分用以补偿铁的丢失。铁的 AI 孕中期为 25mg/d,孕晚期为 35mg/d,UL 为孕中期 60mg/d,孕晚期 60mg/d。

案例中,该孕妇血红蛋白低于正常值(110~150g/L),且平素不喜食牛肉等含铁元素高的食物,可诊断该孕妇患了缺铁性贫血。

膳食调整:多食含血红素铁高的食物,如牛肉、猪肝、羊肉、动物血、蛋黄等;同时摄入富含维生素 C、维生素 A、动物蛋白、果糖,以促进铁的吸收;并且纠正挑食的不良膳食习惯。

(3)锌:有关妊娠期间母体锌摄入量对胎儿影响的研究结果不尽相同,但大量的动物实验研究结果表明,母亲锌摄入量充足可以促进胎儿生长发育和预防先天性畸形。成年妇女体内含锌1.3g,孕期增至1.7g,足月胎儿体内含有60mg。血浆锌在妊娠开始就降低,直到妊娠结束,比非孕妇女低约35%。新生儿脐带血清锌浓度比母体血清锌高约50%,估计胎盘锌转移到胎儿的过程是通过主动转运进行的。胎儿对锌的需求在妊娠早期达到最高,每日需0.6~0.8mg。孕妇应于孕中期开始增加锌的摄入量。孕妇锌的RNI为每日增加5mg,UL孕中期为35mg/d。

(4)碘:碘是合成甲状腺素必需的营养素,而甲状腺素可促进蛋白质的合成,并促进胎儿生长发育。孕妇碘缺乏可引起流产、死胎、胎儿先天性畸形及先天性甲状腺功能减低症等。妊娠期,母体甲状腺功能活跃,碘的需要量增加。孕妇碘的RNI为200mg/d,UL为1 000mg/d。

4.维生素

(1)维生素A:妊娠期孕妇对维生素A的需要量增加,用于胎儿生长发育、胎儿肝脏储存以及母体为泌乳而储存的需要。母体维生素A缺乏与早产、宫内发育迟缓及低出生体重儿可能相关。但母体过量摄入维生素A,不仅会引起中毒,而且有导致胎儿先天性畸形的可能。孕妇维生素A的RNI为妊娠初期800μgRE,中期和晚期900μgRE,UL为2 400μgRE。

(2)维生素D:妊娠期间维生素D缺乏可导致新生儿低钙血症和手足搐搦、婴儿牙齿和骨骼发育不良及母体骨质软化症的发生。过量维生素D的摄入可以导致维生素D中毒症,孕期维生素D的补充要适量。孕妇维生素D的RNI为10μg/d(从孕中期开始),UL为20μg/d。

(3)维生素E:在胎儿生长期间,孕妇需要消耗更多的维生素E。孕妇维生素E的AI为14mg α-TE/d,UL为10mg α-TE/d。

(4)维生素B_1:妊娠期应增加孕妇维生素B_1的供给量。维生素B_1缺乏可引起新生儿先天性脚气病。孕妇维生素B_1的RNI为1.5mg/d,UL为50mg/d。

(5)维生素B_2:妊娠期间,母体对维生素B_2的需要量增加。孕妇维生素B_2的RNI为1.7mg/d。

(6)维生素B_6:研究表明维生素B_6以磷酸吡哆醛形式参与核酸代谢及蛋白质的合成。孕期对维生素B_6的需要量增加。孕妇维生素B_6的AI为1.9mg/d。

(7)叶酸:由于叶酸参与DNA及RNA的合成,因此孕期叶酸的需要量增加,以满足迅速增长的细胞组织的需要。孕妇缺乏叶酸可使先兆子痫、胎盘早剥的发生率增高,患有巨幼红细胞性贫血的孕妇易出现胎儿宫内发育迟缓、早产及新生儿低出生体重。现已证实,妊娠早期缺乏叶酸是引起胎儿神经管畸形的重要原因。据调查,每年有8万~10万神经管畸形胎儿出生,其中北方高于南方,农村高于城市,夏秋季高于冬春。妇女于孕前1个月至孕早期3个月内每月增补400mg叶酸,可有效降低胎儿神经管畸形的发生率。孕妇叶酸的RNI为600μg/d,UL为1 000μg/d。

(8)烟酸:妊娠期膳食中色氨酸代谢转换为烟酸的转换率增高,以适应机体对烟酸摄入量需求增加的需要。孕妇烟酸的RNI为15mgNE/d。

(9)维生素C:维生素C通过胎盘是主动转运过程,胎儿血维生素C的水平比母体高2~4倍,而母体维生素C的水平却比非孕妇低50%。胎儿对维生素C的分解率较高,因此孕期维生素C的需要量增加。孕妇维生素C的RNI为130mg/d。

(三)常见营养问题

孕妇在妊娠过程中,如得不到必需的营养,将影响胎儿正常发育和母体健康。

1. 营养不良对母体影响　一些营养不良的孕妇很容易出现营养缺乏病,如营养性贫血、营养不良性水肿、骨软化症、妊娠高血压综合征等。

(1)营养性贫血:包括缺铁性贫血和巨幼红细胞性贫血(缺乏叶酸、维生素 B_{12})。以缺铁性贫血为主,在妊娠末期患病率最高。主要病因是:①膳食铁摄入不足;②来源于植物性食物的膳食铁吸收利用差;③孕期对铁的需要量增加。

(2)骨软化症:妊娠期如维生素 D 缺乏或钙摄入不足,导致血钙浓度下降,为满足胎儿生长发育所需,必须动用母体骨骼的钙,结果会使母体骨钙不足,引起脊柱、骨盆骨质软化。

(3)营养不良性水肿:妊娠期蛋白质严重摄入不足可致营养不良性水肿。轻者仅下肢水肿,重者可出现全身浮肿。

(4)妊娠高血压:妊娠合并高血压严重威胁母婴的生命安全,除遗传外,营养素摄入与其发生、发展也有密切联系。孕妇营养不良,如贫血、低蛋白血症、缺钙以及 BMI 大于 24 均是妊娠高血压综合征的危险因素。

2. 营养不良对胎儿的影响

妊娠期营养不良,可导致早产及低出生体重、先天性畸形,影响胎儿的体格与智力发育,围生期死亡率高等。

(四)合理膳食指导

中国居民膳食指南对孕妇的膳食有特别的推荐,包括孕早、中、末期膳食指南(详见第五章)。

1. 孕早期营养与膳食

(1)孕早期膳食要点:此期胚胎生长发育速度相对缓慢,胎盘及母体的有关组织增长变化不明显,所需营养与孕前无太大差别。但多数孕妇有妊娠反应如恶心、呕吐、食欲下降等,影响营养素的摄入。故营养与膳食要求:

1)按照孕妇的喜好,选择促进食欲的食物。

2)选择容易消化的清淡适口的食物:清淡适口食物包括各种新鲜蔬菜、水果、大豆制品、鱼、禽、蛋及各种谷类制品(如粥、面包干、馒头、饼干等)。

3)保证进食量:想吃就吃,少食多餐(比如睡前和早起时,坐在床上吃几块饼干、面包等点心),可以减轻呕吐,保证进食量。

4)保证碳水化合物的摄入:为防止因脂肪分解产生酮体对胎儿早期脑发育的不良影响,应保证每天摄入碳水化合物 150g 以上,约合谷类 200g,孕妇完全不能进食时,应静脉补充。

5)补充叶酸:为避免胎儿神经管畸形,在计划妊娠前及孕早期应补充叶酸 $400\sim600\mu g/d$。

6)戒烟、禁酒:为避免烟酒影响胎儿的生长发育,孕前和孕期应戒烟、禁酒,并远离吸烟环境。

(2)孕早期食谱举例：

早餐：枣泥糕＋酸奶＋鲜橙；加餐：核桃仁几粒；午餐：米饭＋糖醋鱼＋清炒毛豆＋鸡肉线烩菠菜＋紫菜鸡蛋汤；加餐：牛奶芝麻糊；晚餐：骨头汤、西红柿烧面条＋胡萝卜、豆干、甜椒炒肉丝＋盐水油菜心；加餐：苹果。

2.孕中期营养与膳食

(1)孕中期膳食要点：从孕中期开始，胎儿进入快速生长发育，直到分娩。与胎儿生长发育相适应，母体子宫、乳腺等也逐渐发育，并且需要为产后泌乳开始储备能量及营养素。故膳食应注意：

1)补充充足的能量：保证胎儿生长发育和母体的需要。

2)注意铁的补充：孕中期血容量及红细胞迅速增加，并持续到分娩前，对铁需要量增加。富含铁、吸收率又较高的食物包括动物肝脏和血、肉类、鱼类。

3)适当增加鱼、禽、蛋、瘦肉、奶及海产品的摄入。

(2)膳食构成及食谱举例：

1)膳食构成：谷类 35～450g；大豆制品 50～100g；鱼、禽、瘦肉交替选用约 150g，鸡蛋每日 1 个；蔬菜 500g(其中绿叶菜 300g)，水果 150～200g；牛奶或酸奶 250g；每周进食 1 次海产食品，补充碘、锌等微量元素；每周进食 1 次(约 25g)动物肝脏，补充维生素 A 和铁；每周进食 1 次动物血，补充铁。由于孕妇个体有较大的差异，不可机械地要求每位孕妇进食同样多的食物。

2)食谱举例：早餐：芝麻酱肉末卷＋小米红豆粥；加餐：酸奶；午餐：米饭＋清蒸鲈鱼＋炒青菜＋西红柿炒鸡蛋＋胡萝卜、马蹄煲瘦猪肉；加餐：橙；晚餐：米饭＋豆干、芹菜炒牛肉丝＋虾米煲大芥菜＋海带猪骨头汤；加餐：牛奶，面包。

3.孕末期营养与膳食　孕7～9个月胎儿体内组织、器官迅速增长，脑细胞分裂增殖加快，骨骼开始钙化，同时孕妇子宫增大、乳腺发育增快，对蛋白质、能量以及维生素和矿物质的需要明显增加。

(1)孕末期膳食要点：补充长链多不饱和脂肪酸，增加钙的补充，保证适宜的体重增长。

(2)膳食构成及食谱举例：

1)膳食构成：保证谷类、豆类、蔬菜、水果的摄入；鱼、禽、蛋、瘦肉合计每日 250g，每周至少 3 次鱼类(其中至少 1 次海产鱼类)，每日 1 个鸡蛋。每周进食动物肝脏 1 次，动物血 1 次；每日饮奶至少 250ml，同时补充钙 300mg。

2)食谱举例：早餐：鸡蛋肉丝面；加餐：牛奶＋杏仁；午餐：米饭＋萝卜焖排骨＋虾皮、鲜菇煮白菜＋鱿鱼片爆西蓝花＋花生煲猪腱肉汤；加餐：苹果；晚餐：米饭＋芹菜豆腐皮炒肉丝＋蒜茸生菜＋清蒸虾＋黑豆煲黑鱼汤；加餐：酸奶＋饼干。

二、乳母营养与膳食

乳母是处于哺乳特定生理状态下的人群，乳母必须分泌乳汁哺喂婴儿，并保证 6 个月以内婴儿的全面的营养需要。科学合理的营养干预对生产后乳母的身体康复、乳汁分泌，具有重要的意义。

(一)生理特点

1.乳母生理特点

(1)泌乳期的内分泌改变:分娩后72h之内母体在内分泌调节下,乳腺开始分泌乳汁。科学家称这段时间为"乳汁生成期"。随着胎盘的娩出,母体内的雌激素和孕酮水平急剧下降,垂体分泌大量的泌乳激素和催产素,向乳房发出分泌大量乳汁的信号。此外,垂体分泌的生长激素、肾上腺皮质激素、甲状腺激素也有促进乳腺发育的作用。

乳汁的形成需要大量的能量,母乳中含有蛋白质(包括抗体)、乳糖、脂肪、维生素和微量元素等营养素,是唯一的婴幼儿营养素平衡的食品,故乳母的营养不仅须适应母体本身的需要,同时也要适应母乳分泌的需要。乳母营养不良,是造成母乳不足的主要原因之一。

(2)乳腺增大:乳腺的增大由妊娠期开始,在雌激素和黄体酮的共同作用下,一直到妊娠期结束完成。妊娠期间,乳房较正常期增大2~3倍,产生乳汁的乳腺腺泡,导管处于准备状态。婴儿的吸吮作用,对启动乳房生乳是非常重要的。哺乳期乳腺显著增大,脂肪增多,需消耗蛋白质与脂肪。

(3)母体器官的恢复:在产后的一段时间内,母体的子宫及其附件将逐渐恢复到孕前的状态,哺乳有利于产妇子宫更快的复原。产后母体的康复需6~8周,孕期的生理性贫血也要在产后2~6周内恢复。

2.影响乳汁分泌的因素

乳汁分泌是一个十分复杂的神经内分泌调节过程。除精神方面的刺激影响到乳汁分泌的质和量外,乳母的饮食、营养状况是影响乳汁分泌量的重要因素,营养不良的乳母将会影响到乳汁的分泌量和泌乳期的长短。正常情况下,新生儿出生8h后即可得到初乳的喂哺,产后3个月每日泌乳量为750~850ml。一般营养较差的乳母在产后前6个月每日泌乳量为500~700ml,后6个月每日为400~600ml;当乳母能量摄入很低时,可使泌乳量减少到正常的40%~50%;严重营养不良乳母的泌乳量可降低到每天100~200ml;饥荒时营养不良的乳母甚至可能完全终止泌乳。

(二)营养需要

1.能量 多数研究认为,营养状况良好的妇女在哺乳期BMR仅稍升高或不变。哺乳期乳母对能量的需要量增加。乳母的能量需求包括其自身的消耗和满足泌乳的能耗以及供给婴儿乳汁的能量消耗三部分。蛋白质、脂肪、碳水化合物的供能比分别为13%~15%、20%~30%、55%~60%。

(1)哺乳需要:乳母每天供给婴儿乳汁约800ml,按平均100ml乳汁约含能量290kJ(70kcal)计,共含能量2 320kJ(560kcal)。母乳膳食能量转变为乳汁能量,转化效率约为80%,故共需约2 900kJ(700kcal)才能合成800ml的乳汁。虽然孕期的脂肪储存可在哺乳期被消耗,为泌乳提供约1/3能量,但是另外的2/3就需要由膳食提供。故我国推荐乳母能量RNI为比同等劳动非孕妇增加2 092kJ(500kcal)。

(2)自身消耗:乳母的能量消耗按轻体力劳动者计每天为8 787kJ(2 100kcal),加上哺乳需要的总和,乳母在轻体力劳动负荷时的能量供给量,每天为12.5MJ(3 000kcal)。

2.蛋白质 乳母所需蛋白质包括自身需要和提供乳汁时的消耗。成熟乳含蛋白质 1.1~1.3g/100ml,每天平均泌乳量按 800ml 计算,则含蛋白质为 8.8~10.4g,体内合成乳汁蛋白质的效率为 70%~80%。如果膳食蛋白质的生物学价值不高,则转变成乳汁蛋白质的效率更低。因此,按我国营养学会的建议,乳母用于泌乳需每天额外供给蛋白质 20g。乳母若为轻体力劳动者,每天供给蛋白质 70g,故供给乳母的蛋白质亦为前两项之和,每天需供给蛋白质 90g,其中一部分应为优质蛋白质,才能满足需要。某些富含蛋白质的食品,如牛肉、鸡蛋、肝和肾等,有促进泌乳的作用。

3.脂肪 一般而言,每次哺乳过程中后段乳中脂肪含量比前段乳的含量高,这样有利于控制婴儿的食欲。乳母能量的摄入和消耗相等时,乳汁中脂肪酸与膳食脂肪酸的组成相似,乳中脂肪含量与乳母膳食脂肪的摄入量有关。脂类与婴儿的脑发育有密切关系,尤其是其中的不饱和脂肪酸,例如二十二碳六烯酸(DHA),对中枢神经的发育特别重要。目前我国乳母脂肪推荐与成人相同,膳食脂肪供给为 20%~30%。

4.矿物质

(1)钙:母乳中钙含量,初乳为 480mg/L,过渡乳 460mg/L,成熟乳 340mg/L。当乳母膳食钙摄入不足时,可消耗母体的钙贮存,以维持乳汁中钙含量的恒定。乳母每天泌乳量按 800ml 计算,约需钙 300mg。WHO 建议每天供给钙 1 200mg。因我国以植物性食物为主,钙的吸收率较低,为了保证乳汁中钙含量的稳定及母体钙平衡,应增加乳母钙的摄入量。故我国乳母膳食钙的 AI 为 1 200mg,可耐受的最高摄入量每日为 2 000mg。在 2001 年中国营养学会妇幼分会提出的《改善我国妇女儿童钙营养状况的建议》中,建议乳母要注意膳食多样化,增加富含钙的食品,例如豆类及豆制品等,建议每日饮奶至少 250ml,以补充约 300mg 的优质钙,摄入 100g 左右的豆制品和其他富钙食物,可获得约 100mg 的钙,加上膳食中其他食物来源的钙,摄入量可达到约 800mg,剩余不足部分可增加饮奶量或采用钙剂补充。此外,还要注意补充维生素 D(多晒太阳或服用鱼肝油等),以促进钙的吸收与利用。

(2)铁:乳汁中铁的含量为 50~100μg/100ml,每天由乳汁消耗的铁量为 0.8mg。一般若摄入动物性食物蛋白质占能量来源的 10%~15%时,膳食铁的吸收率按 10%计,则每天应增加供给铁 4mg,每天由食物供给乳母 19mg 铁即可满足人体的需要。为恢复孕期缺铁的状况,应注意铁的补充,膳食中应多供给富含铁的食物。乳母膳食铁的 AI 每日为 25mg,可耐受的最高摄入量每日为 50mg。由于食物中铁的利用率低,亦可考虑补充小剂量的铁以纠正和预防缺铁性贫血。

(3)碘:乳汁含碘量 40~90μg/L,我国推荐乳母碘 RNI 为 200μg。

5.维生素

(1)脂溶性维生素:乳汁中的维生素 A、维生素 D、维生素 E 含量受乳母摄入量的影响。乳汁中的维生素 A 含量为 120~610μg/L,我国推荐乳母维生素 A 的 RNI 为 1 200μgRE,可耐受最高摄入量每日为 3 000μg。乳母需要注意膳食的合理调配,多选用富含维生素 A 的食物。维生素 D 几乎不能通过乳腺,因此母乳中维生素 D 含量很低,乳母维生素 D 的 RNI 为 10μg,可耐受最高摄入量每日为 50μg。由于膳食中富含维生素 D 的食物很少,建议多进行户外活动来改善维生素 D 的营养状况以促进膳食钙的吸收,必要时可补充维生素 D 制剂。维生素 E 的 RNI 为 14mg。

(2)水溶性维生素:乳汁中维生素 B_1 约为 0.2mg/L,维生素 B_2 为 0.3mg/L,维生素 B_{12} 为 $0.3\mu g/L$。因此,乳母每天应摄入维生素 B_1 1.8mg、维生素 B_2 1.7mg、维生素 B_{12} $2.8\mu g$。其他每日供给量分别为烟酸 18mg、叶酸 $500\mu g$DFE、维生素 B6 1.9mg。应增加富含维生素 B_1 的食物,如瘦猪肉、粗粮和豆类等;多吃肝、奶、蛋以及蘑菇、紫菜等食物可改善维生素 B_2 的营养状况。乳汁中的维生素 C 含量为 52mg/L,每天乳汁消耗的维生素 C 为 40mg。我国推荐乳母每天供给维生素 C 130mg。乳汁中维生素 C 与乳母的膳食有密切关系。只要经常吃新鲜蔬菜与水果,特别是鲜枣与柑橘类,容易满足需要,维生素 C 的可耐受最高摄入量为每日 1 000mg。

6.水 每天从乳汁中分泌的水分为 850ml 左右,为了增进乳汁的分泌,应鼓励乳母多补充流质食物及汤类,保证水分的补充,有利于乳汁的形成。

(三)常见营养问题

1.哺乳对母体健康的影响

(1)哺乳与子宫恢复:产后应尽快用母乳喂养新生儿。婴儿对乳房的不断吮吸,可刺激母体中缩宫素的分泌而引起子宫收缩,可减少产后子宫出血的危险,有助于产后子宫恢复到孕前状态。

(2)哺乳与乳腺炎:通过哺乳,婴儿对乳房的不断吮吸,可避免乳汁淤积,预防急性乳腺炎的发生。

(3)哺乳与肥胖:母乳喂养婴儿,可有效地消耗妊娠期间贮存的能量,有利于乳母的体重尽快复原,预防产后肥胖。若产后没有哺乳且食物摄入量正常的母亲,过多的脂肪将蓄积在体内,引起肥胖。

(4)哺乳与骨质疏松:按每天泌乳 800ml 计算,持续 6 个月的哺乳妇女经乳汁丢失钙约 50g,占总体钙的 5%。如果母亲膳食钙摄入量不足,一般不会影响乳汁中钙含量,因为母体可动用骨骼中的钙维持乳汁中钙,其结果导致乳母因缺钙而患骨质软化症、骨质疏松等。因此,哺乳期母体应注意钙的补充。

(5)哺乳与乳腺癌:有大量的研究结果表明,母乳喂养可以降低发生乳腺癌的危险。

2.常见与营养有关的健康问题

(1)营养缺乏症:由于要分泌乳汁哺育婴儿,乳母需要的能量及各种营养素较多。在孕前营养不良而孕期和哺乳期摄入的营养素又不足的情况下,乳汁分泌量就会下降。当乳母的各种营养素摄入量不足时,体内将增加分解代谢以尽量维持泌乳量,此时泌乳量虽然下降不明显,但母体内已存在营养的不平衡,最常见的指征是乳母的体重减轻,并可出现各种不同营养素缺乏的症状。

(2)血脂和脂蛋白异常血症:乳母继产后的康复,往往是摄入过多的高能量、高碳水化合物、高脂肪、高蛋白质的食物,增加每日餐次以保证有丰富的乳汁,满足婴儿的营养需求。同时,乳母的体重也以超重为多,在某一时间段内可能会出现血脂异常和脂蛋白异常血症。

(3)缺铁性贫血症:乳母产后出血,特别是在出血量大且没有及时补充铁剂和叶酸的情况下,容易引起不同程度的缺铁性贫血。

（四）合理膳食指导

在中国营养学会发布的《中国居民膳食指南及平衡膳食宝塔》中，关于乳母的膳食指南中特别增加了保证供给充足的能量和增加鱼、肉、蛋、奶、海产品的摄入量两方面的内容。

1. 产褥期膳食　正常分娩后的产妇，第一餐可适量食用比较热和容易消化的半流质食物，如红糖水、蛋花汤、蒸蛋羹等，第二餐可用正常膳食；分娩时若有会阴裂撕伤，Ⅲ度缝合后，应给无渣膳食1周左右，以防排便而造成再次撕裂；剖宫术的产妇，术后24h，胃肠蠕动恢复后，给予一天流食（忌用牛奶、豆浆、大量蔗糖等胀气食物），第二天给予半流，以后逐渐过渡到普通膳食。

母体在分娩过程中失血较多，膳食中需要补充造血的重要物质，如蛋白质和铁等。在我国往往只强调动物性食物的摄入，如鸡、肉、鱼、蛋，而忽视蔬菜与水果的摄入，容易造成维生素C与膳食纤维的不足。

2. 哺乳期膳食

（1）食物种类齐全多样化：一日以4～5餐为宜，乳母主食不能单一，应该粗细粮搭配，每天食用一定量粗粮，并适当调配一些燕麦、小米、赤小豆、绿豆等，以保证各种营养素的供给。其主食量也要相应增加，以每日300～500g为宜。

（2）供给充足的优质蛋白质：动物性食品如鸡蛋、鱼、禽、肉等可提供优质的蛋白质，宜多食用，每日200～250g。在受经济条件限制的地区，可充分利用大豆类食品提供蛋白质和钙。

（3）多食含钙丰富的食物：奶类及其制品（如牛奶、酸奶、奶粉、奶酪等）含钙量较高，并且容易于吸收利用，每天应至少摄入250g。此外，小鱼、小虾米（皮）富含钙，可以连骨带壳食用。深绿色蔬菜、豆类也可提供一定数量的钙。

（4）多食含铁丰富的食物：多食动物的肝脏、肉类、鱼类、某些蔬菜（如油菜、菠菜等）、大豆及其制品等。

（5）摄入足够的新鲜蔬菜、水果和海产品：保证供应500g/d以上。有的地区产后有禁吃蔬菜和水果的习惯，应予以纠正。

（6）注意烹调方法：对于动物性食物，如畜、禽、鱼类的烹调方法以煮或煨为最好，多汤水，以利泌乳。烹调蔬菜时，注意尽量减少维生素C等水溶性维生素的损失。

三、婴幼儿营养与膳食

从出生到3周岁为婴幼儿期，它又可以分为三期：新生儿期、婴儿期、幼儿期。该期是人的一生中最重要的时期之一，由于婴幼儿生长发育迅速，对营养的需要相对较成年人高，因此，营养状况的好坏对人类的素质产生非常重要的影响。

（一）生理特点

1. 新生儿期　从出生至28天为新生儿期。由于内外环境变化很大、生理调节和适应能力不成熟，新生儿容易发生体温不升、体重下降和各种疾病，发病率高，死亡率也高。

2. 婴幼儿期　出生后28天至1周岁为婴儿阶段，1～3岁为幼儿阶段。该期是人生中生长发育的第一个高峰期。身高、体重迅速增长，各器官系统不断发育成熟和完善。此期不成熟的消化功能与高摄入的要求产生矛盾,因此提倡母乳喂养和合理的营养指导十分重要。

(1)体格:正常婴幼儿出生的平均体重为3kg,出生后前3个月体重平均每月增长700~800g,4~6个月为500~600g,6个月以后体重增长减慢,每月平均增长300~400g,1岁时体重为出生时的3倍。身高与体重增长相似,年龄越小,增长越快,至1岁时身高可达75cm左右。1~3岁幼儿体格生长速度与婴儿期相比呈减慢、稳步增长趋势,体重每年增加2kg左右,身高每年增加5~7cm。

(2)神经系统:大脑发育极为迅速,脑神经细胞在出生后6个月为激增期,6~12个月增殖也很快。出生时脑重约370g,约为成人脑重(1 300g)的27%,6月龄儿童脑重为600~700g,2岁时达900~1 000g。幼儿时期活动量大增,语言、智能发育较快。

(3)消化系统:婴幼儿消化器官发育不成熟,口腔及胃肠黏膜柔嫩,血管丰富易受损伤,胃容量亦少,各种消化酶的活性较低,消化及代谢功能欠佳,但机体的快速生长发育对营养的需要量及质量要求相对较多、较高。由于其体内营养素的储备量相对较少,故一旦出现某种营养素供应不足或消化道功能紊乱,短时间内即可影响机体发育。幼儿期乳牙依次出齐,但胃肠消化功能仍未健全,易发生消化紊乱,加上从母体获得的免疫抗体已基本耗尽,容易患各种感染性疾病。

(二)营养需要

为了使婴幼儿的体重正常增长,能量及营养素摄入必需满足消耗及正常生长所需。

1.能量 婴幼儿对能量的需要相对较高,除维持基础代谢、各种活动和食物特殊动力作用需要外,生长发育所需能量为婴幼儿所特有,其需要量随年增长速度的快慢而增减。1岁以内总能量需要量的25%~35%用于生长发育,估计体重每增加1g约需21kJ(5kcal)能量。我国营养学会建议0~12个月婴儿的能量摄入量均为397kJ/(kg·d)[95kcal/(kg·d)]。初生儿第一周时约为251kJ/(kg·d)[60kcal/(kg·d)],第二、三周时约需419 kJ/(kg·d)[100kcal/(kg·d)],2~6个月时需461~502 kJ/(kg·d)[110~120kcal/(kg·d)],6~12个月约需419 kJ/(kg·d)[100kcal/(kg·d)]。

2.蛋白质 婴幼儿期对蛋白质的需要不仅用于补充代谢的丢失,而且用于满足生长中不断增加的新组织的需要,故该期应处正氮平衡。母乳所含的必需氨基酸的量和比例符合婴儿需要,故母乳喂养时蛋白质的需要量为2.0g/(kg·d),牛奶喂养的需要量为3.5g/(kg·d),混合喂养的婴儿除母乳、牛奶外还摄入营养价值较低的植物性食物,对蛋白质的需要量增至4.0g/(kg·d)。6个月以后的婴儿其膳食中开始增加辅助食品,此时应注意选择肉、蛋、鱼、乳、豆类食物以提高蛋白质的利用率。此外,婴儿时期除8种必需氨基酸外,组氨酸也是必需氨基酸。

3.脂肪 婴幼儿对脂肪的需要量相对地高于成年人,尤其对各种多不饱和脂肪酸(C18:2、C20:4、C22:6)和类脂(如磷脂和糖脂)有特别的需求。其对婴幼儿的视网膜、神经和脑的发育有极重要意义。婴幼儿每日所需脂肪应达其摄入总能量的30%~45%,其中必需脂肪酸提供的能量不应低于总能量的1%~3%。新生儿约需脂肪7g/(kg·d),2~3个月的婴儿约需6g/(kg·d),6个月后约需4g/(kg·d),以后随年龄的增长而逐渐减至3~3.5g/(kg·d)。

4. 碳水化合物 碳水化合物是主要的供能物质,有助于节约蛋白质,使摄入的蛋白质达正氮平衡以构建身体组织;有助于完成脂肪的氧化供能,减少酮体的生成;碳水化合物也是脑细胞代谢的基本物质。

母乳喂养时其碳水化合物供能约占总能量的50%。奶类中所含的乳糖可在肠道内完全溶解,易吸收,又可引起酸性发酵,有助于钙的吸收和促进乳酸杆菌的生长,抑制大肠杆菌的繁殖。婴幼儿对葡萄糖、果糖、蔗糖的吸收也较好。婴儿出生后2~3个月内缺乏淀粉酶,不易消化淀粉类食物,故应在出生3~4个月后添加。对人工和混合喂养的婴儿应注意选择适量和适当种类的碳水化合物,若长期不足可导致营养不良。

5. 矿物质 钙、铁、锌和碘是婴幼儿期缺乏后易导致营养紊乱的矿物质。

(1)钙:新生儿体内的钙含量约占体重的0.8%(成人时约占1.5%)。生长发育过程中钙的潴留较多,婴儿每天约需钙400mg,大多来自乳汁,母乳含钙(34mg/L)虽不及牛奶(117mg/L),但母乳的钙磷比例合适(2:1),易吸收。人工喂养儿钙供给量应达到600mg。大豆制品含钙量较高,6个月后婴儿添加辅食时可适当选用。我国营养学会推荐的摄入量为初生~6个月400mg/d,7个月~2岁600mg/d,3岁800mg/d。

(2)铁:正常新生儿有足够的铁储存,可满足4~6个月的需要。生后4个月(早产儿和低体重儿生后2个月)体内铁储存逐渐耗竭,应及时添加富含铁的食物。母乳和牛奶含铁量均较低(约1mg/L、3mg/L),但母乳中铁的吸收利用率较高,达50%左右,牛奶仅10%左右,我国营养学会推荐的婴幼儿膳食铁的参考摄入量均为10mg/d。

(3)锌:正常新生儿体内锌储备较少,当锌摄入不足时易导致锌缺乏而引起生长发育迟缓、脑发育受损、食欲不振、味觉异常、异食癖等。母乳中锌含量与牛奶相近。我国DRI推荐初生~6个月为3mg/d、7~12个月5mg/d、1~7岁为10mg/d。

(4)碘:膳食碘供给不足将引起缺碘性疾病,新生儿缺碘可致甲状腺功能低下。我国DRI推荐初生~6个月40μg/d、7~12个月50μg/d、1~3岁70μg/d。

其他矿物质,如钾、钠、镁、铜、氯、硫及其他微量元素也为机体生长发育所必需,但母乳及牛奶喂养健康婴儿均不易缺乏。

6. 维生素 母乳喂养的婴儿只要乳母获得平衡膳食,营养充足,乳量足够,一般不会发生维生素缺乏病。但母乳及牛奶中维生素D含量较低,婴幼儿缺乏户外活动,常易发生维生素D缺乏性佝偻病,应及时补充维生素D,以促进膳食中钙的吸收和利用。婴幼儿维生素A缺乏常会出现反复呼吸道感染、干眼症、夜盲症等,在补充鱼肝油的同时亦补充维生素A,但应注意避免过量补充。早产儿和低出生体重儿容易发生维生素E缺乏,引起溶血性贫血、血小板增加及硬肿症。新生儿肠道内正常菌群尚未建立,合成维生素K较少,容易发生维生素K缺乏症。因此,对新生儿尤其是早产儿出生初期要注射补充维生素K。出生1个月以后,一般不容易出现维生素K缺乏。但长期使用抗生素时,则应注意补充维生素K。母乳中维生素B_1、B_2含量不多,若乳母常食用去米汤的"捞饭"或精制米面制品,常可导致婴幼儿维生素B_1缺乏症(婴儿脚气病),其症状较成人重,有延误治疗而致死的报道。奶类中叶酸受热易破坏,应引起注意。羊奶中叶酸含量极低,用羊奶人工喂养儿应注意及早补充叶酸,以防巨幼红细胞性贫血的发生。母乳喂养的婴儿可从乳汁获得足量的维生素C。牛奶中维生素C的含量仅为母乳的1/4,在煮沸过程中又有所损失,因此,纯牛奶喂养儿应及时补充富含维生素C的果汁如橙子、深绿色菜叶汁或维生素C制剂等。

(三)常见营养问题

由于婴幼儿的消化器官功能及神经系统的调节功能发育尚不完善,但又必须摄入相对比成人更多的营养素才能满足快速生长发育的需要。婴幼儿时期常见的营养问题主要有以下几种:

1. 蛋白质-能量营养不良　根据发病原因可分为原发性和继发性两种。原发性是由摄入的膳食蛋白质和能量不能满足机体的生理需要所引起,多见于食物缺乏、摄入不足或机体需要量增加;继发性为其他疾病的并发症。

2. 佝偻病　以3～18个月的婴幼儿最多见,我国北方地区佝偻病发病率高于南方。主要由维生素D缺乏导致骨质缺钙引起。

3. 缺铁性贫血　缺铁性贫血是6个月～3岁婴幼儿的常见病、多发病。主要是由于母乳和牛奶中含铁量少,而胎儿时期体内的储存铁仅能满足出生后4～6个月的需要,所以该病多发生在出生5个月以后,尤其多胎和早产儿更易且更早发生。我国2002年调查结果显示,2岁以内婴幼儿贫血患病率为24.2%。

(四)婴儿的喂养

1. 母乳喂养(breast feeding)　母乳是6个月以下婴儿最适合的天然食物,能供给该时期婴儿生长发育所需要的全部营养素,因此应该大力宣传和提倡母乳喂养。

(1)母乳成分:母乳分为初乳、过渡乳、成熟乳和晚乳。初乳指产后12天以内的乳汁,呈淡黄色且黏稠,蛋白质含量高(约占初乳的10%),另还含有较多的免疫球蛋白、乳铁蛋白等,脂肪含量少;过渡乳指13天到满月时的乳汁,含脂肪高,蛋白质与矿物质减少;成熟乳为第2～9个月的乳汁,晚乳指10个月以后的乳汁,量和营养成分都减少。

(2)母乳喂养的优点:

1)母乳营养丰富,消化吸收率高:母乳中所含蛋白质、脂肪、碳水化合物的比例适当,易消化吸收;蛋白质总量虽较少,但其中白蛋白多而酪蛋白少,故在胃内形成凝块小,易被消化吸收;含不饱和脂肪较多,营养价值高,颗粒小,又有较多的脂解酶,有利于消化吸收;乳糖含量多,又以2型乳糖为主,有利于乳酸杆菌生长;淀粉酶多,有助于消化。

2)母乳钙磷比例适宜:母乳含钙量虽不高,但钙磷比例适宜(2∶1),易于吸收。

3)母乳具有提高婴儿免疫力的作用:母乳含有SIgA、IgG、IgM、B及T淋巴细胞、巨噬细胞和粒细胞,具有抗感染、抗过敏的作用;含有比牛奶多的乳铁蛋白,可抑制大肠杆菌和白色念株菌的生长,有抗感染的作用;具有其他抗感染成分,如双歧因子、溶菌酶等;乳量随小儿的生长而增加,温度及吸乳速度也较合适,几乎为无菌食品;

4)有利于促进母体子宫的复原:通过婴儿的吸吮,刺激催产素的分泌而引起子宫收缩,可促进母体子宫的复原。

2. 混合喂养(mixture feeding)　混合喂养是指由于母乳量不足,而用牛、羊乳或其他植物性代乳品补充的喂养方法。可在每次母乳喂养后补充代乳品(补授法),也可一天喂数次代乳品(代授法),其余哺母乳。相比而言,以补授法为好,可以避免汁分泌量进一步减少。

全日母乳喂养次数不应少于3次,以刺激乳汁分泌,否则母乳可能会迅速减少。

3.人工喂养(bottle feeding) 因母乳缺乏或其他原因不能母乳喂养,全部用动物乳或植物性代乳品喂养的方法称人工喂养。常用的代乳品有以下几种:

(1)鲜牛奶:母乳缺少的情况下,牛奶是最好的代乳品,可首先选用。牛奶中蛋白质含量较高,特别是酪蛋白含量高(占80%),但水溶性的乳清蛋白较少,易在婴儿胃中形成凝乳;同时脂肪球较大,无脂解酶,难以消化,且含不饱和脂肪酸及乳糖少。喂养前需通过稀释(加水)、加糖(5%~8%)和煮沸三个步骤以矫正其缺点。

(2)羊乳:羊乳的营养价值与牛奶类似,但乳白蛋白含量较牛奶高,乳块较牛奶细而软,脂肪颗粒的大小接近母乳,可用于对牛奶过敏婴儿。但羊乳的叶酸含量较牛奶少,应注意补充,以防婴儿发生巨幼红细胞性贫血。

(3)奶制品:

1)全脂乳粉:牛奶经过加热用喷雾法而制成的干粉,易于保存和携带,且酪蛋白变细变软,较鲜牛奶易于消化。配制时按容量计算,则每1容量乳粉加4容量水;如按重量计算,则乳与水的重量比例为1∶8,这样即可配成鲜牛奶的浓度。

2)蒸发乳:将鲜牛奶加热蒸发至原容量的一半,使用时加1倍水稀释至原浓度。

(4)其他代乳品:主要包括豆浆、代乳粉等。多以大豆为主,因大豆含丰富的蛋白质及多种必需氨基酸,铁的含量也多,营养价值很高,不足之处是脂肪和碳水化合物不足,供能量较低,钙质也较少,若补充其不足的营养成分,则是喂养婴儿较好的代乳品。

4.辅食的添加 随着婴儿的不断生长发育,母乳将逐渐不能满足婴儿对各种营养素和能量的需求,尤其在婴儿6个月以后,婴儿消化和吸收各种膳食成分的能力以及代谢、利用产物的能力几乎接近成人,因此必须给婴儿添加辅食,否则就会造成婴儿的营养缺乏,影响其正常生长发育。婴儿添加辅食的时间是生后的4~6个月,过早地添加辅食则易引起婴儿过敏性反应。添加辅食时应遵循由少到多、由稀到稠、由细到粗、由一种到多种的原则,应在婴儿健康、消化功能正常时添加。并应注意观察添加一种辅食后婴儿的反应。添加辅食期间无须停止哺乳,母乳喂养时间应至少持续6个月。从4~6个月以后,逐渐用匙给稀粥、蛋黄等,7个月以后可以试着给予固体性食品,如饼干、馒头片,同时训练用杯碗,逐渐减少哺乳的次数,并添加软饭、饺子、碎鱼、肉等进一步减少母乳喂养量,这样就可以在1周岁左右顺利地断乳。

(五)幼儿的合理膳食指导

1.营养齐全、搭配合理 幼儿膳食蛋白质、脂肪、碳水化合物的重量比接近1∶1∶4~1∶1∶5,所占能量比分别为12%~15%、25%~35%、50%~60%。动物蛋白(或加豆类)应占总蛋白的1/2。平均每人每天各类食物的参考量为粮谷类100~150g,鲜牛奶不低于350ml或全脂奶粉40~50g,鱼、肉、禽、蛋类或豆制品100~130g,蔬菜、水果类150~250g,植物油20g,糖10~20g。此外应注意在各类食物中,不同的食物交替使用,使膳食多样化,从而发挥出各类食物营养成分的互补作用,达到均衡营养的目的。

2.合理加工与烹调 幼儿的食物应单独制作,质地应细、软、碎、烂,避免刺激性强和油腻的食物。食物烹调时还应具有较好的色、香、味、形,并经常更换烹调方法,以刺激小儿胃酸的分泌,促进食欲。加工烹调也应尽量减少营养素的损失,如淘米次数及用水量不宜过多,应避免吃捞米饭,以减少B族维生素和无机盐的损失。蔬菜应整棵清洗、焯水后切,以减少维生素C的丢失和破坏。

3.合理的餐次　幼儿的胃容量相对较小、肝储备的糖原不多,加上幼儿活泼好动,容易饥饿,故幼儿每天进餐的次数要相应增加。在1～2岁时每天可进餐5～6次,2～3岁时可进餐4～5次,每餐间相隔3～3.5h。一般可安排早、中、晚三餐,午点和晚点两点。

4.适宜的进餐环境　安静、舒适、秩序良好的进餐环境,可使小儿专心进食。环境嘈杂、尤其是吃饭时看电视,会转移幼儿的注意力,并使其情绪兴奋或紧张,从而抑制食物中枢,影响食欲与消化。另外,在就餐时或就餐前不应责备或打骂幼儿,发怒时,消化液分泌减少降低食欲。进餐时,应有固定的场所,并有适于幼儿身体特点的桌椅和餐具。

5.注意饮食卫生　幼儿抵抗力差,容易感染,因此对幼儿的饮食卫生应特别注意。餐前、便后要洗手;不吃不洁的食物,少吃生冷的食物;瓜果应洗净才吃,动物性食品应彻底煮熟煮透。从小培养小儿良好的卫生习惯。

四、学龄前儿童营养与膳食

小儿3岁至6～7岁称为学龄前期。与婴幼儿期相比,此期生长发育速度减慢,脑及神经系统发育持续并逐渐成熟。与成人相比,此期儿童仍然处于迅速生长发育之中,加上活泼好动,需要更多的营养。

(一)生理特点

1.体格　与婴儿期相比,学龄前儿童体格发育速度相对减慢,但仍保持稳步地增长,此期体重增长约5.5kg(年增长约2kg),身高增长约21cm(年增长约5cm)。体重、身高增长的粗略估计公式为,2岁～青春前期,体重(kg)=年龄×2+7(或8);身高(cm)=年龄×7+70。

2.神经系统　神经系统的发育在胎儿期先于其他各系统。新生儿脑重370g,已达成人脑重的25%;1岁时达900g,为成人脑重的60%;4～6岁时,脑组织进一步发育,达成人脑重的86%～90%。3岁时神经细胞的分化已基本完成,但脑细胞体积的增大及神经纤维的髓鞘化仍继续进行,运动转为由大脑皮质中枢调节,神经冲动传导的速度加快,从而改变了婴儿期各种刺激引起的神经冲动传导缓慢、易于泛化、疲劳而进入睡眠的状况。

3.消化系统　3岁儿童的20颗乳牙已出齐。6岁时第一颗恒牙可能萌出。但咀嚼能力仅达到成人的40%,消化能力也仍有限,尤其是对固体食物需要较长时间适应,不能过早进食家庭成人膳食,尤其是3岁小儿,以免导致消化吸收紊乱,造成营养不良。

4.心理发育特征　学龄前儿童个性有明显的发展,生活基本能自理。在行为方面表现为独立性和主动性,好奇心、模仿能力极强。在饮食行为上的反应是自我做主,家庭成员的膳食习惯易为小儿所模仿,对父母要求其进食的食物产生反感甚至厌恶,久之导致挑食、偏食等不良饮食行为和营养不良。5～6岁儿童具有短暂(约15min)控制注意力的能力,但注意力易分散,进餐时表现为不专心,边吃边玩,使进餐时间延长,食物摄入不足而致营养素缺乏。

(二)营养需要

1. 能量 3~6岁儿童基础代谢耗能每日每公斤体重约104kJ(44kcal),约为总能量的60%。一般而言,为每日84~126kJ/kg(20~30kcal/kg)。食物生热效应的能量消耗约为总能量的5%。《中国居民膳食营养素参考摄入量》推荐3~6岁学龄前儿童总能量供给范围是5.439~7.113MJ/d(1 300~1 700kcal/d)。其中男孩稍高于女孩,男童6.060~7.100MJ/d(1 450~1 700kcal/d),女童5.430~6.670MJ/d(1 300~1 600kcal/d)。

2. 蛋白质 学龄前儿童生长发育每增加1kg体重约需160g的蛋白质积累。中国营养学会建议学龄前儿童蛋白质参考推荐入量为45~60g/d。蛋白质供能为总能量的14%~15%,优质蛋白质的供给应占全天蛋白质来源的30%~40%,其中来源于动物性食物的蛋白质应占50%,包括1个鸡蛋,约提供6.5g蛋白质;300ml牛奶,约提供9g蛋白质;100g鱼或鸡或瘦肉,可提供约17g蛋白质。其余蛋白质可由植物性食物谷类、豆类等提供。

3. 脂肪 儿童生长发育所需的能量、免疫功能的维持、脑的发育和神经髓鞘的形成都需要脂肪,尤其是必需脂肪酸。学龄前儿童需脂肪为4~6g/(kg·d)。其膳食脂肪供能比高于成人,占总能量的30%~35%,亚油酸供能不应低于总能量的3%,亚麻酸供能不低于总能量的0.5%。建议使用含有α-亚麻酸的大豆油、低芥酸菜籽油或脂肪酸比例适宜的调和油为烹调油。在选择动物性食品时,也可多选用鱼类等富含n-3长链多不饱和脂肪酸的水产品。

4. 碳水化合物 学龄前期儿童以谷类作为碳水化合物的主要来源。约需碳水化合物15g/(kg·d),为总能量的50%~60%,但不宜食用过多的糖和甜食。专家建议学龄前期儿童蛋白质、脂肪、碳水化合物供能比为1∶1.1∶6。适量的膳食纤维是学龄前儿童肠道必需的,其来源包括谷类、水果和蔬菜。

5. 矿物质

(1)钙:平均骨骼钙储留量为100~150mg/d。3岁的钙需要量为350mg/d,4~6岁为450mg/d。食物钙的平均吸收率为35%。学龄前儿童钙的AI为800mg/d,UL为2 000mg/d。奶及奶制品钙含量丰富,吸收率高,是儿童最理想的钙来源。豆类及制品尤其是大豆、黑豆含钙也较丰富,此外,芝麻、小虾皮、海带等也含有一定的钙。要保证学龄前儿童钙的适宜摄入水平,奶的摄入量应不低于300ml/d,但也不宜超过600ml/d。

(2)碘:学龄前儿童碘的RNI为50μg/d,UL是800μg/d。含碘较高的食物主要是海产品,如海带、紫菜、海鱼、虾、贝类。为保证这一摄入水平,除必需使用碘强化食盐烹调食物外,每周膳食应至少安排1次海产食品。

(3)铁:学龄前儿童铁的AI为12mg/d,UL为30mg/d。动物性食品中的血红蛋白铁吸收率一般在10%或以上。动物肝脏、动物血、瘦肉是铁的良好来源。膳食中丰富的维生素C可促进铁的吸收。

(4)锌:儿童期用于生长的锌每公斤体重为23~30μg。学龄前儿童锌RNI为12mg/d。除海鱼、牡蛎外,鱼、禽、蛋、肉等蛋白质食物锌含量也很丰富,利用率较高。

6. 维生素

(1)维生素A:学龄前儿童RNI为500~600μg/d,UL为2 000μg/d。可考虑每周摄入1

次含维生素A丰富的动物肝脏,每天摄入一定量蛋黄、牛奶,或在医生指导下补充鱼肝油,获得可直接利用的视黄醇,也可每日摄入一定量的深绿色或黄红色蔬菜补充维生素A原。

(2)B族维生素:维生素B_1、B_2和烟酸在保证儿童体内的能量代谢以及促进其生长发育方面有重要的作用。这三种B族维生素常协同发挥作用,缺乏症可能混合出现。学龄前儿童维生素B_1的RNI为0.7mg/d,B_2的RNI为0.7mg/d。膳食中维生素B_1主要来源于非精制的粮谷类、坚果、鲜豆、瘦肉和动物内脏,发酵生产的酵母制品也含有丰富的维生素B_1。维生素B_2主要来源于各种瘦肉、蛋类、奶类,蔬菜水果也含少量。

(3)维生素C:维生素C RNI 3岁为60mg/d,4~6岁为70mg/d。主要来源于新鲜蔬菜和水果,尤其是鲜枣类、柑橘类水果和有色蔬菜,如柿子椒、油菜、韭菜、白菜、菜花等。

(三)常见营养问题

由于学龄前儿童的生理和心理特点,易出现偏食、挑食、零食无节制,食用甜、咸和油炸食品过多影响食欲等,使营养素的摄入比例失调,造成学龄儿童各种不同程度的营养不足,如蛋白质、能量、维生素A、B_2、钙、锌、铁和季节性维生素C不足。同时亦存在能量过剩的情况,如城市肥胖儿童比例逐渐增加,因此,应给予充分重视。供给合理的膳食,以避免不足或过剩。

(四)合理膳食指导

1. 平衡膳食的原则

(1)多样食物合理搭配:每日膳食应由适宜数量的谷类、奶类、肉类(或蛋或鱼类)、蔬菜和水果类四大类食物组成,做到膳食多样化。

(2)专门烹调,易于消化:食物要专门制作,蔬菜切碎,瘦肉加工成肉末,尽量减少食盐和调味品的食用,烹调成质地细软、容易消化的膳食,随着年龄的增长逐渐增加食物的种类和数量,烹调向成人膳食过渡。

(3)制定合理膳食制度:学龄前期儿童以一日"三餐两点"制为宜。各餐营养素和能量适宜分配,早、中、晚正餐之间加适量点心。保证营养需要,又不增加胃肠道过多的负担。

(4)培养健康的饮食习惯:建立健康的膳食模式,包括养成不偏食、不挑食、少吃零食,细嚼慢咽,不暴饮暴食,口味清淡的健康饮食习惯。

2. 食物选择 学龄前儿童已完成从奶类食物为主到谷类食物为主的过渡。食物种类与成人食物种类逐渐接近,无论集体还是散居儿童,均应按以下推荐选择食物。

(1)谷类:粗制面粉、大米是每日最基本的食物,每日200~250g可为孩子提供55%~60%的能量,约一半的维生素B_1和烟酸。如果每周有2~3餐以豆类(红豆、绿豆、白豆)、燕麦等替代部分大米和面粉,将有利于蛋白质、B族维生素的补充。

(2)动物性食物:适量的鱼、禽、蛋、肉等动物性食物主要提供优质蛋白质、维生素、矿物质。鱼、禽、肉每日供给总量为100~125g,各种可交替使用。蛋1个,约50g。奶的每日供给量为250~400g,不要超过600~700g,在适宜奶量范围内可以是全脂奶。

(3)大豆及其制品:每日至少供给相当于15~20g大豆的制品,以提供6~10g的优质蛋白质。应充分利用大豆资源来解决儿童的蛋白质营养问题,尤其在较贫困的农村。

(4) 蔬菜和水果类：每日供给量为150～200g,可供选择的蔬菜包括椰菜、菜花、小白菜、芹菜、胡萝卜、黄瓜、西红柿、鲜豌豆、绿色和黄红色辣椒。可供选择的水果不限。

(5) 烹调用油和食糖：按我国的饮食习惯,膳食脂肪约40%来源于烹调用油。应注意对烹调用油的选择。学龄前儿童烹调用油应是植物油,尤其应选用含有必需脂肪酸亚油酸和亚麻酸的油脂,如大豆油、低芥酸菜子油等。每日人均约15g。

控制学龄前儿童食糖的消耗可以减少龋齿和肥胖发生的危险。学龄前儿童每日可摄入10～15g蔗糖,或含蔗糖的饮料。

五、学龄儿童营养与膳食

自6～7岁起进入小学学习至12岁小学毕业为学龄期儿童,或称小学生。

(一) 生理特点

1. 体格　学龄儿童体格生长速度较前趋于平稳。其骨骼软骨成分较多,骨密质较差,骨富于弹性而坚固不足,易于发生弯曲和变形。肌肉中水分多,收缩机能较弱,耐力差,易疲劳。体重每年约增加2kg,身高每年增长5.8～6.5cm。但到小学五六年级（10～12岁）时,部分儿童已进入青春前期,体格生长进入第二次发育加速期,每年平均体重增加可高达4～6kg,身高每年平均可长7～8cm。女孩进入青春发育期一般较男孩早2年左右,故小学高年级女生平均体重、身高常超过男生,而后又被男生所超过。小学生生长发育的个体差异较大,这不仅与男女性别、营养状况有关,也和活动量大小、进入青春前期的早迟相关。

2. 神经系统　7～8岁时脑神经细胞的分化已基本完成,大脑额叶迅速生长,使儿童动作的精确性和协调性得到发展,以后神经细胞突起的分支越来越多,形成许多新的神经通路,脑的功能不断完善趋于复杂化。神经活动过程特点是：神经活动过程不稳定,兴奋过程占优势,兴奋和抑制过程在皮质容易扩散,神经活动的强度和集中都较弱。因此,学龄儿童活泼好动,注意力不易集中,做动作时不协调、不准确。

3. 内分泌系统　内分泌系统迅速生长发育,加速了组织细胞的生长和机能分化,这与学龄儿童的生长发育有直接关系。尤其脑垂体、肾上腺、甲状腺、胸腺和性腺的发育特别重要,使该时期的儿童新陈代谢比较旺盛。

(二) 营养需要

由于学龄儿童体内合成代谢旺盛,为适应生长发育的需要,所需要的能量和各种营养素的量相对比成人高,尤其是能量、蛋白质、脂类、钙、锌和铁等营养素。同年龄男生和女生在儿童时期对营养素需要的差别很小,从青春期生长开始,男生和女生的营养需要出现较大的差异。

1. 能量　生长发育中学龄儿童的能量处于正平衡状态。各年龄组能量推荐摄入量见表6-2。

表 6-2　我国儿童少年膳食能量推荐摄入量

年龄	推荐摄入量				年龄	推荐摄入量			
(岁)	MJ/d		kcal/d		(岁)	MJ/d		kcal/d	
	男	女	男	女		男	女	男	女
6	7.10	6.70	1 700	1 600	9	8.36	7.94	2 000	1 900
7	7.53	7.10	1 800	1 700	10	8.80	8.36	2 100	2 000
8	7.94	7.53	1 900	1 800	11	10.04	9.20	2 400	2 200

注：摘自《中国居民膳食营养参考摄入量》

2.蛋白质　学龄儿童膳食蛋白质推荐摄入量见表6-3。蛋白质提供的能量应占膳食总能量的12%~14%。动物性食物蛋白质含量丰富，氨基酸构成好，如肉类为17%~20%，蛋类为13%~15%，奶类约为3%，植物性食物中大豆是优质蛋白质的来源，含量高达35%~40%，谷类含5%~10%，利用率较低。

表 6-3　我国儿童少年膳食蛋白质推荐摄入量

年龄	推荐摄入量(g/d)		年龄	推荐摄入量(g/d)	
(岁)	男	女	(岁)	男	女
6	55	55	9	65	65
7	60	60	10	70	70
8	65	65	11	75	75

注：摘自《中国居民膳食营养参考摄入量》

3.脂肪　学龄儿童期脂肪适宜摄入量以占总能量的25%~30%为宜。在脂肪种类的选择上要注意选择含必需脂肪酸的植物油。

4.碳水化合物　学龄儿童膳食中碳水化合物适宜摄入量以占总能量的55%~65%为宜。应注意避免摄入过多的食用糖，特别是含糖饮料。

5.矿物质

(1)钙：6~10岁钙的适宜摄入量为800mg/d，UL为2 000mg/d。奶和奶制品是钙的最好食物来源，其含钙量高，吸收率也高。发酵的酸奶更有利于钙的吸收。可以连骨壳吃的小鱼小虾及一些硬果类，含钙量也较高。绿色蔬菜、豆类也是钙的主要食物来源。

(2)铁：学龄儿童各年龄的铁推荐摄入量见表6-4。动物血、肝脏及红肉是铁的良好来源，含铁高，吸收好。豆类、黑木耳、芝麻酱中含铁也较丰富。

表 6-4　我国学龄儿童膳食铁推荐摄入量

年龄(岁)	AI(mg/d)	UL(mg/d)	年龄(岁)	AI(mg/d)	UL(mg/d)
6	12	30	11(男)	16	50
7	12	30	11(女)	8	50

注：摘自《中国居民膳食营养素参考摄入量》

(3)锌：贝壳类海产品、红色肉类、动物内脏等都是锌的良好来源，干果类、谷类胚芽、麦麸、花生和花生酱也富含锌。

表 6-5　我国学龄儿童锌膳食推荐摄入量

年龄(岁)	RNI(mg/d)	UL(mg/d)	年龄(岁)	RNI(mg/d)	UL(mg/d)
6	12	23	11(男)	18	37
7	13.5	28	11(女)	15	34

注：摘自《中国居民膳食营养参考摄入量》

(4)碘：学龄儿童膳食碘的RNI，6～10岁为90μg/d，11～12岁为120μg/d，UL为800μg/d。含碘最高的食物是海产品包括海带、紫菜、海鱼等。应坚持食用碘盐，并注意碘盐的保存和烹调方法。

6.维生素

(1)维生素A：维生素A的RNI，6岁为600μg RE/d，7～12岁为700μg RE/d，UL为2 000μgRE/d。动物肝脏，如羊肝、鸡肝、猪肝含有丰富的维生素A。植物性食物只能提供维生素A原——类胡萝卜素。胡萝卜素主要存在于深绿色或红黄色的蔬菜和水果中，如胡萝卜、青椒、芹菜、菠菜。

(2)维生素B_1：精加工谷类的普及，使儿童维生素B_1缺乏，成为目前的营养问题。我国学龄儿童膳食维生素B_1的RNI 6岁为0.7mg/d，7岁为0.9mg/d，11～12岁为1.2mg/d，UL不分年龄均为50mg/d。维生素B_1广泛存在天然食物中，动物内脏如肝、心、肾、肉类、豆类和没有加工的粮谷类。

(3)维生素B_2：儿童少年紧张的学习生活，使其易发生维生素B_2缺乏症。我国学龄儿童膳食维生素B_2的RNI 6岁为0.7mg/d，7岁为10mg/d，11岁为1.2mg/d。富含维生素B_2的食物主要是奶类、蛋类、肝脏、谷类、蔬菜水果含量较少。

(4)维生素C：我国学龄儿童膳食维生素C参考摄入量6岁为70mg/d，7岁为80mg/d，11岁为90mg/d。新鲜的蔬菜、水果是维生素C丰富的食物来源，150g油菜(菜心)可提供约100mg的维生素C。

(三)常见的营养问题

儿童时期的营养问题较多见，主要问题是早餐摄入不足和质量差，第二、三节课容易出现饥饿感，导致思想不集中而影响学习。其次是零食无节制，甜、咸和油炸食物摄入过多，偏食、挑食等使营养素的摄入比例失调，易造成不同程度的营养不足。同时也存在能量过剩的情况，如城市肥胖儿童比例逐渐增加，因此，应给予充分重视，供给合理平衡的膳食，以避免不足与过剩。

(四)合理膳食指导

平衡膳食，保证食物品种的多样化和充分供给各种营养素和能量，并特别注意：

1.保证吃好早餐　让孩子吃饱和吃好每天的三顿饭，尤其是早餐，食量应相当于全日量的1/3。优质早餐应包括谷类、肉或蛋类、奶类、蔬菜和水果类。

2.养成良好饮食习惯　养成不挑食、不偏食、少吃零食的习惯，饮用清淡饮料，控制食糖摄入。

3.重视户外活动　少数孩子饮食量大而运动量少，故应调节饮食和重视户外活动以避免发胖。

六、青少年营养与膳食

13岁到18岁为少年期或青春期，这个时期正是体格和智力发育的关键时期。男女生青春发育期开始的年龄是不同的，女生比男生早，一般在10岁左右开始，17岁左右结束；男生一般在12岁前后开始,22岁左右结束。目前研究表明,我国城市男女青春发育期开始年龄要早于农村。

(一)生理特点

在这个时期体格生长加速,第二性征出现,生殖器官及内脏功能日益发育成熟,大脑的机能和心理的发育也进入高峰,身体各系统逐渐发育成熟,是人一生中最有活力的时期。进入青春期,身高、体重等生长发育速度突然加快,持续1.5~2年,是人体生长发育的第二个高峰。

在青春发育期中,人体体重的50%、身高的15%在该期获得,体内脂肪开始积累,骨骼增长加速,从儿童少年体态开始转变为青年、成年人体态。随着第二性征和性器官发育的成熟,生长速度逐渐减慢。

在青春发育期中,心理和智力的发展也达高峰,性意识和情感生活日益丰富,独立思考和独立工作能力加强,思维能力活跃,记忆力最强,社会交往增多。

该期是由青少年过渡到成年人的关键时期,身心发育的重要阶段。青春期开始的早晚,生长发育的速度和持续时间受遗传和环境因素尤其是营养状况和疾病的影响,因此,个体差异较大。营养不良的儿童青春发育期可以推迟1~2年,原有营养不良的儿童,如在该期获得足够的营养,可改善营养状况,赶上正常发育的青年;相反,原营养状况较好的儿童,若在该期营养摄入不足亦可发展成营养不良。故均衡营养尤为重要。

(二)营养需要

1. 能量 青少年对能量的需要高于成人,每日供给量超过从事轻体力劳动的成年人,且男性高于女性,每日需10.04~12.0MJ(2 400~2 900kcal);女性为9.6~10.0MJ(2 300~2 400 kcal),这种对能量需要的增加与生长发育速度和活动量相适应。

2. 蛋白质 青春发育期对蛋白质需要的增加尤为突出,每日达80~90g,其中优质蛋白质应占40%~50%,蛋白质能量比应达12%~15%,所以,膳食中应有充足的动物性食物和豆类及其制品食物。

3. 矿物质 青春发育期为满足骨骼等组织的快速生长发育,对钙和磷、铁等矿物质的需要量显著增加,每日钙磷供给均为1 000~1 200mg;铁供给男性为16~20mg、女性为18~20mg;锌供给男女均为15~18mg;碘为150μg。

4. 维生素 维生素A、D、C及B族维生素对青少年的发育具有重要的作用,维生素A与维生素C的供给量与成年人相同,均为800μgRE和100mg;B族维生素随能量摄入及代谢的增加而需及时补充,尤其对食品中含量较少的维生素B_2更应注意。

(三)常见营养问题

青少年时期由于快速生长发育,膳食中某些营养素,如蛋白质、铁、钙、锌、碘摄入不足的现象在某些地区时有发生。当前,膳食中营养素不平衡导致青少年体重超重和肥胖症已成为社会的公共卫生问题。因此,全面、充足与均衡的营养是保证青少年正常发育的物质基础。

(四)合理膳食指导

1. 青少年膳食　由于青春期能量消耗大,对蛋白质的需求高,为满足青少年"充足、全面、平衡"的合理营养要求,应注意以下几点:

(1)多吃谷类:每天需谷类400～500g,以供给充足的能量。

(2)膳食多样化:保证鱼、肉、蛋、奶、豆类和蔬菜的摄入,提供人体需要的各种营养素。每天应摄入畜禽肉类100g;鱼虾类25g;蛋类50g;奶及制品200～250ml;大豆及制品100～150g;新鲜蔬菜400～500g(深浅色各半);新鲜水果100g。在烹调加工上应注意色、香、味、养。

(3)养成健康的膳食行为:一日三餐定时定量,保证吃好早餐,避免暴饮暴食、偏食与挑食,少吃零食与碳酸饮料,保持理想的体重,促进正常的生长发育。必要时课间加一杯牛奶或豆奶。不抽烟、不饮酒。

(4)加强体育锻炼,避免盲目减肥:青少年尤其是女孩往往为了减肥盲目节食,正确的减肥办法是合理控制饮食,少吃高能量的食物,如肥肉、糖果、巧克力和油炸食品等,同时应增加体力活动,使能量的摄入和消耗达到平衡,以保持适宜的体重,预防肥胖。

(5)注意饮食卫生和学习紧张期间(考试)的营养和饮食安排。

2. 复习、考试期间的膳食　复习、考试期间生活和学习节奏较快,大脑活动处于高度紧张状态,在这种状态下,大脑对氧和某些营养素的消耗和需求比平时增多。故在复习考试期间要注意补充大脑因消耗增加的能量和营养素。但不应刻意注重"营养"而改变饮食习惯或进食过多,否则反而影响大脑功能的发挥。

(1)吃好早餐:复习、考试期间,如果不吃早餐或早餐吃得不好,上午第三、四节课时血糖水平降低,就会产生饥饿感,反应迟钝,从而影响学习效率。如果因为某些原因没吃早餐或孩子过于紧张,没有食欲时,可给孩子带上一小块巧克力或一片面包和一瓶牛奶或酸奶,在上午10点左右食用。摄入的量不宜过多,以免影响午餐的进食。

(2)摄入充足的食物:考试期间,天气炎热,加上学习紧张,学生食欲下降,家长应选择孩子平常喜爱的食物,变换花样做可口一些。主食数量应充足,以保证充足的能量供应。含有丰富B族维生素的杂粮、豆类对增进食欲起到很好的作用。

(3)保证优质蛋白质的摄入:可选用鱼虾、瘦肉、肝、鸡蛋、牛奶、豆腐、豆浆等,这些食物不仅含有丰富的优质蛋白质,还富含钙、铁、维生素A、维生素B_2等。鱼、虾、贝类,尤其是深海鱼含有丰富的DHA,DHA可以提高大脑功能,增强记忆。

(4)每天食用新鲜的蔬菜和水果:新鲜的蔬菜和水果中含有丰富的维生素C和膳食纤维,维生素C既可促进铁在体内的吸收,还可增加脑组织对氧的利用。蔬菜和水果还有助于消化,增加食欲。

(5)注意色、香、味的搭配:食物的感观对孩子非常重要,色、香、味俱全的食物可促进消化液分泌,增进食欲。

(6)注意意饮食卫生:在复习、考试期间,不要在街头小摊上买东西吃,不吃或少吃冷饮,家长可在家中准备一些绿豆汤、凉白开水或新鲜的水果等供孩子解渴。在进食前将手洗干净,注意卫生,以免引起肠道传染病。

(7)给学生创造一个轻松、愉快的就餐环境:在进餐过程中谈一些轻松、愉快的话题,有利于消化液的分泌和食物的消化。

(8)其他:不可过分迷信和依赖"健脑品"、"益智品"等对智力和考试成绩的作用,人的智力受许多因素的影响,营养只是诸多因素之一,而各类天然食物中已经包含了人体所需的各种营养素,只要不挑食、不偏食就能满足身体和紧张学习的需要。

七、老年人营养与膳食

随着社会的发展和科学的不断进步,人们的寿命越来越长,世界上许多国家和地区(包括我们国家在内)都已进入老龄化社会,即60岁以上老人人口占社会总人口的10%以上,比例随着医学的不断进步会越来越大。因此,防治各种老年性疾病是保障老年人身体健康的关键。

(一)生理特点

1. 老年人的生理及代谢改变
(1)身体成分改变:
1)细胞数量下降:肌肉组织的重量减少而出现肌肉萎缩。
2)身体水分减少:主要为细胞内液减少,影响体温调节,故老年人对环境温度改变的适应能力下降。
3)骨矿物质和骨基质均减少:骨矿物质和骨基质减少,骨密度降低、骨强度下降,易出现骨质疏松症。
4)脂肪组织逐渐增加:随着年龄的增长,体内脂肪组织逐渐增加,在体内分布也有所改变,呈向心性分布。
(2)代谢功能降低:
1)基础代谢降低:老年人体内的去脂组织或代谢活性组织减少,脂肪组织相对增加。与中年人相比,老年人的基础代谢降低15%~20%。因此,老年人的能量供给应适当减少。
2)合成代谢降低,分解代谢增高:老年人蛋白质的合成与分解率明显低于年轻人,对脂类的代谢能力也发生改变,尤其是在合成、降解与排泄方面。合成与分解代谢失去平衡,可引起细胞功能下降。
(3)器官功能改变:
1)消化系统:消化液和消化酶及胃酸分泌减少,使食物的消化吸收受到影响;胃肠扩张和蠕动能力减弱,易发生便秘;因牙齿脱落而影响食物的咀嚼和消化。
2)心血管功能:心率减慢,心脏搏出量减少,血管逐渐硬化,高血压患病率随年龄增加而升高。
3)其他脏器功能:脑、肾和肝脏功能及其代谢能力均随年龄增加而有不同程度的下降。
(4)免疫功能下降:老年人胸腺萎缩,T淋巴细胞数目明显减少,因此,免疫力下降,易感染疾病。

2. 老年妇女的特殊生理改变　妇女绝经后雌激素水平下降,比男性更易患心血管疾病和骨质疏松症,因此,老年妇女的营养和膳食更应该受到重视。绝经是指女性月经的最后停止,临床上将连续 12 个月无月经后才确认为是绝经。绝经最明显的生理改变是卵巢的衰老和生殖系统的萎缩性改变。

(1)卵巢形态改变:卵泡的减少和卵巢形态老化,体积缩小。

(2)卵巢功能衰退:表现为生殖功能的衰退及内分泌功能衰退和紊乱,包括雌、孕激素的合成分泌减少,垂体促性腺激素、促卵泡生成素和黄体生成素的分泌增加,常出现潮热、出汗等血管舒张和收缩功能不稳定的症状。

3.影响老年人营养状况的因素

(1)生理因素:

1)多数老年人有牙齿脱落或对假牙不适应,影响食物的咀嚼,因此不愿选用蔬菜、水果和瘦肉一类的食物。

2)老年人由于消化吸收功能减弱,摄入的营养素不能很好地被吸收。

3)由于肝、肾功能的衰竭,维生素 D 不能在体内有效地转化成具有活性的形式。

4)老年人由于慢性病,常服用各种药物,干扰了营养物质的吸收与利用。

(2)环境因素:

1)部分老年人由于经济状况拮据,购买力下降,或行动不便,外出采购困难,影响了对食物的选择。

2)丧偶老人、空巢老人由于生活孤寂,缺少兴趣,干扰了正常的摄食心态。

3)有些老人因退休而离开工作岗位和工作环境,一时不能适应,引起食欲下降。

(二)营养需要

1.能量 作为老年群体,中国营养学会按 60、70 及 80 岁细分为三种推荐量。对于老年的个体而言,生活模式和生活质量不同,对能量的需要有较大的差异。60 及 70 岁段又分为轻体力与中等体力两大类,但三者的相差幅度不大。老年人能量推荐摄入量见表 6-6。

表 6-6 老年人能量与蛋白质推荐摄入量

年 龄	能量[MJ(kcal)/d]		蛋白质(g/d)	
	男	女	男	女
60~				
轻体力活动	7.94(1 900)	7.53(1 800)	75	65
中等体力活动	9.20(2 200)	8.36(2 000)	83	75
70~				
轻体力活动	7.94(1 900)	7.10(1 700)	75	65
中等体力活动	8.80(2 100)	8.00(1 900)	79	75
80~	7.74(1 900)	7.10(1 700)	75	65

注:脂类占总能量的 25%;摘自《中国居民膳食营养素参考摄入量》

2.蛋白质

(1)蛋白质对老年机体的重要性:由于体内细胞衰亡和各种代谢不可避免地丢失蛋白质,以及随机体老化,体内分解代谢的加强,氮的负平衡就难以避免,加上蛋白质摄入量不足,组织器官蛋白质合成代谢与更新就会受到更大的影响。而老年人还可能因为种种原因,使摄入的蛋白质的质与量较难达到要求,更加重了人体器官的衰老。

(2)蛋白质的推荐量及来源:老年人体内的分解代谢大于合成代谢,蛋白质合成能力低,加之老年人对于蛋白质的吸收利用率低,易出现负氮平衡,因此需要供给较为丰富优质蛋白质来补充组织蛋白质的消耗。其摄入量应以维持氮平衡为原则。摄入过多,会增加肝、肾负担;摄入过少,则会引起负氮平衡,对健康不利。每日摄入量以达到1~1.2g/kg为宜,占总能量的13%~14%。每日应摄入一定量的蛋、乳、鱼、肉等动物性蛋白质,以提高摄入蛋白质的生物价。但也不宜摄入过多,因为摄入动物蛋白过多的同时,也会摄入过多的动物脂肪,有负性作用。

3. 脂肪 老年人脂肪的摄入量不宜过多,一般以摄入的脂肪量占膳食总能量的20%为宜。老年人胆汁酸减少,脂酶活性降低,对脂肪的消化功能下降,过多地摄入脂肪会增加消化系统的负担;另一方面脂肪过多地摄入,会导致动脉硬化等许多老年性疾病的发生。老年人除了应注意脂肪的摄入量,还应注意所摄入脂肪的种类。不饱和脂肪酸有软化血管、降低胆固醇、预防动脉硬化的作用,而饱和脂肪酸的作用则相反,所以老年人日常脂肪的摄入应以含不饱和脂肪酸的植物油为主,少食富含饱和脂肪酸的猪油、乳油等动物性脂肪。在正常条件下,脂类在总能量中也不宜少于20%或高于30%,每日食物中的胆固醇含量,不宜多于300mg。

4. 碳水化合物 老年人的脂肪摄入量减少,相应的碳水化合物的量应适当增多,应占总能量的50%~60%。选择复合碳水化合物的淀粉类为主食,并多选粗杂粮,不宜使用蔗糖等简单的糖类。

5. 矿物质 适当补充多种微量营养素的制剂对老人也是有益的。

(1)钙:由于胃肠功能降低、肝肾功能衰退、活化维生素D的功能下降,以及户外活动减少和缺乏日照等,老年人对钙的吸收利用能力下降,其吸收率一般在20%左右,而体力活动的减少又可增加骨钙的流失,钙呈负平衡,以致骨质疏松症较常见,尤其是女性老人。我国营养学会推荐钙的RNI为800~1 000mg/d,应以食物钙为主,牛奶及奶制品是最好的来源,其次为大豆及豆制品、深绿色叶菜、海带、虾皮等。钙的补充不宜过多,每日摄入钙的总量不应超过2g。

(2)铁:老年人对铁的吸收利用能力下降,造血功能减退,血红蛋白含量减少,易出现缺铁性贫血,其原因除铁的摄入量不足、吸收利用差外,还可能与蛋白质合成减少、维生素B_{12}、维生素B_1及叶酸缺乏有关,故铁的摄入量应充足,其RNI为12mg/d,应选择血红素铁含量高的食物(如动物肝脏、瘦肉、牛肉等),同时还应多食用富含维生素C的蔬菜、水果,以利于铁的吸收。

6. 维生素 老年人由于体内代谢和免疫功能降低,需要充足各种维生素以促进代谢、延缓衰老及增强抵抗力。

(1)维生素A:如果牙齿不好,进食量少,摄入蔬菜的数量有限,则老年人易出现维生素A缺乏。我国老年人的RNI为800μgRE/d,应注意多食用黄绿色蔬菜、水果。

(2)维生素D:老年人易出现维生素D缺乏而影响钙、磷吸收及骨骼矿化,导致骨质疏松症,故老年人维生素D的RNI为10μg/d,高于中年和青年人。

(3) 维生素 E：老年人每日膳食维生素 E 的 RNI 为 30mg/d，当多不饱和脂肪酸摄入量增加时，应相应地增加维生素 E 的摄入量，一般每摄入 1g 多饱和脂肪酸应摄入 0.6mg 的维生素 E。维生素 E 的摄入量不应超过 300mg/d。

(4) 维生素 B_1：老年人对维生素 B_1 利用率降低，因此摄入量应达到 1.3mg/d。富含维生素 B_1 的食物有肉类、豆类及各种粗粮。

(5) 维生素 B_2：维生素 B_2 的 RNI 与硫胺素相同，为 1.3mg/d。

(6) 维生素 C：维生素 C 可促进胶原蛋白的合成，保持毛细血管的弹性，减少脆性，防止老年血管硬化，并可降低胆固醇、增强免疫力、抗氧化，因此老年人应摄入充足的维生素 C，其 RNI 为 130mg/d。

7. 水和膳食纤维　因为老人对失水反应较迟钝，以及水的代谢有助于其他物质代谢以及排泄代谢废物，故应该有规律地主动饮水，每日应饮水 30ml/kg。若有额外丢失（如大量排汗、腹泻、发热等），应酌情增加饮水量。膳食纤维具有促进肠蠕动、预防便秘和结肠癌、降低胆固醇等作用，因此，老年人应多食蔬菜、水果。

(三) 常见营养问题

1. 骨质疏松症　骨质疏松症是一种与衰老有关的常见病。雌激素缺乏是绝经后骨质疏松的主要病因。老年妇女绝经后雌激素水平下降，比男性更容易患骨质疏松症，绝经后 10 年内骨丢失速度最快。营养因素对骨质疏松症也有一定的影响，低钙摄入会加速绝经后骨质的丢失，特别是骨峰值低的妇女更易发生骨质疏松症；维生素 D 摄入不足可影响肠道钙的吸收和转运；营养不足或蛋白质摄入过多、高磷及高钠膳食、大量饮酒、过量咖啡等均为骨质疏松症的危险因素（详见第九章）。

2. 高血压病、高血脂与冠心病　老年人易发生高血压病、高血脂与冠心病。妇女绝经后高血压病发生率高于男性；冠心病是 50 岁以上妇女首要死因，女性心猝死率为男性的 1/3。与冠心病有关的营养因素包括能量、饱和脂肪摄入过高引起的肥胖，以及维生素、膳食纤维摄入不足。

(四) 合理膳食指导

《中国居民膳食指南》中关于老年人的膳食指南特别强调，食物要粗细搭配，易于消化；积极参加适度体力活动，保持能量平衡。老年人的合理膳食原则如下：

1. 膳食多样化　吃多种多样的食物，有利于食物营养素的互补，达到全面营养的目的。

2. 食物要粗细搭配　主食中应包括一定量的粗粮、杂粮。粗杂粮比精粮含有更多的维生素、矿物质和膳食纤维，有利于预防便秘及各种慢性疾病，如高血压、心脏病、糖尿病等。

3. 每天饮用牛奶或食用奶制品　牛奶及其制品是钙的良好食物来源，摄入充足的奶类有利于预防骨质疏松症。

4. 吃大豆或其制品　大豆不但富含蛋白质，对老年妇女尤其重要的是，其含有丰富的生物活性物质大豆异黄酮和大豆皂甙，可抑制体内脂质过氧化，减少骨丢失，增加冠状动脉和脑血流量，预防和治疗心脑血管疾病和骨质疏松症。

5. 适量食用动物性食物　禽肉和鱼类脂肪含量较低，较易消化，适于老年人食用。

6. 多吃蔬菜、水果　老年人应保证蔬菜、水果的摄入，补充机体所需要的抗氧化营养素（如胡萝卜、维生素C和硒等）。而且蔬菜、水果中含有大量的膳食纤维可预防老年便秘。另外番茄中的番茄红素对老年男性常见的前列腺疾病有一定的防治作用。因此，老年人不要因为牙齿不好而减少或拒绝蔬菜、水果，可以把蔬菜切细、煮软，水果切细，以使容易咀嚼和消化。

7. 清淡、少盐膳食　选择用油少的烹调方式如蒸、煮、炖、焯，避免摄入过多的脂肪导致肥胖。少用各种含钠高的酱料，避免过多的钠摄入引起高血压。

8. 多饮水　每天饮水1 500～2 000ml，有助于代谢废物的排出，并促进肠蠕动，帮助排便。

第二节　特殊环境人群营养与膳食

在一定情况下，人们不可避免地要在特殊的环境条件下（高温、低温、高原等）生活和工作，不可避免地要接触各种有害物质（如重金属铅、汞、镉，芳香类苯、苯胺、硝基苯等）。前者可引起机体代谢的改变，后者可干扰、破坏机体正常的生理过程及营养物质在体内的代谢，或损害特定的组织、器官，危害人体健康。而适宜的膳食与营养可增加机体对特殊环境的适应能力，或增强机体对有毒有害因素的抵抗力。

一、高温环境人群营养与膳食

高温环境（high temperature environment）通常指32℃以上的工作环境或35℃以上的生活环境。高温下的机体不可能像常温下通过简单的体表来散发代谢所产生的热，而必须通过生理上的适应性改变，来维持体温的相对恒定，这种适应性改变导致机体对营养有特殊要求。

（一）生理及代谢适应性变化

人体在高温环境下劳动和生活时，高温可刺激体温调节中枢，体温调节中枢通过神经和体液的共同调节作用可使机体大量出汗。出汗及汗液的蒸发可散发机体代谢所产生的热，以维持体温的相对恒定。高温环境下出汗的多少，因气温及劳动强度不同而异。一般为1.5L/h，最高可达4.2L/h。大量出汗可引起以下生理改变：

1. 水和矿物质的丢失　人体汗液的99%以上为水分，0.3%为矿物质，包括钠、钾、钙、镁、铁等。其中以氯化钠为主，占矿物质的总量的54%～68%，其次为钾盐，可占19%～44%。此外，通过汗液损失的钙量为0.17～0.21mmol/h，损失的镁量可达0.065～0.3mmol/h。可出现体温升高、出汗减少、口干、头晕、心悸等中暑症状。

2. 水溶性维生素的丢失　高温环境下大量出汗也可引起维生素C、维生素B_1等水溶性维生素的大量丢失。有文献报道：汗液中维生素C可达到10μg/ml，硫胺素约0.14m/L。其他B族维生素，如维生素B_2、烟酸等也有相应量的丢失。

3. 可溶性含氮物丢失　有文献报道，高温作业时汗液中可溶性氮含量为0.2～0.7g/L，其中主要是氨基酸。此外，由于机体处于高温及失水状态，加速了组织蛋白质的分解，使尿氮排出增加。

4. 消化液分泌减少，消化功能下降　高温环境下大量出汗引起的失水是消化液分泌减少的主要原因，同时胃酸的分泌减少；另一方面，高温刺激下的体温调节中枢及摄水中枢兴奋也对摄食中枢产生抑制性影响。在其共同作用下，引起机体消化功能减退及食欲下降。

5. 能量代谢增加　一方面高温引起机体基础代谢的增加，另一方面机体在对高温进行应激和适应的过程中，通过大量出汗、心率加快等进行体温调节，可引起机体能量消耗的增加。

（二）营养需要

1. 水和矿物质　及时补充水分和矿物质是高温环境营养工作的重点。

水的补充以补偿出汗丢失的水量保持体内水的平衡为原则。高温作业者凭口渴感饮水是主要的依据，再参照其劳动强度及具体生活环境建议的补水量范围，如中等劳动强度、中等气象条件时日补水量需3～5L。强劳动及气温或辐射热特别高时，日补水量需5L以上。补水方法以少量多次为宜，以免影响食欲。补充饮料的温度以10℃左右为宜。

矿物质的补充以食盐为主，日出汗小于3L者，日补盐量需15g左右。日出汗超过5L者，日补盐量需20～25g。以含盐饮料补充食盐时，氯化钠的浓度以0.1％为宜。钾盐及其他矿物质的补充以食用各种蔬菜、水果、豆类为宜。对那些在气温及辐射热特别高的环境下作业的人群，尤其是在刚进入高温环境的几天，机体对高温还无法适应时，应补充含钠、钾、钙、镁等多种盐的混合盐片。

2. 水溶性维生素　维生素C的供给量为150～200mg/d，硫胺素为2.5～3mg/d，维生素B_2为2.5～3.5μg/d。

3. 蛋白质和能量　因高温环境下机体分解代谢的增加及氨基酸从汗液中的丢失，蛋白质摄入量应适当增加，但也不宜过高，避免加重肾脏负担，尤其是在饮水供应有限的情况下更应注意，以占总能量的12％为宜，其中优质蛋白最好能达到50％。能量的供给以中国营养学会制定的"DRIs"为基础，当环境的温度在30℃以上时，每上升1℃应增加能量0.5％。

（三）合理膳食指导

合理膳食可解决高温环境下人群能量及营养素的供给需适当增加与胃肠的消化功能及食欲下降形成的矛盾。

1. 合理搭配　精心烹制谷类、豆类及动物性食物鱼、禽、蛋、肉，以补充优质蛋白质及B族维生素。

2. 补充矿物质和维生素　多食含矿物质尤其是钾盐和维生素丰富的蔬菜、水果和豆类，其中水果中的有机酸可刺激食欲并有利于食物胃内消化。

3. 及时补充水分　以汤作为补充水及钠盐的重要措施，如菜汤、肉汤、鱼汤可交替选择，且在餐前饮少量的汤还可增加食欲。对大量出汗人群，宜在两餐进膳之间补充一定量的含盐饮料。

二、低温环境人群营养与膳食

低温环境（cold environment）主要是指环境温度在10℃以下的环境，常见于寒带及海拔较高地区的冬季及冷库作业等。低温环境下机体的生理及代谢的改变导致其对营养有特殊要求。

(一)生理及代谢适应性变化

寒冷刺激使甲状腺素分泌增加,机体散热增加,以维持体温的恒定,故寒冷常使基础代谢率增高10%~15%;笨重的防寒服也可增加身体的负担使活动耗能增加。低温环境下机体营养素代谢发生明显改变的是从以碳水化合物供能为主,逐步转变为以脂肪和蛋白质供能为主。

(二)营养需要

1. 能量及产能营养素　在低温环境下人群能量消耗增加,能量供给应较常温下应增加10%~15%。低温环境下机体脂肪利用增加,较高脂肪供给可增加人体对低温的耐受,其供能比应提高至35%~40%。碳水化合物也能增强机体短期内对寒冷的耐受能力,作为能量的主要来源,其供能比以45%~50%为宜。蛋白质供能为13%~15%,其中含蛋氨酸较多的动物蛋白质应占总蛋白质的45%,因为蛋氨酸是甲基的供体,甲基对提高耐寒能力有重要作用。

2. 维生素　低温环境下人体对维生素的需要量增加,增加量为30%~35%。随低温下能量的代谢加快和能量的消耗增加,与能量代谢有关的维生素B_1、维生素B_2及尼克酸需要量增加。专家建议硫胺素供给量为2~3mg/d,核黄素为2.5~3.5mg/d,尼克酸为15~25mg/d。维生素C可提高机体对低温的耐受,但寒冷地区因条件的限制,蔬菜及水果供给通常不足,维生素C应额外补充,日补充量为70~120mg。维生素A也有利于增强机体对寒冷的耐受。在寒冷环境中,体内维生素A含量水平降低,也应注意补充,日供给量应为1500μg。寒冷地区户外活动减少,日照短而使体内维生素D合成不足,每日应补充10μg维生素D。

3. 食盐　低温环境下食盐摄入量应稍增加,因盐可使机体产热功能增强。寒带地区居民营养调查亦表明,其食盐摄入量高达26~30g/d,相当于温带居民的2倍。目前,对寒带居民高食盐的摄入量是否引起高血压,尚有不同意见。

4. 钙　寒带地区居民钙缺乏的主要原因是膳食钙供给不足、以冰雪为水源矿物质甚少等,故应尽可能增加寒冷地区居民富钙食物,如奶或奶制品的供给。

(三)合理膳食指导

1. 保证充足的能量供应　低温环境下对能量的需求应比同一人群常温下增加10%~15%。

2. 保证优质蛋白质的供给　注意鱼类、禽类、肉类、蛋类、豆类及其制品的摄入。同时还可适当选择含高蛋白、高脂肪的坚果类(核桃仁、花生仁等)食物。

3. 保证维生素和矿物质的摄入　提供富含维生素C、胡萝卜素和矿物质钙、钾等的新鲜蔬菜和水果,适当补充维生素C、维生素B_1、维生素B_2、维生素A和烟酸等。对低温环境工作人群,推荐摄入量比常温环境同工种增加30%~50%。

4.食盐的推荐摄入量 一般每人15～20g/d,高于非低温地区。

三、高原环境作业人群营养与膳食

一般将海拔3 000m以上地区称为高原。高原地区,由于大气氧分压低,人体血氧饱和度急剧下降,常出现低氧症状。我国高原地域辽阔,约占全国面积的1/6,人口约1 000万。

(一)生理及代谢适应性变化

人体对高原地区的反应,首先是为了从低氧空气中争取到更多的氧而提高机体的呼吸量,导致呼出过量的CO_2,影响机体正常的酸碱平衡。严重低氧情况下食欲减退,能量供给不足,线粒体功能受到影响,导致代谢率降低。机体储存的糖和糖原首先作为能源物质被动用,以维持血糖水平对脑的供能。心脏线粒体上三羧酸循环中脱氢酶特异性活力和细胞色素C氧化酶的活力均下降。在高原低氧适应过程中,毛细血管可出现缓慢新生,红细胞增加,血红蛋白增高和血细胞总容积增加,以提高单位体积血液的氧饱和度。低氧时,辅酶含量下降,呼吸酶活性降低。高原环境下机体往往处于负氮平衡状态。初登高原者,体内水分排出较多,体内水分可减少2～3kg。一般认为,此种现象是一种适应性的反应,如不及时纠正,则会导致代谢紊乱,出现碱中毒。

链接

高原环境特点

* 大气压和氧分压低;

* 沸点低;

* 气温低;

* 湿度低;

* 太阳辐射和电离辐射强;

* 气流快。

(二)营养需要

1.能量需要 低氧时,能量需要量增加,应在平原作业人群推荐摄入量的基础上增加10%。

2.碳水化合物 碳水化合物代谢能灵敏地适应高原代谢变化,如能提高机体对急性低氧的耐力,在低氧分压条件下增加换气作用,有利于肺部气体交换,使肺泡和动脉氧分压及血氧饱和度增大。碳水化合物膳食能使人的动脉含氧量增加。有研究证明,高碳水化合物膳食能将动脉氧分压提高6.6±3.7mmHg,肺扩张能力可增加13.9%。在高原地区应保证充足的能量摄入,特别是碳水化合物摄入量,对维持体力非常重要。有人建议,碳水化合物占供给量的比例,可提高到65%～75%。在6 200m高度膳食中应含有80%的碳水化合物,以便提高机体耐低氧的能力。有研究发现,高碳水化合物膳食可减轻高山反应症状(头痛、恶心、嗜睡等)的严重性,补糖有助于防止人体到高原时最初24h的体力下降,并可防止高原暴露24h内的负氮平衡。

3. **脂肪**　在高原低氧环境中,机体利用脂肪的能力仍保持相当程度。有人提出,在高原上人体能量来源可能由碳水化合物转向脂肪。

4. **蛋白质**　在登山过程中,往往观察到负氮平衡,如提高氮的摄取量,即可恢复平衡。

5. **维生素**　补充维生素后可促进有氧代谢,提高机体低氧耐力。所以有人主张在低氧情况下,除应提高膳食中碳水化合物的比例外,还应增加维生素摄入量,加速对高原环境的适应。从事体力劳动时,维生素A、维生素C、维生素B_1、维生素B_2和烟酸应按正常供给量的5倍给予。另外,对登山运动员补充维生素E可防止出现红细胞溶解肌酸尿症、体重减轻和脂肪不易被吸收等。

6. **水和矿物质**　初登高原出现适应性反应者,如因失水严重影响进食,则应设法使饭菜更为可口,并增加液体,以促进食欲,保证营养,防止代谢紊乱。但在低氧情况下,尚未适应者应避免饮水过多,以防肺水肿。另外减少食盐摄入量,有助于预防急性高山反应。

(三)合理膳食指导

1. **满足能量需要**　以增加碳水化合物摄入为主,占总能量的65%～75%。建议膳食中蛋白质、脂肪、碳水化合物的适宜比例为1:1.1:5。

2. **供给足量维生素和矿物质**　推荐摄入量分别为:维生素A 1000μgRE/d,维生素B_1 2.0～2.6mg/d,维生素B_2 1.8～2.4mg/d,烟酸20～25mg/d,维生素C 80～150mg/d,钙800mg/d,铁25mg/d,锌20mg/d。

3. **合理补水**　补水可促进食欲,防止代谢紊乱,但要注意预防脑和肺水肿。

四、接触电离辐射人员营养与膳食

电离辐射(ionizing radiation)是由引起物质电离的带电粒子、不带电粒子或电磁辐射构成的辐射。天然存在的电离辐射主要来自宇宙射线及地壳中的铀、镭、钍等。非天然的电离辐射可以来自核试验、核动力生产、医疗照射和职业照射等。联合国原子辐射效应科学委员会(UNSCEAR)2000年给出人均年有效剂量(mSV)为:天然辐射水平为2.4[宇宙射线0.4,陆地射线0.5,吸入1.2(主要是氡),摄入0.3]。此外,医学检查辐射0.4,原子核试验0.005,切尔诺贝利事故0.002,核动力生产0.002。

(一)生理和代谢的影响

电离辐射可以直接和间接损伤DNA分子,造成DNA链断裂(DNA损伤是电离损伤的主要危害);可引起水分子电离并形成大量自由基,如·OH和·H;可以影响RNA的合成,从而影响蛋白质的合成。

1. **对能量代谢的影响**　电离辐射可以通过影响线粒体氧化磷酸化和三羧酸循环,导致机体能量消耗增加。其中线粒体氧化磷酸化的抑制是辐射损伤早期的敏感指标。

2. **对蛋白质的影响**　蛋白质对辐射的相对敏感性较低,高剂量辐射才能引起蛋白质分子空间构象改变和酶的失活。照射后,由于DNA的损伤和mRNA的生成不足,蛋白质的合成代谢受到抑制,净合成下降,抗体和胶原蛋白的合成也减少;照射后动物出现负氮平衡,尿氮排出增加,尿中出现氨基酸,肌酸、肌酐、牛磺酸和尿素排出增加,表明氨基酸分解增加。

3.对碳水化合物代谢的影响　碳水化合物的羟基在·OH和·H作用下被抽取氢,形成自由基。照射后,由于胃肠功能改变和吸收功能的障碍,使得血糖和糖原含量降低,但实际上,由于组织分解代谢增强,氨基酸的糖原异生作用增强,照射后常出现高血糖症。全身受照射后2～3天小肠碳水化合物吸收减少,葡萄糖激酶活性受抑制,使葡萄糖分解成CO_2的效率降低,在对电离辐射敏感的组织中(如淋巴组织),三羧酸循环受到影响,糖酵解增加。但电离辐射不影响果糖的利用,因为果糖代谢不依靠葡萄糖激酶。

4.对脂肪代谢的影响　接受较大剂量射线照射后,由于组织分解增加,甘油三酯的合成加快,分解减少,血清中总脂、甘油三酯、磷脂和胆固醇含量增加,易发生高脂血症。此外,辐射可使多不饱和脂肪酸过氧化作用加强,影响生物膜功能,促进生物膜老化。有学者认为,全身照射后血液中脂肪、磷脂、胆固醇或脂蛋白含量的增高程度可以作为判断放射损伤预后的指标。脂肪受到辐射后可以产生奇数碳的脂肪酸,成为辐照食品检测的一个指标。

5.对维生素代谢的影响　电离辐射产生大量的自由基,对有抗氧化作用的维生素影响较大,维生素C和E损失较多。另外,照射后,维生素B_1消耗增加及尿中排出增加,血液中维生素B_1的含量减少。其他维生素的损失不甚明显。腹部进行放射治疗的病人照射治疗4～10周后,血中维生素C、叶酸、维生素B_{12}及维生素E含量都减少。

6.对矿物元素代谢的影响　大剂量射线照射后由于组织分解和细胞损伤,可出现高血钾症,尿中K^+、Na^+、Cl^-排出增多。放射损伤时伴有呕吐和腹泻,Na^+、Cl^-丢失较多,可发生水盐代谢紊乱。照射后血清中锌、铁、铜增加,锌/铜比值下降。

(二)营养需要

1.能量　长期受到小剂量照射的放射性工作人员应摄取适宜的能量,以防能量不足造成辐射敏感性增加。急性放射病病人在疾病初期、假愈期、极期能量供给以适当增加为宜;在恢复期应供给充足的能量,可使体重显著增加,有助于恢复。

2.蛋白质　高蛋白膳食(尤其是补充利用较高的优质蛋白)可以减轻机体的辐射损伤,促进恢复。有研究报道,补充半胱氨酸、蛋氨酸和组氨酸可减少电离辐射对机体的损伤。

3.脂肪　放射性工作人员应注意增加必需脂肪酸和油酸的摄入,控制脂肪的摄入,不宜增高脂肪占总能量的百分比。

4.碳水化合物　放射性工作人员应选择防辐射效果好的果糖和葡萄糖。

5.矿物质　电离辐射的全身效应可以影响矿物质代谢,需要补充适量的矿物质,并注意各元素间的平衡。

6.维生素　电离损伤主要是自由基引起的损伤,因此在接受照射之前和受到照射之后,应保证足量维生素C、维生素E和β-胡萝卜素的摄入,同时也应注意补充维生素K、维生素B_1、维生素B_2、维生素B_6或泛酸,以减轻自由基带来的损伤。现有人将一些维生素作为电离辐射损伤防护剂,但需要强调,其对放射损伤的防治效果是有限的。

(三)合理膳食指导

1.供给充足的能量　保证充足的产能营养素供给,蛋白质可占总能量的12%～18%。以优质蛋白质为主,多选肉、蛋、牛奶、酸牛奶等,改善照射后产生的负氮平衡。膳食中要有适量的脂肪,并选用富含必需脂肪酸和油酸的油脂,如葵花子油、大豆油、玉米油、茶子油或橄榄油。碳水化合物供给应占能量的60%～65%,多选用对辐射防护效果较好的富含果糖和葡萄糖的水果。

2. 选用富含抗氧化营养的果蔬 如番茄、卷心菜、马铃薯和水果,可改善照射后维生素C、维生素B_2或烟酸代谢的异常。酵母、蜂蜜、杏仁、银耳等食物的摄入对辐射损伤也有良好的防护作用。

有专家建议,从事放射作业的人员其营养素供给量为:能量10.5MJ(约2 500kcal)/d,蛋白质80～100g/d(其中动物性蛋白质占30%),脂肪50g/d,钙1g/d,铁15mg/d,碘150～200μg/d,维生素A 660μgRE/d,维生素B_1 2mg/d,维生素B_2 2mg/d,维生素B_6 2.5mg/d,烟酸20mg/d,叶酸0.5mg/d,维生素B_{12} 3μg/d,维生素C 100mg/d。

五、接触化学毒物人员营养与膳食

在人们的生活和生产环境中所接触的化学物质,有许多是有害有毒的,如农药、粉尘、铅、汞、苯、一氧化碳、二氧化硫等。这些化学物质长期、少量进入机体,就会引起各种毒性反应,破坏机体生理功能,甚至发生严重病变或死亡。然而,机体的营养状况与化学毒物作用有着密切联系,机体营养状况良好时,可提高机体对毒物的耐受和抵抗力。

(一)各种营养素对化学毒物的作用

1. 蛋白质 膳食蛋白质的质和量,影响机体的抗毒能力。良好的蛋白质营养状况,既可提高机体对毒物的耐受能力,又可调节肝微粒体酶活性,增强机体解毒能力。尤其是含硫氨基酸充足的优质蛋白质,可提高谷胱甘肽还原酶的活性,增加机体对铅及其他重金属、卤化物、芳香烃类毒物的解毒作用。此外,蛋白质中含硫氨基酸能提供—SH。—SH能结合某些金属毒物,影响其吸收与排泄,或拮抗其对含—SH酶的毒性作用,并为体内合成重要解毒剂如谷胱甘肽(glutathione,GSH)、金属硫蛋白(metallothionein,MT)等提供原料,这些均有利于机体发挥解毒作用。

2. 脂肪 膳食中脂肪能增加脂溶性毒物在肠道吸收和体内蓄积,对机体不利。如膳食中脂肪的供能比大于30%时,能增加脂溶性有机氯农药蓄积在体内,增加苯及氟的毒性。但磷脂是细胞内质网生物膜的重要成分,适量补充有助于提高混合功能氧化酶(MFO)的活性,加速生物转化及毒物的排出。

3. 碳水化合物 毒物在体内转化的"第二结合"反应为解毒反应,需要耗能。碳水化合物的生物氧化能快速地提供能量,并供给结合反应所需的葡萄糖醛酸。增加膳食中碳水化合物的摄入量,可以提高机体对苯、卤代烃类和磷等毒物的抵抗力。高碳水化合物低蛋白膳食对四氯化碳、三氯甲烷中毒有保护作用。饥饿引起肝糖原减少,会加剧四氯化碳、三氯甲烷的毒性。

4. 维生素

(1)维生素A:维生素A缺乏可改变内质网的结构,影响混合功能氧化酶(MFO)的作用。动物实验证明,维生素A能降低某些毒物的致癌性。如二甲基肼、3,4-苯并芘、黄曲霉毒素B_1、二甲基蒽等。维生素A的前体β-胡萝卜素,是已知的能消除自由基的物质之一。

(2)维生素 C：维生素 C 能清除毒物代谢时所产生的自由基，保护机体免受大多数毒物造成的氧化损伤；可使氧化型谷胱甘肽再生成还原型谷胱甘肽，继续发挥对毒物的解毒作用；可提供活泼的羟基，有利于毒物解毒过程的羟化反应；可以提高肝微粒体混合功能氧化酶(MFO)的活性，促进氧化或羟化反应，这是许多有机毒物解毒的重要途径。

5.微量元素

(1)铁：铁与机体能量代谢和防毒能力有直接或间接关系。体内含铁的血红素酶有线粒体中的细胞色素 b、c_1、a、a_3、微粒体中的细胞色素 P-450 和 b_5 以及过氧化氢酶等。缺铁可使上述酶活性降低，影响线粒体的生物氧化和解毒反应。某些毒物（如氟、锰、铅、锌等）能干扰铁的吸收和利用，直接或间接地引起缺铁性贫血，补充铁对这些毒物有一定的防治作用。但也有人认为，补充过多能破坏内质网上的脂质，而使混合功能氧化酶(MFO)的作用受影响。

(2)锌：锌对金属毒物有直接、间接的拮抗作用。其作用机制为：锌在消化道可拮抗镉、铅、汞、铜等的吸收；在体内可恢复被铅等损害的一些酶的活性；能诱导肝脏合成金属硫蛋白，后者能结合镉、汞等毒物，减少其毒性；可使还原型谷胱甘肽生成增多，升高谷胱甘肽过氧化物酶(GSH-Px)和谷胱甘肽转硫酶的活性。因此说，锌具有抗氧化能力，保护机体不受或少受自由基的攻击；锌能提高机体免疫功能，而许多毒物的致病机理之一就是损害机体的免疫功能。故补锌能提高抗毒能力。

(3)硒：硒以硒胱氨酸的形式存在于谷胱甘肽过氧化物酶(GSH-Px)分子中。其主要生理功能有：以 GSH-Px 的形式发挥抗氧化作用，保护细胞生物膜的结构；GSH-Px 能将过氧化物(ROOH)还原为无毒的羟基化合物，将过氧化氢(H_2O_2)还原为水，从而起到保护细胞膜的作用；硒也参与抗氧化剂辅酶 Q 的组成。缺硒可使肝微粒体酶活性下降，影响毒物的转化。硒在元素周期表中与硫同族，化学性质相似，能与某些金属毒物如汞、镉、铅等，形成难溶的硒化物，减轻这些毒物的毒性。

(二)合理膳食指导

1.补充富含硫氨基酸的优质蛋白质　专家建议职业接触铅的人群蛋白质供给量占总能量的 14%～15%，其中动物蛋白质宜占总蛋白质的 50%。

2.补充 B 族维生素　注意补充维生素 B_1、B_{12} 及叶酸等，维生素 B_1 的食物来源主要包括豆类、谷类、瘦肉；维生素 B_{12} 的来源主要为动物肝脏及发酵制品；叶酸来源于绿叶蔬菜。临床上维生素 B_1、维生素 B_{12}、维生素 B_6 通常作为神经系统的营养物质用于铅中毒人群。

3.供给充足的维生素 C　多数专家建议职业接触毒物人群应供给维生素 C 150～200mg/d。除每日供给 500g 蔬菜外，至少还应补充维生素 C 100mg/d。

4.保证维生素 A 的摄入　有多种毒物能影响维生素 A 的代谢，降低其在动物和人体中的含量，甚至造成维生素 A 缺乏症。例如有机氯农药 DDT、有机磷农药、多氯联苯、苯巴比妥、乙醇等均能使动物或人肝中维生素 A 含量降低。其机制可能是毒物通过对混合功能氧化酶系统的诱导，促进维生素 A 的分解。而 DDT 等农药还可抑制维生素 A 的肠道吸收。因此毒物接触者应摄入较多的维生素 A。

5.保证富含硒、铁、钙等矿物质的膳食供应　可以抵抗有毒金属的吸收并促进其排出。

6.保证蔬菜和水果的摄入量　蔬菜水果中丰富的维生素和矿物元素不仅有利于增加机

体解毒功能,而且其中丰富的植物纤维、果胶、植酸等成分,对于促进毒物排出具有重要作用。例如:胡萝卜含有大量的果胶物质,这种物质能与重金属结合,加速离子排出,降低体内毒物的浓度。

7. 适当限制膳食脂肪的摄入　专家建议的脂肪供能比不宜超过25%,以避免高脂肪膳食所导致的毒物在小肠吸收。

8. 镉作业人员补充足够的钙和维生素D　慢性镉中毒引起肾脏损害者,肾将25-OH-D_3羟化为1,25-$(OH)_2$-D_3的功能受损,可影响钙的吸收和利用,且尿钙排出增加,导致机体缺钙。机体缺钙又可增加镉在肠道的吸收及其在骨骼组织中的沉积,引起镉对骨骼的损害。临床上,对慢性镉中毒者,采用大剂量维生素D治疗(每天1 250～2 500μg,含50 000～100 000U)的同时,补充葡萄糖酸钙4g/d,可获显著效果。

9. 对于铅和苯中毒人员,补充促进造血的有关营养素　鉴于铅和苯对造血系统的毒性,在其中毒的预防和治疗时,要在平衡膳食的基础上适当补充铁、维生素B_{12}及叶酸,以促进血红蛋白的合成和红细胞的生成。对因毒性而引起的出血倾向者,除补充维生素C外,也应补充维生素K。

本章小结

人的生理状况随着性别的差异、年龄的变化及所处的地理和工作环境的不同而有所改变,因此对能量及膳食中营养素的要求也不尽相同。平衡膳食、合理营养是健康的关键。本章介绍了特殊人群的生理特点及代谢变化、营养需求、常见的营养问题,以及如何进行科学合理的膳食。对特殊人群的健康饮食具有指导意义。

本章关键词:特殊人群;生理特点;营养需要;营养问题;合理营养

课后思考

1. 母乳喂养的优点有哪些?
2. 学龄前儿童易出现哪些营养问题?
3. 高温环境下的人群有哪些代谢变化?

(张瑞雪　钱荣)

第七章 营养调查与营养评价

案例

王先生,62岁,退休机关干部,身高156cm,体重82kg。平日患有高血压、冠心病多年。实验室检测发现,血液总胆固醇含量为11.9mmol/L,甘油三酯含量4.6mmol/L。

问题:
1. 王先生的体重是否正常?
2. 王先生的血液总固醇和甘油三酯含量是否正常?

本章学习目标

1. 掌握人体测量的具体评价方法、常见营养缺乏病的临床体征。
2. 熟悉膳食调查的常用方法及结果评价、实验室检查常用评价指标及其参考数值。
3. 了解综合性营养评定方法。
4. 充分认识学习营养调查与营养评价的目的与意义,在营养调查实习中培养严肃认真的工作作风。

营养调查(nutritional survey)是运用科学手段来了解某一人群(或个体)的膳食和营养水平,以此判断其膳食结构是否合理和营养状况是否良好的重要手段。良好的营养和健康状况是社会经济发展的基础,也是社会经济发展的重要目标。世界上大多数发达国家和若干发展中国家都在有计划地开展国民营养调查工作。我国曾于1959年、1982年、1992年与2002年分别进行了四次全国性的营养调查。2002年开展的"中国居民营养与健康状况调查",首次将全国营养调查与肥胖、高血压、糖尿病等慢性病调查合并一起进行。这些营养调查对不同经济发展时期人们的膳食组成变化、营养状况进行的全面了解,为研究各时期人群膳食结构和营养状况的变化提供了基础资料,也为食品生产、加工及政策干预和对群众的消费引导提供了依据。

营养调查的内容一般由四部分组成,即膳食调查、人体测量、实验室检测及临床检查。这四部分调查检测工作是互相联系和互相验证的,一般同时进行。营养评价则是全面评价这四部分内容,客观地对其所发现人群中的营养问题提出解决措施。

营养调查与评价的目的：
1. 评估不同地区、不同年龄组人群的膳食结构和营养状况。
2. 了解与食物不足和过度消费有关的营养问题。
3. 发现与膳食营养素有关的营养问题，为进一步监测或进行原因探讨提供客观依据。
4. 评价居民膳食结构和营养状况的发展，并预测今后的发展趋势。
5. 为某些与营养有关的综合性或专题性研究课题提供基础资料。
6. 为国家制定政策和社会发展规划提供科学依据。

第一节 膳食调查与评价

一、膳食调查目的

　　膳食调查(dietary survey)是营养调查的基础。通过膳食调查可了解被调查者膳食能量和营养素摄入的数量与质量，对照膳食参考摄入量(DRIs)评定其营养需要满足程度，为改进膳食结构与合理营养提供科学依据。膳食调查内容主要包括调查期间被调查者每人每日摄入食物的品种、数量；分析其摄入营养素的数量、比例是否合理，能量是否足够，供能营养素占能量的比例；饮食制度和餐次分配是否合理。

　　膳食调查是营养调查中的一个基本组成部分，其本身又是相对独立的内容。随着营养学研究的深入进展，膳食对人体健康的重要影响越来越受到人们的关注。膳食调查所得到的摄入量数据用途很广，是国家政府机构制定政策、学术界从事科研工作的依据，是企业研发新产品的数据基础。营养教育部门针对居民的膳食问题进行正确的膳食指导也都需要膳食评价方面的数据。

　　为了解不同地区、不同生活条件下人群的膳食习惯、食物品种及每日从食物中所能摄取各种营养素的量，营养工作者经常选择适当的膳食调查方法对有关人群进行膳食评价。

二、膳食调查的方法

　　膳食调查时间一般不少于4天，其中不包括节假日，周末可有可无。膳食调查的方法根据具体情况可采用称重法、查账法、询问法和化学分析法。在进行膳食调查时，应选择能正确反映被调查者当时食物摄入量的方法，必要时可用两种方法。这些方法可单独进行，也可联合进行。

(一)称重法

　　又称称量法，是对某一膳食单位、家庭或个人所消耗的全部食物分别称重的方法。调查期间调查对象在食堂或家庭以外吃的零食或添加的菜肴等都应详细记录，精确计算。此方法较为准确、细致，但工作量大，费时费力，不适合大规模的人群调查。

　　被调查对象一定要经过培训，掌握膳食记录的方法、需要记录的详细程度、需要充分描述的食物和消耗的食物量，还包括食物名称、制作方法和食谱等。在膳食记录完成前，要仔细核对记录，并对被调查对象表示感谢。这些记录应该尽可能及时编码，以供计算机计算时使用,必要时可以再次与被调查对象联系。

研究者需要准确掌握两方面的资料,一是厨房中每餐所用各种食物的生重(即烹调前每种食物原料可食部的重量)和烹调后熟食的重量,得出各种食物的生熟比值;二是称量个人摄入熟食重量,然后按上述生熟比值算出所摄入各种食物原料的生重,见表7-1,再通过食物成分表计算摄入的各种营养素。

研究人员还应了解被调查地区的食物供应情况,了解市场主副食品种类、供应情况及单位重量。明确食物的生重、熟重、体积等之间的关系,如500g大米煮成多少米饭、生熟之间的比值等,要根据当地煮饭习惯做好调查。调查中使用的食物编码与记录食物量的食物名称要保持一致。如使用米饭的编码,记录的食物量应是熟米饭的量。换算比例搞清楚,才能对一定量的熟食(如1碗米饭,1个馒头)估计出其原料的生重。对于当地市售食品的单位重量(如1块饼干、1块蛋糕、1个面包、1个包子等)及所用原料重量均需了解清楚。

表 7-1 称重食物生熟比值换算法

原料	饺子 5 000g 所用原料(g)	原料比值相当原料量(g)	某人吃 500g 饺子
白菜	2 500	0.5	250
肉	500	0.1	50
面粉	1 000	0.2	100
油	100	0.02	10
盐	25	0.005	2.5

注:本表来源于葛可佑主编《中国营养师培训教材》(第1版),第384页,人民出版社,2005

目前由于我国的食物成分表以食物原料为基础,因而在称重记录时调查多数食物要利用生熟比值换算成原料量,以便计算各种营养素摄入量。但我国《食物成分表》(2002年版)也分析了一些熟食成品的食物成分含量,如馒头、面条、米饭、糕点及包装食品等,这类食物可直接利用熟食的重量进行调查和分析。

(二)查账法

查账法较为简便,可用于在建有详细伙食账目的集体食堂进行。查账法主要是查出该单位每天消耗食物的品种、数量和用餐人数,计算每人每日各种食物的消耗量,按照《食物成分表》计算每人每日各种营养素摄入量。查账法不如称重法细致、准确,即难以对不同个体实际摄入各种营养素做出较准确的估计。其最大特点是可以调查较长时间,一般每季度调查30天,可以反映出全年的营养状况。

(三)询问法

不能进行称重法或查账法时可使用询问法。询问被调查者每日所摄入食物的种类、饮食习惯等情况,了解其食物的摄入量。询问法可分为三种方式:

1. 24h膳食回顾法　询问调查对象24h内的膳食摄入情况,据此进行评价,此法常用于门诊或住院病人的膳食调查。

2. 膳食史法　询问膳食史,查阅调查对象连续3天的进食记录,据此计算,了解调查对象膳食构成或膳食模式。

(四)化学分析法

将被调查对象的一日内全部食物收集齐全,在实验室进行化学分析,测定其能量和各种营养素的含量。此法需要一定的设备,分析操作复杂,除特殊需要精确测定外,一般不采用。

三、膳食调查的结果评价

(一)能量及营养素摄入量

统计膳食调查资料,可得到平均每人每日能量及各类营养素的摄入量,与DRIs相比较,评价摄入量满足生理需要的程度。

(二)产能营养素能量分配

统计产能营养素所占总能量的百分比,与DRIs相比较进行判定。

(三)某种营养素的来源分配

如统计蛋白质来源(粮谷类、豆类、动物类食物等)的百分比,评价蛋白质质量以及互补作用的发挥情况;统计脂肪来源(动物性、植物性脂肪)百分比等。

(四)膳食组成

统计分析后得到膳食的食物组成,能量来源分配情况,评价膳食结构是否合理。

在膳食调查时,不仅要对调查全过程进行质量控制,保证数据资料的准确性,同时还要注意食物的选购与搭配、储存、加工、烹调、膳食制度及膳食习惯是否合理,就餐环境、卫生条件等是否符合卫生要求。

我国自1959年以来进行全国膳食调查使用的方法详见表7-2。

表7-2 我国全国膳食调查方法的使用

年代	调查名称	调查时间	膳食调查方法
1959年	第一次全国营养调查	一年4次,每季度1次	称重记账法(5~7天)
1982年	第二次全国营养调查	秋季	称重记账法(5天)
1989—2006年	中国居民健康与营养调查	秋季	全家称重记账法(3天) 3天连续个体24小时回顾法
1992年	全国第三次营养调查	秋季	全家称重记账法(3天) 3天连续个体24小时回顾法
2002年	全国第四次营养调查	秋季	全家称重记账法(3天) (城市只称调味品) 3天连续个体24小时回顾法 食物频率法

注:本表来源于葛可佑主编《中国营养师培训教材》(第1版),第382页,人民出版社,2005

第二节 人体测量与评价

一、人体测量的目的

人体测量是评价人体营养状况的主要手段之一,包括生长发育测量和机体结构测量两大范畴。群体生长发育的测量可反映被测人群的营养状况及营养措施或营养干预的效果;个体生长发育测量可用于筛查或发现营养不良。特别是学龄前儿童的体测结果,因其敏感性及代表性好、测定方法规范、所需费用低,常被用来评价一个地区人群的营养状况。

二、常用指标的测量方法及评价

常用的人体测量指标有身高、体重、上臂围、腰围、臀围及皮褶厚度等。

(一)体重与身高

是人体测量资料中最基础的数据,在反映人体营养状况上比较确切。体重可以反映一段时期内营养状况的变化,身高则可以反映长期的营养状况。

1. 年龄别体重与年龄别身高 体重与身高可分别与该区域范围内同一人群的均值(评价参考值)进行比较,参考值均以年龄为组别。应用于儿童营养状况的评价。年龄别身高是反映和评价儿童个体发育状况和营养水平的较为稳定的指标,主要反映过去、长期、慢性的营养状况;年龄别体重是反映和评价儿童体格发育与营养状况的敏感、重要及易获得的指标,主要反映目前或近期的营养状况。

2. 参考体重 又称为理想体重或标准体重,应用于成年人,一般以此来衡量实际测量的体重是否在正常范围。国内多采用 Broca 改良公式和平田公式:

Broca 改良公式:参考体重(kg)=身高(cm)-105

平田公式:参考体重(kg)=[身高(cm)-100]×0.9

实测体重占参考体重的±10%为正常;±10%~20%为超重或消瘦;±20%以上为肥胖或严重消瘦。

3. Kaup 指数 用于衡量婴幼儿的体格营养状况。

Kaup 指数=体重(kg)/(身高 cm)^2×10^4

Kaup 指数低于 10 为消耗症,10~13 为营养不良,13~15 为消瘦,15~19 为正常,19~22 为良好,超过 22 为肥胖。

4. 身体指数(body mass index,BMI) 即体质指数。

BMI=体重(kg)/[身高(m)]^2

BMI 是评价肥胖和消瘦的常用指标。亚洲成年人 BMI 正常范围为 18.5~22.9,低于 18.5 为体重过轻,大于等于 23 为超重,23~24.9 为肥胖前期,25~29.9 为中度肥胖,大于等于 30 为重度肥胖。我国成人 BMI 的评价标准:18.5~23.9 为正常,低于 18.5 为消瘦,大于等于 24 为超重,大于等于 28 为肥胖。

(二)脂肪存贮量测定

临床常用皮褶厚度估计皮下脂肪消耗情况,并作为评价能量摄入是否合适的指标。常用指标为:肱三头肌皮褶厚度(triceps skinfold thickness,TSF)、肩胛下皮褶厚度(subscapularis skin fold thickness,SSF)及腹部皮褶厚度(abdominal skinfold thickness,ASF)。其中TSF是最常用的评价脂肪贮备及消耗的指标。测量时需使用专用的皮褶厚度计,在卡尺固定皮肤3s后读数,并要求在同一部位连续测量3次,取其平均值。

1. 肱三头肌皮褶厚度(TSF) 被测者上肢自然下垂,测定者在其肩峰至尺骨鹰嘴间中点上2cm处做标记,以左手拇、食指将皮肤连同皮下组织捏起,从拇指下1cm处测量皮褶厚度,即为肱三头肌皮褶厚度。

2. 肩胛下皮褶厚度(SSF) 被测者上肢自然下垂,测定者左肩胛下角下方2cm处,与水平呈45°所测值即为肩胛下皮褶厚度。

3. 腹部皮褶厚度(ASF) 在脐左1cm处,与正中线平行所测值为腹部皮褶厚度。

所测数据与同年龄正常值相比较,低于40%为重度消耗,20%～40%为中度消耗,10%～20%为轻度消耗,±10%属正常范围,高于20%以上者为肥胖。

(三)骨骼肌含量测定

通常测上臂围(MAC),再根据MAC计算上臂肌围(MAMC)和上臂肌面积(AMA)。这些指标可反映肌蛋白消耗程度,是快速而简便的评价指标。

1. 上臂围(MAC) 测量时左臂自然下垂,用软皮尺先测出上臂中点位置,然后测上臂中点周长。

MAC可反映肌蛋白贮存和消耗程度,也能反映能量代谢情况。我国男性上臂围平均值为27.5cm,女性25.8cm左右。测量值大于标准值90%为营养正常,80%～90%为轻度营养不良,60%～80%为中度营养不良,小于60%为严重营养不良。

2. 上臂肌围(MAMC) MAMC可根据MAC和TSF计算。公式如下:

$$MAMC(cm) = MAC(cm) - 3.14 \times TSF(cm)$$

MAMC与清蛋白含量密切相关,当清蛋白<28g/L时,87%病人臂肌围缩小,故能较好地反映体内蛋白质贮存变化情况,也可用作病人营养状况好转或恶化的指标。我国男性上臂肌围平均值为25.3cm,女性为23.2cm。测量值大于标准值90%为营养正常,80%～90%为轻度肌蛋白消耗,60%～80%为中度肌蛋白消耗,小于60%为严重肌蛋白消耗。

3. 上臂肌面积(AMA) AMA可根据MAC和MAMC计算。

$$AMA(cm^2) = MAMC^2/4\pi$$

男性的无骨 $AMA(cm^2) = MAMC^2/4\pi - 10cm^2$

女性的无骨 $AMA(cm^2) = MAMC^2/4\pi - 6.5cm^2$

此项指标常用于病人自身对照,可以反映病人在某一段时间内肌蛋白的变化。蛋白质-能量营养不良病人该指标可能在正常范围,使用该指标时应考虑到这一因素。国内正常参考值为大于等于44.9cm²,小于这一数值为蛋白质或能量缺乏。

4. 肌酐-身高指数 肌酐-身高指数(creatinine height index,CHI)是指受试者尿肌酐(Ucr)与其同身高标准体重Ucr的比值。

$$CHI(\%) = \frac{Ucr(mmol/24h)}{同身高标准体重\ Ucr(mmol/24h)} \times 100\%$$

24h 尿肌酐排出量的正常参考值为男性 23mg/kg，女性 18mg/kg，体重取标准体重。CHI 在 90%～110% 为营养状况正常，80%～90% 为轻度营养不良，60%～80% 为中度营养不良，低于 60% 为重度营养不良。

第三节 实验室检查及临床检查与评价

一、实验室检查与评价

营养状况的实验室检查指的是借助生化、生理实验手段，发现人体临床营养不足症、营养储备水平低下或营养过多，以便较早掌握营养失调征兆和变化动态，及时采取必要的常用的预防措施。有时为研究某些有关因素对人体营养状态的影响，也对营养水平进行研究测定。营养状况的实验室检查与膳食调查、临床检查资料结合进行综合分析，对于进行营养评价以及营养素不良的正确诊断和制定防治措施等均有重要意义。我国常用的成人营养水平诊断参考指标见表 7-3。这些数值可受民族、体质、环境等多方面因素影响。

表 7-3 实验室检查项目及参考值

检查项目	评价指标	参考数值
1. 蛋白质	血清总蛋白(g/L)	60～82
	血清清蛋白(g/L)	35～56
	血清球蛋白(g/L)	20～30
	血清运铁蛋白(g/L)	2.2～4.0
	血清前白蛋白(mg/L)	280～350
	血清视黄醇结合蛋白(mg/L)	26～76
2. 血脂	总胆固醇(mmol/L)	3.3～6.4
	甘油三酯(mmol/L)	0.41～1.88
	高密度脂蛋(mmol/L)	0.74～2.07
	低密度脂蛋白(mmol/L)	1.8～3.8
	游离脂肪酸(mmol/L)	0.2～0.6
3. 钙	血清钙(mmol/L)	2.1～2.8
4. 铁	全血血红蛋白(g/L)	男>130 女>120
	血清铁蛋白饱和度(%)	成人>16
	血清铁蛋白(mg/L)	10～12
	红细胞游离原卟啉(mg/L RBC)	<70
5. 锌	发锌(μg/g)	125～250
	血浆锌(mg/L)	0.8～1.1
	红细胞锌(mg/L)	12～14
6. 维生素 A	血清视黄醇(μg/L)	成人>400
7. 维生素 D	血清碱性磷酸酶活性[μmol/(sL)]	0.5～15.3
8. 维生素 B_1	负荷试验(μg/4h)	200～399
9. 维生素 B_2	负荷试验(μg/4h)	800～1 300
10. 维生素 C	负荷试验(mg/4h)	5～13
11. 免疫功能	总淋巴细胞计数(个/L)	$(2.5～3)\times 10^9$
	淋巴细胞百分比(%)	20～40
	迟发性皮肤超敏反应(mm)	>5

注：本表主要来源于张爱珍《临床营养学》(第 2 版)，第 55 页，人民卫生出版社，2008

案例中,王先生身高156cm,体重82kg。
体质指数(BMI)=体重(kg)/[身高(m)]² =82/1.56²=33.69
BMI大于30,为重度肥胖。
血液总胆固醇含量为11.9mmol/L、甘油三酯含量4.6mmol/L均高于正常值。

二、临床检查与评价

临床检查包括询问病史、主诉症状及寻找与营养状况改变有关的体征。检查时通常要注意到如下13个方面,即头发、面色、眼、唇、舌、齿、龈、面(浮肿)、皮肤、指甲、心血管、消化、神经等。检查项目及症状、体征与营养素的关系见表7-4。

表7-4 营养缺乏症体格检查

部位	体征	缺乏营养素
全身	消瘦、发育不良	能量、蛋白质、维生素、锌
	贫血	蛋白质、铁、叶酸、维生素 B_{12}、维生素 B_6、维生素 C
皮肤	毛囊角化症	维生素 A
	皮炎(红斑摩擦疹)	维生素 PP
	脂溢性皮炎	维生素 B_2
	出血	维生素 C、维生素 K
	角膜干燥、夜盲	维生素 A
眼睛	角膜边缘充血	维生素 B_2
	睑缘炎、羞明	维生素 B_2、维生素 A
口腔	口腔、口唇炎	维生素 B_2、维生素 PP
	口角炎、口角裂	维生素 PP、维生素 B_2、维生素 B_{12}
	舌炎、舌腥红、舌肉红、地图舌、舌水肿	维生素 B_2、维生素 PP、锌
	口内炎	维生素 PP、维生素 B_2、维生素 $_{12}$
	牙龈炎、出血	维生素 C
骨骼	鸡胸、串珠胸、O型腿、X型腿、骨质软化症	维生素 D、维生素 C
神经	多发性神经炎、球后神经炎	维生素 B_1
其他	精神病	维生素 B_1、维生素 PP
	中枢神经系统失调	维生素 B_2、维生素 B_6
	循环水肿	维生素 B_1、蛋白质
	右心肥大、舒张压下降	维生素 B_1
	甲状腺肿	碘
	肥胖症、高脂血症、动脉粥样硬化症、糖尿病、饥饿	各种营养素失调

注:本表主要来源于焦广宁、蒋卓勤《临床营养学》(第1版),第89页,人民卫生出版社,2009

人体营养不良包括营养低下与营养过剩。当人体长期缺乏一种或多种营养素时,可出现营养缺乏病相应的临床症状与体征。其发病原因大致可分为:营养素摄入不足,消化道对某些营养素吸收障碍,机体代谢障碍,机体需要量增加,某些疾病对物质代谢的影响等。但是,人体长期大量摄入营养素超过生理需要量时,就会引起营养过剩。与营养缺乏和营养过剩有关的临床症状与体征见表 7-5、7-6。

表 7-5 常见营养缺乏病的临床体征

营养缺乏病	临床体征与症状
蛋白质-能量营养不良	幼儿:消瘦,生长发育迟缓或停止,皮下脂肪少,皮肤干燥、无弹性、色素沉着、水肿,肝脾肿大,头发稀少等
	儿童和成人:皮下脂肪减少或消失,体重降低,颧骨突起,水肿等
维生素 A 缺乏病	结膜、角膜干燥,夜盲症,毕脱斑,皮肤干燥、毛囊角化等
维生素 B_1 缺乏病	外周神经炎,皮肤感觉异常或迟钝,体弱、疲倦、失眠、胃肠症状、心动过速、甚至出现心衰和水肿等
维生素 B_2 缺乏病	口腔-生殖系综合征。口角炎、唇炎、舌炎,口腔粘膜溃疡,脂溢性皮炎,阴囊皮炎及会阴皮炎等
烟酸缺乏病	皮肤炎,腹泻,抑郁或痴呆等三"D"症状。皮炎,舌炎,舌裂,胃肠症状、失眠、头痛、精神不集中、肌肉震颤、有些病人甚至精神失常等
维生素 C 缺乏病	齿龈炎,齿龈出血;全身点状出血,皮下、粘膜出血,重者皮下,肌肉和关节出血、血肿出现等
维生素 D 缺乏病	幼儿佝偻病:骨骺肿大,串珠肋,前囟未闭,颅骨软化,肌张力过低等
	儿童:前额凸出,"O"或"X"型腿,胸骨变形(哈氏沟,鸡胸)
	成人:骨质软化、骨痛、肌无力和骨压痛,骨质疏松等
碘缺乏病	地方性甲状腺肿:甲状腺增生肥大,巨大肿块压迫气管可有呼吸困难;克汀病:有智力低下和精神发育不全
锌缺乏病	生长迟缓、食欲不振、皮肤创伤不易愈合。性成熟延迟、第二性征发育障碍、性功能减退、精子产生过少等
硒缺乏与克山病	心脏扩大、急性心源性休克及严重心律紊乱,可引起死亡

注:本表主要来源于葛可佑《中国营养师培训教材》(第 1 版),第 415 页,人民卫生出版社,2009

表 7-6 营养过剩的临床体征和症状

过剩的营养素	体征与症状
能量、脂肪、碳水化合物	超重、肥胖、动脉粥样硬化、高脂血症
维生素 A	食欲降低、腹痛、腹泻、肝脾肿大、皮肤干燥、瘙痒、鳞皮、皮疹、脱发、指甲变脆、骨质脱钙、脆性增加、长骨变粗、及骨关节疼痛、肌肉僵硬等
维生素 D	食欲减退、体重减轻、恶心呕吐、便秘或腹泻、多尿、烦躁、发热,严重者骨硬化、肾结石、肾脏钙质沉着等。妊娠期过多摄入可引起新生儿低出生体重、骨硬化、智力发育不良等
维生素 E	视觉模糊、头痛、极度疲乏
烟酸	皮肤发红、眼部感觉异常、高尿酸血症等
硒	头发干、脆、断裂,眉毛、胡须、腋毛、阴毛脱落、肢端麻木、抽搐,指甲变形等
氟	氟骨症、氟斑牙(牙质变脆、表面粗糙、出现棕黄色斑块)
锌	上腹疼痛、腹泻、恶心呕吐、贫血、免疫功能下降、HDL-C 下降
碘	甲状腺肿大

注:本表主要来源于刘晓芳《营养与膳食》(第 1 版),第 78 页,人民军医出版社,2007

第四节 营养调查综合评价

利用单一指标评定人体营养状况局限性强,误差较大。目前,多数学者主张采用综合性营养评定方法,以提高灵敏性和特异性。

一、身体组成营养评价法

身体组成评价法(body composition assessment,BCA)是由 Blackburn 于 1977 年建立的营养评价方法。其内容包括三部分:人体测量法、生化临床检验和膳食营养评价。人体测量法包括体重、皮褶厚度、上臂肌围等。生化临床检验包括尿肌酐、血清蛋白、血清清蛋白、淋巴细胞总数等。膳食与营养评价包括所摄取的各种营养素与能量的量、BEE 等。用 BCA 评价的最大优点是可筛检出表面上营养良好甚至肥胖的病人,但存在内脏蛋白质缺乏的营养问题。

二、主观综合性营养评价法

主观综合评价(subjective global assessment,SGA)是由 Detskyd 1987 年首次提出的营养评价方法。目前国际临床营养学界对 SGA 法高度重视。该方法的特点是以详细的病史与临床检查为基础,省略了生化检查。这种方法能确定营养不良病人内科合并症的危险性,以及由营养治疗获得的益处。

SGA 的评价内容包括:①体重变化;②膳食变化;③有无胃肠道症状:如食欲不振、恶心、呕吐、腹泻等,这些症状必须持续 2 周,偶尔一两次则不予考虑;④活动能力或功能变化:如活动能力减退,能起床走动还是只能卧床休息;⑤有无应激反应:大面积烧伤、高烧或大量出血属高应激反应;长期发烧、慢性腹泻属中度应激反应;长期低烧或恶性肿瘤属低应激反应;⑥人体测量部分:测量肱三头肌与肩胛下皮褶厚度,肌肉的体积与弹性,检查有无水肿及腹水。根据膳食调查与人体测量结果评价病人营养状态。

BCA 和 SGA 评价方法检查项目及评定标准见表 7-6 与表 7-7。

表 7-7 BCA 法评定标准

检查项目	正常营养	中度营养不良	重度营养不良
人体测量			
体重变化	无变化或增加	<5%	>5%
TSF(mm)	>8	<8	<6.5
MAMC(cm)	>26	<26	<22.5
生化指标			
尿肌酐(mg/kg)	>20	<20	<15
血白蛋白(g/L)	>40	<40	<30
血前白蛋白(g/L)	>0.25	<0.25	<0.20
淋巴细胞总数/L	>2 600	<2 600	<1 800

注:本表主要来源于焦广宁、蒋卓勤《临床营养学》(第 1 版),第 95 页,人民卫生出版社,2009

表 7-8　SGA 法评定标准

检查项目	正常营养	中度营养不良	重度营养不良
主观症状变化			
体重变化	无变化或增加	<5%	>5%
膳食变化	无变化或增加	轻微变化	显著变化
胃肠道症状	无	较轻	较重
应激反应	无	轻度	重度
活动能力	减退	能起床运动	卧床休息
人体测量			
肌肉消耗	无	轻度	重度
皮褶厚度(mm)	>8	<8	<6.5
踝水肿	无	轻度	重度

注：本表主要来源于焦广宁、蒋卓勤《临床营养学》(第 1 版)，第 95 页，人民卫生出版社，2009

三、微型营养评价法

微型营养评价法(mini-nutritional assessment，MNA)是由 20 世纪 90 年代初，Vellas，garry，Guigoz 等创立和发展的一种新型的人体营养状况评价方法。其评价内容包括 4 个部分共 18 项指标：①人体测量指标：体重、身高、上臂围、小腿围、体重丢失等；②整体评估：有 6 条与生活方式、医疗及活动能力相关的项目；③膳食评估：与进餐数、食物、水分及膳食方式相关的 6 条项目；④主观评估：包括自我评估与他人评估。18 项指标总分为 30 分，MNA 值大于等于 24 分表示营养正常；MNA 值 17～23.5 分，表示潜在营养不良；MNA 值低于 17 分表示营养不良。

本章小结

本章介绍了营养调查的目的、方法及其综合评价。营养调查内容包括膳食调查、人体测量、实验室检查及临床检查。膳食调查可以了解被查者膳食能量和营养素摄入的数量与质量；人体测量是评价人体营养状况的主要方法之一，常用指标有身高、体重、皮褶厚度、上臂围等；实验室检查可早期发现营养缺乏的种类和程度，为营养评价提供客观依据；临床检查包括询问病史、主诉症状及寻找与营养状况改变的有关体征。人体营养不良包括营养低下与营养过剩。当人体长期缺乏一种或多种营养素时，可出现营养缺乏病相应的临床症状和体征；人体长期大量摄入营养素超过生理需要量时，就会引起营养过剩。目前，多数学者主张采用综合性营养评定方法，以提高灵敏性和特异性。

本章关键词：营养；调查；评价

课后思考

1. 人体测量的指标有哪些？
2. 实验室检测的指标有哪些？
3. 营养素缺乏可造成哪些病症？

（张瑞雪）

第八章 住院病人的营养膳食

案例 8-1

陈先生,68岁,胃癌姑息性切除术后第5天,禁食,血清白蛋白27g/L,经空肠造瘘给予肠内营养支持(500ml/d)。肠内营养支持的第2天,病人主诉在营养液输注期间腹部不适,24h排便7次,且大便不成形。

体检:T 37.4℃,P 92次/分钟,R 20次/分钟,腹平软,无压痛、反跳痛和肌紧张。

辅助检查:粪便常规检查(一),粪便潜血试验(一)。

问题:
1. 病人可能出现了何种并发症?
2. 分析出现上述胃癌术后症状的可能原因。

案例 8-2

王先生,20岁,克罗恩病,严重消瘦,近日腹泻超过10次/日。

实验室检查:

血清Na^+ 120mmol/L,血清K^+ 2.3mmol/L,血清白蛋白25g/L。准备为其进行营养支持。

问题:
1. 该病人应选择何种营养支持方式?
2. 营养支持过程中应注意监测哪些内容?

本章学习目标

1. 掌握医院基本膳食、试验膳食、治疗膳食的配膳原则;肠内营养、肠外营养的管理与护理。
2. 熟悉医院各类膳食的适用对象;肠内营养、肠外营养的适应证、禁忌证及并发症。
3. 了解肠内营养、肠外营养的营养制剂及配制。
4. 在营养支持管理与护理中,具有高度责任感,注意观察并保证病人安全,预防并发症。

第一节 医院膳食

膳食是病人获取营养的主要途径,医院膳食是根据人体的基本营养需要和各种疾病的治疗需求而配制的一类膳食,其不仅可以满足病人基本代谢需要,还可以减轻器官负担,增强机体抵抗力,加快组织修复,促进疾病的治愈和功能恢复。配合临床其他方法,还可以起到辅助诊断、治疗的作用。因此,在现代临床医学体系中,膳食营养治疗与药物、手术、理疗及其他专门疗法具有同等重要性。医院膳食主要包括基本膳食、试验膳食、治疗膳食等,其中基本膳食是医院膳食的基础,其他膳食多数都由基本膳食衍变而来。

一、基本膳食

基本膳食(basic diet)是根据病情需要,将各种食物通过改变烹调方法或改变食物质地等技术配制而成的膳食,是住院病人常用的一类膳食。

医院中常用的基本膳食包括普通膳食、软食、半流质膳食、流质膳食四种形式。

(一)普通膳食

普通膳食(general diet)简称"普食",与健康者膳食基本相似,能量和各种营养素可充分供给,达到平衡膳食,是医院膳食中最常见的一种类型。

1. 适用对象　体温正常或接近正常、无咀嚼及消化功能障碍、无特殊营养治疗要求、不需要膳食限制的病人以及疾病恢复期的病人。内、外、妇产、五官等科病人均可使用。

2. 配膳原则

(1)平衡膳食:膳食配制以接近正常膳食为原则,一日总能量为9 204~10 878kJ(2 200~2 600kcal)。各种营养素种类齐全、数量充足、比例恰当,与机体需要保持平衡。

(2)品种多样化:主、副食物选择应注意多样化,同时烹调上应科学合理,减少营养素流失,尽可能做到色、香、味、形俱佳,以增进食欲。

(3)避免难消化或刺激性强的食物:难消化的食物如油炸类及坚硬的食物,刺激性食物如辣椒、芥末、胡椒、咖啡等,均应少用。

(4)合理分配:全天食物应适当分配于各餐,其中早餐和晚餐各占30%,中餐占40%。

(5)每餐膳食应保证一定的食物体积,有一定的饱腹感。

(二)软食

软食(soft diet)是一种质软、易咀嚼、易消化、少纤维素的膳食,常作为半流质至普通膳食的过渡膳食。

1. 适用对象　轻度发热、消化不良、咀嚼功能欠佳、口腔疾患、肠道疾病(如痢疾、伤寒、急性肠炎)恢复期、肛门、结肠、直肠术后病人,以及老人与幼儿。

2. 配膳原则

(1)平衡膳食:要求基本上与普食相同,总能量可略低于普食,每日9 240~9 620kJ(2 200~2 400kcal),蛋白质和脂肪按正常需要供给,每日四餐,除主食三餐外,另加一餐奶类制品或汤类制品。

(2)细软易消化:食物加工和烹制要细、软、烂,不选用含膳食纤维多的蔬菜,清淡少盐。

(3)预防不足:长期采用软食的病人因蔬菜切碎、煮软的过程中水溶性维生素和矿物质损失较多,应注意补充菜汁、果汁等饮料或相应食品。

(4)可选用的食物:

1)主食:软米饭、大米粥、面条、面片、馄饨以及各种发面的食物。

2)肉类:选用精细的瘦肉类,切碎、煮软或制成丸子、煲汤、肉冻等。

3)蔬菜类:可选用胡萝卜、瓜茄类、马铃薯等,均需切碎煮软。

4)蛋类:可采用蒸蛋羹等。

5)豆类:可选用豆浆、豆腐、豆腐脑等。

6)奶类:酸牛奶、奶酪等。

(5)限制或禁用的食物:高纤维食物如韭菜、芹菜、豆角,结缔组织较多的肉类,煎炸的食物,具有刺激性的辣椒、芥末、胡椒等,都应禁止使用。

(三)半流质膳食

半流质膳食(semi-liquid diet)是介于软食与流质膳食之间的一种膳食,比较稀软,外观呈半流质状态,比软食更容易消化,常作为流质至软食或普通膳食的过渡膳食。

1.适用对象 适用于高热、身体虚弱、患消化道疾病和口腔疾病的病人,耳、鼻、咽、喉术后病人,咀嚼吞咽困难,手术后病人及刚分娩的产妇等。

2.配膳原则

(1)半流体状态:选择半流体状食物,含膳食纤维少,细软易咀嚼、易吞咽、易消化吸收。

(2)能量及营养素适量:全天能量应在 6 300~8 400kJ(1 500~2 000kcal)之间,主食量不宜过多,一般全天不超过 300g。注意品种多样化,增进食欲。蛋白质按正常需要供给,适当减少脂肪供给,注意补充各种维生素及矿物质。

(3)少量多餐:由于半流质膳食含水量较大,因此在餐次安排上应少量多餐,每日 5~6 餐。

(4)特殊病人如伤寒、痢疾病人不能给含粗纤维及胀气的食物,如蔬菜、生水果等;对痢疾病人的膳食不能给牛奶及过甜胀气的食物;有消化道出血的病人,应采用少渣半流质。

(5)可选用的食物:

1)主食:面条、馄饨、稀饭、面片、面包、蛋糕、藕粉等。

2)肉类:选用瘦嫩的部分制成肉泥、肉片、肉丸,鸡肉可制成鸡丝、鸡泥,鱼制成丸,虾取仁。

3)蔬菜类:可用少量切碎的嫩菜叶,另外添加果汁、菜汁以弥补维生素和矿物质摄入不足。

4)蛋类:可采用蒸蛋羹、冲蛋花等。

5)豆类:可选用豆浆、豆腐、豆腐脑等。

6)奶类:牛奶、奶油、奶酪及牛奶做成的软点心。

(6)限制或禁用的食物:油脂多或油煎炸的食物,纯纤维食物及刺激性的辛辣调味品等。

（四）流质膳食

流质膳食(liquid diet)是一种将全部食物制成流体或在口腔内能溶化成液体的膳食,极易消化,含渣很少,较半流质膳食更易吞咽和消化。普通流质所供给的能量、蛋白质及其他营养素均较少,属于不平衡膳食,故不宜长期使用。若需长期使用,可使用匀浆膳、要素膳、配方奶粉或高蛋白粉等特殊流质。

1. 适用对象　适用于高热、口腔咽部手术引起的咀嚼吞咽困难、急性消化道炎症、食管狭窄、急性传染病、大手术前后的病人及危重、极度衰弱病人。流质又分为普通流质、清流质、浓流质、冷流质和不胀气流质五种。扁桃体术后最初两天内宜进冷流质,食管及胃肠道大手术后宜进清流质,口腔术后吞咽困难者宜进浓流质,腹部手术后宜进不胀气流质,以免引起胃肠胀气。

2. 配膳原则

(1)流体食物：所用食物皆需制成液体或进口即能溶化成液体,易消化、易吞咽,无刺激性。

(2)能量供给：每天总能量仅为800kcal左右,清流质更少,故仅能短时间应用,常作为过渡期膳食使用,原则上应同时辅以肠内或肠外营养,以补充能量和营养素的不足。

(3)少量多餐：每隔2~4h供应1次,6~8次/天,200~250ml/次,特殊情况按医嘱执行。

(4)可选用的食物：应选用营养密度高的食物,如奶类、蛋类、豆浆、肉汤、肝汤、菜汁、果汁等,并可加入适量的油脂如奶油、黄油、花生油等以增加能量的摄入。清流质膳食宜选用不含有任何渣滓及产气食物,比普通流质更清淡,禁用牛奶、豆浆,可用薄藕粉、稀米汤、肉汤等;浓流质以支撑无渣较稠的液体为宜,可用吸管吸吮,如鸡蛋薄面糊、奶糊、较稠的藕粉等;冷流质膳食可选用冷的、无刺激性的食品如冰激凌、冷牛奶、冷米汤、冷豆浆等;不胀气流质应忌用蔗糖、牛奶、豆浆等易产气的食物。

(5)限制或禁用的食物：禁用一切非流质的固体食物、多膳食纤维的食物,刺激性食物及强烈的调味品等。

二、试验膳食

试验膳食(pilot diet)通过调整膳食成分的方法协助临床诊断,即在短期的试验过程中,在病人的膳食中限制或增添某种营养素,观察机体的反应,并结合临床检验和检查的结果,以达到明确诊断的目的。常用的试验膳食有以下几种：

（一）潜血试验膳食(occult blood examination diet)

1. 目的　协助诊断胃肠道有无出血。

2. 适用范围　各种原因引起的消化道出血、胃癌、疑有消化道溃疡出血、伤寒症出血、原因不明的贫血病人。

3. 试验原理　潜血是指消化道少量出血时,粪便外观颜色无变化,肉眼及显微镜均不能证实的出血。一般多为消化道出血,尤其是上消化道出血多见。由于血红蛋白、叶绿素中的铁与联苯胺试剂能发生反应,产生蓝色生成物,且颜色深浅与被检血量成正比,故可用于大便潜血试验。

4. 试验方法　试验期为3天,3天膳食中主食不受限制,副食为无肉类及动物血的膳食,然后留取粪便送检。

5. 配膳原则

(1)在试验膳食前,应向病人说明膳食目的和要求,以取得病人合作。

(2)试验期间禁食含血红素铁的肉类、动物肝、动物血(如猪、鸭、鸡血)、深色蔬菜及其他含铁丰富的食物。

(3)可用的食物:牛奶、蛋清、豆制品、白菜、土豆、花菜、白萝卜、冬瓜、西红柿、梨、苹果等,各类蔬菜要煮熟吃。

(二)胆囊造影试验膳食(cholecystography diet)

1. 目的　协助检查胆囊、胆管疾患。

2. 适用范围　慢性胆囊炎、胆石症、疑有胆囊疾病者、检查胆囊及胆管功能。

3. 试验原理　口服造影剂后,造影剂在小肠吸收,一部分蓄积于肝内,与胆汁同时分泌入胆管及胆囊。拍X线片,观察胆囊轮廓,显影后进食高脂肪膳食,大量的脂肪摄入可引起胆囊的收缩和排空,若胆囊不缩小,提示功能异常。

4. 试验方法　造影前一天午餐进食高脂肪膳食,促使胆汁排空,晚餐进食纯碳水化合物的无渣清淡膳食,不含任何脂肪及蛋白质的食物。晚上8时口服造影剂后禁食一切食物。造影当日晨禁用早餐,摄X线片,如胆囊显影满意,即进食高脂肪膳食一次,刺激胆囊收缩排空,再摄X片,观察胆囊、胆管变化。

5. 配膳原则　高脂肪餐中脂肪含量不少于20g,可选牛奶200g或煎鸡蛋2～3个,巧克力40～50g,肥肉等易于制备的食物。

(三)干膳食(dry diet)

又称尿浓缩功能试验膳食(Urine concentration function test diet)

1. 目的　评价远曲小管和集合管的浓缩功能。

2. 适用范围　需要进行尿浓缩功能试验的病人。

3. 试验原理　正常人的肾脏有尿浓缩功能,即在饮水少的情况下,肾脏对水的吸收明显增多,尿液浓缩,尿比重增高(可达1.026～1.035)。当肾功能受到损害时,这一功能受到影响,尿比重范围缩小,严重时尿比重固定在1.010～1.012。据此原理,在一定时间内限制病人的饮水量,同时收集尿液测其比重可观察肾脏对原尿的浓缩功能。

4. 试验方法　试验期1天,试验当天上午6时至下午6时的12h内,所进食物都是含水分很少的干膳食,晚饭后完全禁食和禁饮。将上午10时、12时及晚上8时的尿液分别收集和测定比重。

5. 配膳原则

(1)选用含水量少的食物:含水量不超过500～600ml,如米饭、无碱馒头、香干、蛋、肉类、豆类等。

(2)禁用汤类、粥类及任何饮料。
(3)避免过甜过酸或过咸的食物,以免引起病人口渴。
(4)对少盐、无盐膳食病人在供应干膳食时,按少盐无盐膳食原则。

(四)肌酐试验膳食(creatinine assay diet)

1. 目的　检查内生肌酐清除率,评价病人的肾小球滤过功能;测定肌酐系数,了解肌无力病人的肌肉功能。
2. 适用范围　肾盂肾炎、肾小球肾炎、尿毒症等肾脏疾病及重症肌无力病人。
3. 试验原理　肌酐是人体内蛋白质代谢的产物,是含氮物质正常代谢的最终产物,随尿液经肾脏排出体外。内生肌酐是由肌肉中的肌酸衍化而来,其在血浆中浓度比较稳定,一般主要通过肾小球滤过的方式排出体外,而不受肾小管重吸收的影响,因此内生肌酐清除率等于肾小球的滤过率。测定肌酐清除率能可靠地反映肾小球的滤过率。通过测定肌酐系数也可检查肌无力病人的肌肉功能。
4. 试验方法　受试者先进食低蛋白无肌酐膳食3天,使体内外源性肌酐被清除,血浆中肌酐就不受外源性影响。第4天上午采集抗凝血2ml和收集24h尿送检。
5. 配膳原则
(1)低蛋白膳食3天,每天蛋白质的总量不超过40g,鸡蛋以不超过1个为度,禁用肉类、鱼类、禽类。
(2)适当限制主食,每天主食量控制在300g以内。
(3)蔬菜、水果、豆制品、植物油等可按需给予,以补充能量。若有饥饿感可添加藕粉、含糖点心、水果等补充热量。
(4)烹调用水及饮用水均用蒸馏水,饮足够量的水,保证每分钟尿量不少于10ml。试验当日忌饮茶和咖啡,停用利尿剂,避免剧烈运动。

(五)结肠造影膳食(colonography diet)

1. 目的　协助检查结肠病变。
2. 适用范围　结肠肿瘤、息肉、慢性炎症、先天性异常、梗阻及肠套叠的诊断。
3. 试验原理　通过造影剂灌肠,用结肠X线检查造影剂结肠内充盈情况,显示结肠病变部位及状况。
4. 试验方法　检查前一天午餐开始进食低脂肪少渣膳食,鼓励病人大量饮水,检查当日禁食早餐,为病人行造影剂灌肠,拍X线片,观察结肠轮廓。
5. 配膳原则
(1)检查前一天,进食低脂少渣膳食,鼓励病人大量饮水。
(2)烹调方式选择清蒸或烧煮,不用油煎炸的食物。
(3)可选用的食物有藕粉、米汤、大米稀粥、馒头、果汁、蒸或煮的鸡蛋等。
(4)禁用的食物有蔬菜类、水果类、肉类、奶类等富含膳食纤维或易致胀气的食物。

(六)同位素吸收^{131}I试验(Isotope uptake ^{131}I test)

又称甲状腺碘试验膳食(Thyroid iodine test diet)。

1. 目的 协助诊断甲状腺亢进症状或甲状腺功能减退症。

2. 适用范围 甲状腺功能检查。

3. 试验原理 甲状腺具有吸收、储存、浓缩及排泄碘的能力,可通过放射性^{131}I测定甲状腺对碘的吸收速度、聚集能力、排出速度及排出量,用于判断病人是否存在甲状腺功能亢进或功能减退。

4. 配膳原则

(1)试验期一般为2周:2周中忌食各种含碘的海产动植物食品,如海鱼、海虾、虾米、虾皮、海蜇、海带、紫菜、海参等。

(2)试验期间不用加碘食盐。凡烹调海产品食物的锅勺等用物均不能用来做免碘膳食。

(3)可选用的食物:米、面等谷类食物;土豆、山芋等薯类;各种水果、豆类及豆制品;各种蔬菜;河鱼、河虾、肉、禽、蛋、奶及奶制品。

（七）葡萄糖耐量试验（glucose tolerance test diet）

1. 目的 协助诊断糖尿病。

2. 适用范围 空腹血糖正常中稍高,偶有尿糖,但糖尿病症状又不明显的病人。

3. 试验原理 正常人服葡萄糖100g以后,30~90min血糖通常不超过8.9mmol/L,在120~150min血糖恢复或接近空腹血糖水平,尿中无糖。糖尿病病人空腹血糖偏高,当服用葡萄糖后会更高,且维持时间较长,同时出现糖尿。因此,测定病人服用葡萄糖后一定时间内血糖和尿糖的变化,可准确地进行糖尿病的诊断。

4. 配膳原则 试验前一日晚餐后禁食(8h以上),同时禁喝咖啡和茶,试验当日卧床休息,清晨空腹抽血,同时留取尿标本。然后取葡萄糖100g溶于300~400ml水中服下,并在服后30、60、120、180min(于进餐第一口开始计算时间),各抽血一次。同时留尿标本,做血糖定量和尿糖定性测定。

三、治疗膳食

治疗膳食(therapeutic diet)是根据病人不同的生理病理状况,在基本膳食的基础上,通过选择特定的食物原料搭配,调整膳食营养素含量的高低,或者经过特殊加工和烹饪方式制备,达到调整人体代谢,满足病情或治疗需要,以达到辅助治疗的一类膳食。常用的治疗膳食有以下几种:

（一）高蛋白膳食（high protein diet）

1. 膳食特点 高蛋白质膳食是指蛋白质供给量高于正常的一种膳食。感染、创伤或其他原因引起机体蛋白质消耗增加,或机体处于康复期时蛋白质合成增加,需增加膳食蛋白质的供给量。为了使蛋白质更好地被机体利用,需要同时增加能量的摄入量,以减少蛋白质的分解供能。

2. 适用对象 营养不良、手术前后、贫血、甲状腺功能亢进、结核病、肝硬化腹水、肿瘤、严重烧伤病人以及孕妇和乳母等。

3.配膳原则

(1)提高蛋白质供给量:成人每日摄入量为100~120g(或按每日1.5~2.0g/kg计算),其中优质蛋白质应占50%以上,可选用富含优质蛋白质的食物,如肉、鱼、蛋和大豆及制品。

(2)产能营养素比例平衡:碳水化合物宜适当增加,以保证蛋白质的充分利用,每日碳水化合物摄入量以400~500g为宜。脂肪适量,以防血脂升高,摄入量为每日60~80g,每日摄入总能量约12.54MJ(3 000kcal)。

(3)矿物质与维生素:长期摄入高蛋白质膳食会增加尿钙的排出,易出现负钙平衡。维生素A的需要量也随之增加,可选用富含钙质的奶类和豆类食物,及时补充维生素A和B族维生素。贫血病人还应补充富含维生素C、维生素K、维生素B_{12}、叶酸、铁、铜等食物。

(4)适当加餐:为了保证蛋白质的供给量,可采用在中、晚餐中各加1个荤菜,如炒鱼片、卤猪肝或在两餐之间添加牛奶、鸡蛋、豆浆等高蛋白质食物,使每日蛋白质摄入量不低于100g。

(二)低蛋白膳食(low protein diet)

1.膳食特点 低蛋白质膳食是指蛋白质含量较正常膳食低的膳食,其目的是减少体内氮代谢废物,减轻肝、肾负担。

2.适用对象 血液尿素氮潴留的急、慢性肾炎病人,肾功能不全病人,尿毒症及肝功能衰竭病人。

3.配膳原则

(1)控制蛋白质摄入量:每日蛋白质供给量按0.5g/kg计算,总量不要超过40g。多选用优质蛋白质,如蛋、乳、瘦肉类等,以保证必需氨基酸的供应。但注意根据病情随时调整蛋白质的供给量,病情好转后逐渐增加摄入量,以促进康复,对生长发育期的患儿尤为重要。

(2)供给充足的能量:能量充足能节省蛋白质,减少机体组织的分解。可采用麦淀粉、马铃薯、甜薯、芋头等蛋白质含量低的食物,代替部分主食以减少植物性蛋白质的摄入。能量供给量根据病情而定。

(3)合理摄入矿物质和维生素:供给充足的蔬菜和水果,以满足机体对矿物质和维生素的需要。但应注意,急性肾炎病人,除需低蛋白质膳食外,还应限制钠盐的供给。

(4)适宜的烹调方法:低蛋白质膳食往往不易引起食欲,加之病人食欲普遍较差,更应注意烹调的色、香、味、形和食物的多样化,以促进食欲。

(三)高能量膳食(high energy diet)

1.膳食特点 高能量膳食是指其能量供给量高于正常人膳食供给标准,可迅速补充于机体,改善病人的营养不良状态,满足其疾病状态下的高代谢需要。

2.适用对象 营养不良、体重不足、吸收障碍综合征、高热、癌症、甲状腺功能亢进、严重烧伤和创伤、长期患消耗性疾病等病人,其他疾病的康复期也需要较高的能量供给。

3.配膳原则

(1)尽可能增加进食量:高能量膳食主要通过增加主食量和调整膳食内容来增加能量的供给。增加摄入量应循序渐进,少量多餐,避免造成胃肠功能紊乱。除二次正餐外,可分别在上午、下午或晚上加 2～3 餐点心。可选择牛奶、面包、蛋糕、馒头、果酱等能量高的食物。

(2) 应根据病情调整供给量：病情不同对能量的需要量也不同。如成年烧伤病人每日约需 16.80MJ（4 000kcal）能量，一般病人以每日增加 1.25MJ（300kcal）左右能量为宜。

(3) 供给平衡膳食：为保证能量充足，膳食应有足量的碳水化合物、蛋白质、适量的脂肪，同时也需要相应增加矿物质和维生素的供给，尤其是与能量代谢密切相关的维生素 B_1、维生素 B_2 和烟酸。由于膳食中蛋白质的摄入量增加，尿钙排出增加，易出现负钙平衡，故应及时补钙。为防止血清脂质升高，在膳食设计时应尽可能减少饱和脂肪酸、胆固醇和精制糖的含量。

(四) 低能量膳食（low energy diet）

1. 膳食特点　低能量膳食是指膳食中所提供的能量低于正常需要量。目的是减少体脂储存，降低体重，或者减轻机体能量代谢负担，以控制病情。

2. 适用对象　需要减轻体重的病人，如单纯性肥胖、糖尿病、高血压、高脂血症、冠心病等病人。

3. 配膳原则

(1) 减少膳食总能量：减少量视病人情况而定，但每日总能量摄入量不宜低于 3.34～4.18MJ（800～1 000kcal）以防体脂动员过快，引起酮症酸中毒。

(2) 蛋白质供给量应充足：由于限制能量供应而使主食的摄入量减少，蛋白质供给量需相应提高，至少占总能量的 15%～20%，每日蛋白质供应量不少于 1g/kg，优质蛋白质应占 50% 以减少肌肉组织的分解。

(3) 碳水化合物和脂肪相应减少：碳水化合物约占总能量的 50%，一般为每日 100～200g，减少精制糖的供给。限制脂肪的摄入，主要减少动物脂肪和含饱和脂肪酸高的油脂，但要保证必需脂肪酸的供给，膳食脂肪一般应占总能量的 20% 左右。

(4) 适当减少食盐摄入量：病人体重减轻后可能会出现水钠潴留，故应适当减少食盐的摄入量。

(5) 矿物质和维生素充足：由于进食量减少，易出现矿物质和维生素的摄入不足，必要时可用制剂补充。

(6) 满足饱腹感：可多采用富含膳食纤维的蔬菜和低糖的水果，以增加饱腹感。

(五) 限钠（盐）膳食（sodium restricted diet）

1. 膳食特点　限钠（盐）膳食指限制膳食中钠的含量，以减轻由于水、电解质代谢紊乱而出现的水、钠潴留。限盐是以限制食盐、酱油及味精的摄入量为主。根据临床需要，对钠或盐的限制程度不同，又可分为低盐膳食、无盐膳食和低钠膳食。

(1) 低盐膳食：全日供钠 2g 左右。忌用一切咸食，如咸菜、甜面酱、咸肉、腊肠以及各种荤素食罐头等，但允许在烹制或食用时加食盐 2g 或酱油 10ml。

(2) 无盐膳食：全日供钠小于 1g，烹制时不加盐和酱油，其他同低盐膳食。

(3) 低钠膳食：全日钠供给量控制在 100mg 以内。除无盐膳食的要求外，还要限制一些含钠量高的蔬菜（每 100g 蔬菜含钠 100mg 以上）如芹菜、茴香等，以及用食碱制作的发面蒸食等(可以用酵母代替食碱发酵)。

2.适用对象　适用于高血压、心力衰竭、先兆子痫、腹腔积液、水肿、肾脏疾病、各种原因引起的水、钠潴留病人。

3.配膳原则

(1)及时调整钠盐限量:应根据病人24h尿钠排出量、血钠和血压等指标确定是否需要限钠及其限制程度。如肝硬化腹水病人,开始时用无盐或低钠膳食,逐渐改为低盐膳食,待腹水消失后,可恢复正常膳食。对有高血压或水肿的肾小球肾炎、肾病综合征、妊娠子痫的病人,使用利尿剂时用低盐膳食,不使用利尿剂而水肿严重者,用无盐或低钠膳食,不伴高血压或水肿及尿钠增多者不宜严格限制钠摄入量。

(2)及时调整钾摄入量:长期食用限钠膳食,血中Na^+浓度降低,醛固酮分泌量增加,使钠在肾小管内的重吸收增加,尿钠排出量减少甚至可达到零排出,而钾的排出量随之增加,如同时使用高效或中效利尿剂(排钾排钠),则易出现低血钾。若长期使用低效利尿剂(排钠留钾),易出现高血钾。因此,对使用限钠膳食的病人,应密切监测血钾浓度,调整钾的摄入量。

(3)根据食量合理选择食物:为了增加病人食欲或改善营养状况,对食量少者可适当放宽食物选择范围。

(4)改变烹调方法:食盐是最重要的调味剂,限钠(盐)膳食比较乏味,因此,应合理烹调以提高病人食欲。可采用番茄汁、芝麻酱、糖醋等调味,或用原汁蒸、炖法以保持食物本身的鲜美味道。此外,在配膳方法上注意色、香、形,以刺激食欲。也可适当选用市售的低钠盐或无盐酱油,这类调味剂是以氯化钾代替氯化钠,因此高血钾者不宜使用。

(六)低脂膳食(low fat diet)

1.膳食特点　低脂膳食是通过控制膳食中脂肪的摄入总量和饱和脂肪酸摄入量,以改善脂肪代谢和吸收不良引起的各种疾患。

2.适用对象　适用于急慢性胰腺炎、胆囊疾患、肝炎、肝硬化、脂肪肝、肥胖症、高脂血症,冠心病及腹泻病人。

3.配膳原则

(1)根据病情限制脂肪供给量:轻度限制,每日脂肪摄入量不超过50g;中度限制,每日脂肪摄入量不超过40g;严格限制,每日脂肪摄入量不超过20g。禁用肥肉、荤油、高油脂点心。

(2)其他营养素的供给量视病情而定:一般除脂肪外,力求其他营养素平衡。脂肪泻病人宜注意补充能量和脂溶性维生素。

(3)减少烹调用油:烹调时可选用蒸、炖、煮、熬、烩、卤、拌等方法,禁止油炸、油煎食物。食物应清淡、刺激性小、易于消化、必要时少食多餐。

(七)低胆固醇膳食(low-cholesterol diet)

1.膳食特点　低胆固醇膳食是在低脂的前提下,同时控制胆固醇含量,通过降低血清胆固醇和血脂,降低冠心病的危险水平。

2.适用对象　肝、胆疾病,高脂血症、高胆固醇血症、冠心病、高血压等病人。

3.配膳原则

(1)限制胆固醇总量:在限制脂肪总量、限制饱和脂肪酸的基础上,每天控制胆固醇摄入量在300mg以下,限制脂肪供能量占总能量20%～25%。

(2)保持脂肪酸平衡:饱和脂肪酸提供的能量最大限度不超过总能量的10%,推荐饱和脂肪酸、单不饱和脂肪酸和多不饱和脂肪酸各占1/3。

(3)适当增加膳食纤维的含量:多用香菇、木耳、海带和豆制品等。烹调方法以蒸、煮、炖、烩为主,不用油炸,限制烹调油用量。

(4)适当控制总能量的摄入:维持理想体重,避免肥胖,降低病人发病风险。

(八)少渣膳食(low-fiber diet)

1.膳食特点　少渣膳食是一种限制膳食中粗纤维(包括植物纤维、肌肉和结缔组织),减少刺激,易于消化的膳食。目的在于尽量减少膳食纤维对消化道的刺激和梗阻,减少肠道蠕动,减少粪便数量及粪便的运行。

2.适用对象　适用于各种急性肠炎、伤寒、痢疾及肠道肿瘤,以及消化道小量出血、肠道手术前后、溃疡恢复期、肠道或食管管腔狭窄、食管胃底静脉曲张等疾病病人。

3.配膳原则

(1)少用或不用含膳食纤维多的食物:尽量不用或少用粗粮、整豆、蔬菜、水果等,以减少对病灶的刺激和肠蠕动。宜选用精细米、面、蛋、奶类、豆类、水果汁等。

(2)食物制作要切细剁碎:尽量去除粗纤维,膳食要软烂,可以制成泥糊状或软饭、半流质形式。在某些情况下,要更严格地控制膳食纤维,还可以制作无渣膳食。

(3)每次进食数量不宜太多:要少量多餐。应注意补充维生素C等其他营养素。

(九)高纤维素膳食(high-fiber diet)

1.膳食特点　高纤维膳食又称多渣膳食,是一种膳食纤维数量在20～35g/d之间的高膳食纤维的膳食。膳食纤维通过增加肠蠕动,吸收水分,使粪便软化、体积膨胀,并促进粪便排出。膳食纤维还可与胆汁酸结合,增加粪便中胆汁酸的排出,有利于降低血清胆固醇和其他有害物质。

2.适用对象　适用于功能性便秘、肛门术后恢复期、冠心病、高脂血症、高胆固醇血症、肥胖症、糖尿病等病人。当意外误食异物时,也可用高膳食纤维刺激肠蠕动以排出异物。

3.配膳原则

(1)原料的选择:与少渣膳食相反,应尽量选择高膳食纤维食物,如韭菜、芹菜、黄豆芽等蔬菜,水果及粗粮等。

(2)应多饮水:以增强肠蠕动,建议每天饮水6～8杯,保证饮水量2 500～3 000ml。

(3)注意高膳食纤维的不良反应:长期过多食用膳食纤维可能产生腹胀、腹泻增加胃肠胀气,并影响食物钙、镁、铁、锌和一些维生素的吸收利用,甚至可以引起肠梗阻。

第二节　临床营养支持

临床营养支持(clinical nutrition support)是指在不能正常进食的情况下,通过肠道或肠外途径为病人提供营养素的方法,是现代临床综合治疗方法的一个重要组成部分。具有补充营养,提高免疫力,纠正异常代谢,促进病人的康复的作用。营养不良或因病具有营养不良风险的病人均是临床营养支持的指征。营养支持途径包括肠内营养(enteral nutrition, EN)和肠外营养(parenteral nutrition, PN)两种。

一、肠内营养

肠内营养(enteral nutrition, EN)是利用口服或管饲方式将特殊制备的营养物质送入胃肠内以提供机体营养的支持方法。肠内营养对营养素的吸收和利用符合生理,使用方便、安全、经济、有效,并有助于维持肠黏膜的结构和功能。故对于消化道具有部分生理功能者应首先选用肠内营养方式。

(一)肠内营养适应证

凡有营养支持指征,不能经口摄入足量食物但胃肠道有功能并可利用的病人,都可接受肠内营养支持。

1. 经口摄入不足

(1)不能经口摄食:如因口腔、咽喉或食管手术、食管肿瘤等病人。

(2)精神因素:如抑郁症、厌食者等。

(3)不能吞咽者:中枢神经系统紊乱、昏迷、脑血管意外等疾病导致。

(4)高分解状态:如大面积烧伤、创伤、脓毒症等病人机体呈明显的分解状态,营养需要量增加而经口摄入不足。

2. 消化系统疾病

(1)炎性肠道疾病:如溃疡性结肠炎,Crohn病(克罗恩病)在病情严重时或急性发作期,宜采用肠外营养,当病情缓解,小肠功能适当恢复而又可耐受要素膳时,可行管喂营养,有利于小肠功能的恢复。

(2)消化道瘘:食管瘘、胃瘘、胰瘘、胆瘘和高位肠瘘病人,病情稳定后,可自瘘口进行肠道置管行肠内营养。结肠瘘病人可经胃或空肠上段行肠内营养。

(3)短肠综合征:大段小肠切除的病人,术后早期应以肠外营养作为营养支持,随着肠功能的逐渐恢复,逐步采用肠内营养,有利于肠道代偿性增生与适应。

(4)急性胰腺炎:急性胰腺炎时为了避免加重病情,禁用正常膳食,这时可经鼻空肠管喂养,这样既可提供足够营养,又可减轻对胰腺外分泌功能的刺激。

(5)结肠手术或检查的准备:要素膳无渣,应用后可减少肠道粪便和细菌数量,并能维持营养。故结肠手术或检查前准备可用其行肠内营养。

3. 手术前后营养 择期手术的营养不良病人,在术前行2周肠内营养,可改善营养代谢状况。术后早期可行管饲营养,对病人术后康复十分有利。

4. 化疗或放疗营养 肿瘤病人因厌食、消耗等因素导致营养不良,同时化疗或放疗的不良反应使营养不良加重,因此需加强营养。

(二)肠内营养禁忌证

下列情况不宜应用或慎用肠内营养。

第八章 住院病人的营养膳食

1. 消化道出血。

2. 完全性机械性肠梗阻、麻痹性肠梗阻。

3. 肠道需要休息的疾病 如胃肠道功能严重障碍以及长时间的严重呕吐、顽固性腹泻、严重小肠及结肠炎症等需要肠道休息。

4. 短肠综合征术后早期 宜在采用肠外营养 6~8 周后,然后采用逐步增量的肠内营养。

5. 小肠吸收面积小 有功能的小肠短于 100cm 的肠瘘病人因缺乏足够的小肠吸收面积,不论在瘘的上端或下端喂养,均不合适,以免加重病情。

6. 急性胰腺炎的急性期 不宜过早进行肠内营养。

7. 严重的感染、休克等应激状态的早期以及休克状态。

（三）肠内营养制剂

肠内营养制剂的种类很多,根据制剂的成分组成,可将其分为要素膳、非要素膳、组件制剂、特殊需要制剂四大类。

1. 要素膳 要素膳是一种营养素齐全、化学组成明确的单体膳。该制剂是由蛋白质水解物或氨基酸、葡萄糖、脂肪、维生素和矿物质等单体营养物质通过化学方法配制的混合物。这种营养制剂的特点是营养全面,无须消化即可直接或接近直接吸收,营养成分明确,不含残渣或残渣极少,不含乳糖,但要素膳由于含有单个氨基酸和短肽有异味口感不佳,应尽量采用管饲。

2. 非要素膳 其氮源为整蛋白,其优点是营养完全,渗透压低,口感较好,不易引起胃肠道反应,即可口服又可管饲,使用方便,对肠黏膜屏障功能有较好的保护作用。目前临床常用的有以下几种:

（1）匀浆膳：将类似于正常膳食内容的混合性食物经电动粉碎机粉碎后制成的一种均匀的混合性浆液,称为匀浆膳。膳食内容接近正常,适用于胃肠道功能正常的病人。分为市售商品匀浆膳和自制匀浆膳两类。商品匀浆膳为无菌制剂,成分明确,使用方便,但价格较贵。自制匀浆膳制备方便、灵活,价格便宜。

（2）混合奶：是以牛奶、豆浆、鸡蛋、白糖等混合而成的液体膳食。混合奶配制简便,价格低,适用于基层医院使用。混合奶对胃肠刺激小于匀浆膳,但营养素不及匀浆膳全面。

（3）无乳糖膳：不含乳糖或含乳糖酶,适用于乳糖酶缺乏或不足的病人,其氮源主要采用鸡蛋白、酪蛋白和大豆蛋白分离物。

（4）牛奶基础膳：系一种商品多聚体膳。其氮源为全奶、脱脂奶或蛋白,脂肪以奶脂、大豆油、玉米油为主,适口性好。适用于消化道正常者,因其残渣量很少,故对消化腺的刺激作用较小。

3. 组件制剂 是仅仅以某种或某类营养素为主的肠内营养制剂,常用来对完全性肠内营养制剂进行补充或强化,还可以用 2 种或 2 种以上组件来组成组件配方,适应不同病人的特殊需要。分为蛋白质组件、糖类组件、脂肪组件、维生素组件和矿物质组件。

4. 特殊需要制剂 指用于特殊情况下即能达到营养支持目的,又有治病作用的 EN 膳食,分为婴儿应用要素膳、肝功能衰竭用膳、肾衰竭用膳、肺疾患用膳、创伤用膳、先天性氨基酸代谢缺陷症及糖耐受不良用膳等。

(四)营养液的配制

1.操作原则　注意器具灭菌,操作人员清洗双手,避免营养液污染。

2.器材　玻璃量筒、漏斗、搅拌器、剪刀、无菌纱布等。器具应使用不锈钢的,便于清洗和灭菌消毒。

3.环境　配制间保持干燥通风,温度低于20℃,湿度50%～70%,地面清洁、无死角、易于清扫。配制间应配备台面、空气和紫外线等消毒设备,洁净度和菌落数要求为1万级(低于$100cfu/m^3$)。配制用具每天放入热力消毒柜或紫外线消毒机中进行消毒。

4.配制肠内营养制剂操作步骤

(1)配制前的准备:戴口罩和帽子;用水清洗操作台面,然后用70%乙醇擦拭,最后擦干台面;操作者用肥皂清洗双手,用纱布擦干双手;用乙醇擦拭营养制剂外包装,并检查药品有效日期;核对营养制剂品名;用热水冲洗水龙头、器具和装营养剂的消毒容器。

(2)配制:将一天所需的营养剂倒入消毒的不锈钢容器内,先用量筒量取300ml左右温开水(30℃～40℃),将营养制剂搅拌成糊状,再用量筒量好加入所需要的水量,称重,精确到1g。将营养剂搅拌成混悬液,然后用一层纱布过滤,分装到容器内,并取10ml作为定氮标本。

(3)贴标签:将病人的姓名、床号、配制日期分别写在标签上,贴在容器外面。

(4)保存:将配制的营养液存放入4℃冰箱内保存,限24h内使用。

(5)清洗消毒:将配制台用温水清洗干净,洗净器具,然后在烤箱内消毒。

(6)记录:将病人姓名、住院号登记在记录本上,每两周将所有物品进行细菌培养,并登记在记录本内。

(五)肠内营养的途径和方法

肠内营养常采用的方法有口服、管饲两种。具体采用哪种方法通常决定于病人所患疾病的情况及精神状态,也取决于胃肠道功能情况及需要喂养时间的长短。而不同的方法,其适应证、禁忌证以及可能出现的并发症均不相同,在选择肠内营养方法时均应予以考虑。在两种肠内营养方法中,以口服营养法最经济、最安全、最简便。该方法符合人体正常生理过程,因此是大多数住院病人首选的营养方式,最适合意识清楚,咀嚼、吞咽及消化功能正常或基本正常的病人。而临床上所谓肠内营养方法通常指的是管饲方法,管饲方法的选择一般根据病人的胃肠道功能状况、肺吸入的危险性、胃肠喂养的持续时间和是否在手术时放置喂养管等四个方面的因素综合加以考虑。管饲的方法最适合存在意识障碍不能主动进食的病人,或者用于有咀嚼或吞咽障碍而胃肠功能基本正常的病人。管饲一般包括鼻饲和胃、肠造口两种形式,营养物质通过放置到胃或肠的一条营养管道直接送达胃或小肠。

1.鼻饲　鼻饲是通过鼻腔向胃肠内置管直接输送营养物质的方法,适合于咀嚼障碍、吞咽困难或有昏迷等意识障碍等不能直接经口进食的病人,如颌面部外伤、烧伤、食管肿瘤以及脑外伤或脑血管意外等引起的昏迷病人。鼻饲的投给途径有鼻胃管、鼻十二指肠管和鼻空肠管等几种鼻饲喂养方法(见图8-1)。

(1)鼻胃管:在鼻饲的各种方法中,鼻胃管在临床上应用最多。病人只要胃的功能正常或基本正常,并且没有胃的进食禁忌证的,均可首选此方法。其优点是不需要外科参与,胃的容量大,对营养液的渗透压不敏感,适合于各种完全性营养配方,膳食营养比较全面,可以供病人比较长期的应用;缺点是有可能出现反流与吸入气管的危险,长期应用的病人还可能出现鼻咽部红肿及不适或引发呼吸系统并发症。

(2)鼻十二指肠管和鼻空肠管:适应证基本与鼻胃管相同,只是更适合于有胃内容物反流及肺吸入高度危险的病人以及有胃瘫或有胃部疾患不适于鼻胃管喂养的病人。

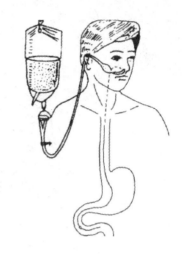

图 8-1　鼻胃管或鼻肠管途径喂养
(源自孙秀发《临床营养学》,科学技术出版社,2004)

优点是可以减少肺吸入的危险,但某些病人在插入喂养管时,喂养管通过幽门进入十二指肠或空肠比较困难。

2.胃肠造口　胃肠造口又称胃肠造瘘,常用于较长时间不能经口进食的病人。传统的胃肠造口方法是通过手术对胃和空肠造口。近年来在内镜的观察下,先是在 1981 年通过皮肤穿刺用非手术的方法对胃造口获得成功,接着在 1985 年用同样的方法建立了非手术的空肠造口管饲方法,具有不需手术和麻醉、创伤较小等优点,同时操作简便并适合于长期使用,因而其应用日趋广泛。

(1)胃造口:胃造口的手术方法常采用剖腹胃造口术,非手术方法是借助内镜采用经皮穿刺胃造口,该方法操作简单,使用方便而且安全,费用也比较低。操作之前病人禁食 12h,并进行食管、胃及十二指肠检查,确定有无溃疡、食管静脉曲张、肿瘤、狭窄及胃动力障碍。操作时病人取平卧位,将胃镜插入胃内后先检查有无幽门梗阻、胃壁肿瘤或溃疡,然后向胃内注气使胃膨胀,将胃前壁顶向腹前壁,以胃镜在腹壁透射的最亮点为皮肤穿刺点,局麻后做一个 5mm 皮肤小切口,用套管针从切口处刺入腹壁进入胃腔,抽出针心,将金属导丝经套管插入胃内,用胃镜将胃内的导丝夹住,退出胃镜将导丝从口腔拉出,然后通过导丝将特制的喂养管由口腔拉至胃内。置管完成后 6～8h 便可经胃造口进行喂养。胃造口更接近于正常饮食,能提供人体所必需的营养物质,而且方法简便。

(2)空肠造口:空肠造口(见图 8-2)是临床上应用最广泛的经肠营养治疗方法之一,该方法具有食物反流引起的呕吐和肺吸入发生率低、病人可同时进行经口营养、无明显不适等优点,同时肠道营养与胃十二指肠减压可以同时进行,病人的心理和机体的负担小,喂养管可长时间放置,尤适用于需要长期治疗的病人。由于腹部手术伴有麻痹性肠梗阻时,空肠蠕动的恢复比胃要早,经空肠造口喂养能更早地提供术后经肠营养,最适合选择空肠造口营养。空肠造口也可分为通过手术方法完成的剖腹空肠造口和借助内镜的帮助经皮肤穿刺完成的空肠造口两种形式。置管方法与胃造口基本类似不再赘述。

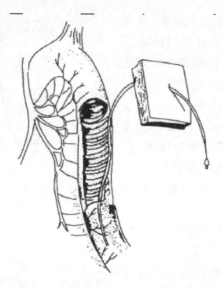

图 8-2 空肠造口
(源自孙秀发《临床营养学》,科学技术出版社)

3.输注方法

肠内营养液的输注方法有一次性投给、间歇输注、连续输注、循环输注等。

(1)一次投给和间歇输注:适用于胃内喂养者,前者是将配制好的膳食用注射器在 5～10min 内缓慢的注入胃内,每次 200ml 左右,6～8 次/天。后者是将营养液置入输液容器内,经输液管与喂养管相连,缓慢滴入胃内,每次 250～500ml,4～6 次/天,每次持续 30～60min。

(2)连续输注和循环输注:主要用于肠内喂养者,前者要求营养液在 24h 内均匀输注。目前多主张采用此法。后者一日的营养液用量在 12～16h 内连续输注,次日仍于该时间应用。该法病人有一定的自由活动时间。两种方法输注营养液是输入的容量、浓度和速率必须从低值逐渐过渡到全量应用。这一过程一般需要 3～4 天。

连续输注和间歇输注营养液效果一般以前者为佳,但亦有不同的认识。

营养液输注时可采用重力滴注。但近年来多主张应用肠内营养泵输注,其优点是可准确地控制输注速率和输注容量,降低并发症发生。

(六)肠内营养管理

1.肠内营养监测　肠内营养的监测涉及肠内营养治疗过程的许多方面,包括对喂养管的监测、胃肠道耐受性的监测、代谢过程的监测和营养方面的监测等。

(1)喂养管的监测:对喂养管的监测是肠内营养治疗能否正常进行的重要保证。监测的主要内容包括:病人对喂养管的耐受情况、喂养管的位置及通畅度等。病人对喂养管的耐受情况主要通过观察和询问,了解病人有无置管部位的不适。喂养管的位置及通畅度可因置管后病人的活动、胃肠蠕动、喂养管固定不牢等因素的影响而产生变动,因此应注意监测,以便及时发现与纠正。

(2)胃肠道耐受性的监测:肠内营养治疗在实施的过程中有许多因素会影响到胃肠道的耐受性。比如肠内营养治疗所用制剂的渗透压过高会因渗透作用而致腹泻;喂养液输注时温度偏低、速度过快均会刺激胃肠道引起不适;营养液中的某些成分或污染物也可能直接刺激胃肠道黏膜及平滑肌引起胃肠道不耐受,病人可以出现上腹部不适或胀痛、恶心、呕吐、腹泻等症状。凡是出现这些症状的病人应认真分析原因,有针对性地采取防范措施。一般在肠内营养治疗实施的开始阶段最容易出现胃肠道不耐受的情况,应予以特别关注。开始阶段应每6h观察1次,以后可每天检查1次。

(3)代谢过程的监测:尽管肠内营养治疗对机体代谢方面的干扰不大,产生代谢性并发症的机会不多,也不能忽视对代谢过程的监测。监测的内容包括:①24h液体出入量;②尿糖和酮体:开始阶段每日1次,以后可改为每周1次;③血生化检查:定期测定血清胆红素、丙氨酸转氨酶、谷草转氨酶、碱性磷酸酶等;定期检查血糖、尿素、肌酐、钠、钾、氯、钙、镁、磷、碳酸氢盐等;定期测定血细胞计数及凝血酶原时间。

(4)营养方面的监测:营养方面的监测目的是为了确定肠内营养治疗的效果,以便及时调整营养治疗方案和营养素的供给。营养方面的监测通常有如下几个方面:

1)营养评价:在肠内营养前,对病人进行全面的营养状况评定,为确定营养治疗方案提供依据。

2)定期体检:每周1次,测量体重、三头肌皮褶厚度、上臂中点周径、上臂围等指标数。

3)生化检测:测定血清蛋白、转铁蛋白、前清蛋白等,开始时可每周测2次,以后可根据情况每1~2周测1次。危重病人测定氮平衡,每天1次,病情稳定者可每周测1次。另还应注意检测锌、铜、铁、B族维生素等。

2.肠内营养的管理与护理 肠内营养治疗在实施过程中注意做好各个环节的护理工作对于肠内营养治疗的成败具有重要作用。良好的肠内营养管理与护理可以降低并发症的发病率。肠内营养的管理与护理大致可从以下几个方面进行。

(1)心理护理:在营养治疗前应告知病人有关肠内营养治疗的方法及可能出现的问题,使病人有一定的心理准备,接受并配合肠内营养治疗。营养治疗过程中出现的问题应及时处理,使病人产生安全感。

(2)营养设施的管理与护理:

1)保证喂养管在位、通畅:妥善固定喂养管,防止其移位、脱出。保持喂养管通畅,防止堵塞,如每次管饲前和结束后,均需用温开水冲洗管道。连续输注营养液尤其是应用高浓度营养液时,应每4~6h用无菌温水冲洗喂养管1次;不允许通过较细口径的喂养管输注颗粒性或粉末状物。

2)保护造瘘口:对胃造口、空肠造口的体外端应加盖无菌敷料并经常更换,防止污染,并经常注意端口周围有无感染、渗液等情况。

3)恰当选择:根据适应证选择适当的肠内营养治疗途径、投给方式及相应的配套设施,并保持完好的工作状态。

(3)营养液的管理:

1)应正确估算营养素供给量:以满足机体对营养的需要。

2)渐增浓度:营养液的浓度应从低浓度开始,逐渐增加至治疗所需要的浓度,防止腹胀、腹泻、腹痛等症状出现。

3)温度适宜:营养液的温度以接近体温为宜(37~38℃),过冷或过热均会刺激胃肠道引起不适。

4)安全卫生:配制营养液应注意工作间及整个操作过程的卫生,商品型营养液应检查有效期,确保营养液输注符合卫生标准,配制好的营养液须放在4℃冰箱内保存,保存时间不能超过24h。肠内营养治疗的输注容器应进行常规消毒。营养液配制时注意无菌操作。

5)分装营养液的容器应有标签:标明病人的姓名、床号、膳食名称、营养液浓度、配制日期及时间等。

6)滴速渐增:在肠内营养治疗过程中,开始时多数病人对营养液渗透压的耐受有限,一般仅能耐受等渗或中度高渗液。所以肠内营养治疗营养液输注的速度开始宜慢,为25～50ml/h,以后每隔12～14h可增加25ml,直至达到最大速度为125～150ml/h。

(七)肠内营养的并发症及其处理

肠内营养治疗是一种简便、有效、安全的营养治疗方法,与肠外营养相比,其并发症相对较少。但是肠内营养治疗过程中若处理不当,仍有可能发生并发症。临床上常见并发症有机械性、胃肠道、代谢和感染四个方面。

1.机械性并发症及其处理　机械性并发症往往与喂养管的口径大小、质地、材料有关,也与肠内营养的途径有关。因此机械性并发症在肠内营养治疗的早期相对较多,近年来随着科技进步和材料的发展,这方面的并发症已大大减少。其发生原因及防治措施详见表8-1。

表8-1　肠内营养常见的机械并发症发生的原因及其防治

并发症	原因	防治方法
鼻咽部不适	长时间用粗、硬喂养管	改用较细、质软的喂养管
中耳炎	喂养管压迫耳咽管咽口	采用细软的喂养管,将喂养管换至鼻孔另一侧
食管部位并发症(炎症、糜烂、溃疡等)	长时间粗硬喂养管压迫加上胃酸反流	及时更换细软的喂养管,病情需要时可做胃或空肠造口,也可采用半卧位
造口部位刺激或漏液	消化液从造口溢出	注意造口和皮肤护理,选择适当的喂养管
喂养管阻塞	浓稠营养液输注后的残渣,不溶的药物和营养液的混合物	在肠内营养治疗前后用温开水冲洗喂养管,避免药物注入喂养管

注:本表来源于安建钢《临床营养学》(第1版),第136页,人民军医出版社,2004

2.胃肠道方面的并发症及其处理　胃肠道方面的并发症是肠内营养治疗中最常见的并发症,可表现为恶心、呕吐、腹泻、腹胀及胃肠痉挛等。往往与营养液的配方及配制、喂养速度或操作不规范有关,有时也与药物因素或疾病本身因素有关,应注意区别(见表8-2)。

案例8-1中,胃癌术后病人在肠内营养支持期间并发了腹泻。根据病人的生命体征、腹部体征、粪便常规和潜血试验结果可排除感染因素。其症状产生可能原因考虑是否与肠内营养剂的类型使用不当、营养液的渗透压较高、营养液输注速度太快有关。

表 8-2　肠内营养胃肠道并发症发生的原因及其防治

并发症	原因	防治方法
腹泻	低渣不耐受性（缺少大体积物质）	选用富含膳食纤维的营养配方
	营养液渗透压过高	调整营养液渗透压
	输注速度过快	控制营养液的输注量及速度
	营养液温度太低	保持营养液与体温相近
	脂肪吸收不良、糖不耐受	选用低脂、无乳糖配方
	肠道消化吸收异常及运动过强	查找原因，采取针对性措施或对症处理
	细菌、真菌及毒素污染	注意无菌操作防止污染
	低蛋白血症	应用要素膳或改用静脉营养
	长期抗生素或其他药物治疗	调整用药，纠正菌群失调
	营养液输注太快	开始低速，以后逐渐增速或适当减速
恶心、呕吐	胃潴留	调整营养液渗透压及输注程度，用低脂配方，适用 1/2 浓度或改变输注途径
便秘	液体摄入不足	补充液体
	膳食纤维摄入太少	选用富含膳食纤维配方
	活动太少	鼓励病人尽可能活动
	营养素吸收不良	选择限制某些营养素的配方
	快速输注冷藏的营养液	采用连续输注的方法使营养液温度与体温相近
腹胀、肠痉挛	用注射器快速推注营养液	减慢速度或用其他方法喂养

注：本表来源于安建钢《临床营养学》（第 1 版），第 137 页，人民军医出版社，2004

3. 代谢性并发症及其处理　代谢性并发症的发生常与营养液的质量、管理及监测系统是否完善有关，此类并发症主要有水和电解质代谢异常、糖代谢异常、微量元素代谢异常、维生素及脂肪酸缺乏、肝功能异常等。上述情况在肠内营养治疗时均可发生，尤其常见于治疗开始时或幼、老年病人（见表 8-3）。

表 8-3　肠内营养治疗时代谢性并发症发生的原因及其防治

并发症	原因	防治方法
脱水	液体输入不足或丢失过多	补充液体量，监测液体出入量
体内液体过多	快速、大量喂养或大量液体摄入	减慢喂养速度，监视病人液体出入量，控制液体输入
高血糖	喂养液含糖量过高或应激状态下的糖耐量下降	开始时低速喂养，监测血糖和尿糖，必要时口服降糖药或胰岛素
高钠血症	液体摄入不足或丢失过多	充分补充液体，监测出入量
低钠血症	长期应用低钠营养液而未监测大量胃肠液丢失	补充钠或类似液体
高钾血症	喂养液含钾量较高　病人肾功能不全	减少或控制钾输入，监测血钾，改善病人肾功能
维生素缺乏	长期肠内营养	补充缺乏的维生素，注意监测

注：本表来源于安建钢《临床营养学》（第 1 版），第 138 页，人民军医出版社，2004

4.感染型并发症及其处理 造成感染型并发症的因素和环节很多,但最主要的是由于营养液的误吸以及营养液的污染所致(见表8-4)。

表8-4 肠内营养治疗时感染型并发症发生的原因及其防治

并发症	原因	防治方法
肺吸入	胃排空延缓	减慢灌注速度
	胃动力紊乱	选择等渗或低脂配方
		营养液保持室温状态
		经常检查胃内残留物
	胃-食管反流	采用小口径喂养管,减少对食管的损伤
		喂养中或喂养后抬高床头至45°
	呕吐反射减弱	更换营养液
营养液及管饲器具污染	无菌观念不强	操作规范,增强无菌观念
咽刺激、中耳炎	长时间用大口径鼻胃管	尽可能采用小口径喂养管

注:本表来源于安建钢《临床营养学》(第1版),第137页,人民军医出版社,2004

二、肠外营养

肠外营养(parenteral nutrition,PN)系指通过静脉途径提供完全和充足的营养素,包括能量、氨基酸、维生素、电解质以及各种微量元素,以达到维持机体代谢所需目的,故又称为静脉营养。当病人被禁食,所有营养物质均经静脉途径提供时,称之为全胃肠外营养(total parenteral nutrition,TPN),肠外营养包括中心静脉和周围静脉营养两种类型。

> **链接**
>
> **准备申报吉尼斯世界纪录的无肠之女**
>
> "我就像个机器人,白天和常人一样活动,晚上充电。"有着无肠女之称的上海人周绮思最近又创造了一个新的世界纪录:她是世界上完全依靠全静脉营养存活时间最长的人,现已25年,目前身体健康,今后将不断刷新这一纪录。最近她正准备申报吉尼斯世界纪录。1986年2月,只有27岁的周绮思因病切除全部小肠和部分结肠,丧失了全部消化吸收功能。25年来,周绮思的丈夫蔡汉跃每晚为她"配餐",把近2 000ml脂肪乳、维生素和葡萄糖等营养混合液直接输入她的静脉内,使她能像正常人一样生活,在1992年她生下一个健康的女儿,这在当时就创造了一项吉尼斯世界纪录。周绮思现在的生活非常丰富,炒股、买菜、为家人做饭,有时还和家人一起出去旅游。

(一)肠外营养适应证

肠外营养的基本适应证是胃肠道功能障碍或衰竭者,具体包括以下几个方面。

1.胃肠道梗阻。

2.胃肠道吸收功能障碍 包括短肠综合征、多发性肠瘘、严重小肠疾病吸收不良、放射性肠炎、严重腹泻及顽固性呕吐超过7天。

3.肠外瘘　在控制感染、充分和恰当的引流情况下,营养支持可使过半数的肠外瘘自愈,确定性手术成为最后一种治疗方法。肠外营养支持可减少胃肠液分泌及瘘的流量,有利于控制感染,改善营养状况,提高治愈率、降低手术并发症和死亡率。

4.炎性肠道疾病　Crohn病、肠结核、溃疡性结肠炎等病人处于病变活动期,或并发腹腔脓肿、肠瘘、肠道梗阻及出血等,肠外营养是重要的治疗手段。可缓解症状、改善营养,使肠道休息,利于肠黏膜修复。

5.重症胰腺炎　先输液抢救休克或多器官功能障碍,待生命体征平稳后,若肠麻痹未消除,则无法完全耐受肠内营养,可应用肠外营养。

6.严重营养不良　蛋白质-能量营养不良伴胃肠功能障碍,无法耐受肠内营养。

7.高分解代谢状态　如大面积烧伤、严重复合伤、感染等。

8.大手术、创伤的围手术期　对于有严重营养不良的围手术期病人可减少术后并发症,严重营养不良者需要在术前进行营养支持7～10天;预计大手术后5～7天胃肠道功能不能恢复者,应于术后早期开始肠外营养支持,直至病人能有充足的肠内营养或进食量。

9.严重营养不良的肿瘤病人　对于体重丢失超过10%(平时体重)的病人,若不能正常进食,应于术前7～10天进行肠外营养支持,直至术后改用肠内营养或回复正常进食为止。

10.重要脏器功能不全　如肝功能不全、肾功能不全、心肺功能不全等。

(二)肠外营养禁忌证

1.胃肠道功能正常并能得到足够营养的病人。

2.估计胃肠外营养支持少于5天的病人　胃肠外营养支持通常至少需持续7～10天以上才能发挥其营养治疗作用。

3.需急症手术的病人　急性化脓性胆管炎、严重创伤等需要急症手术的病人,即使病人的营养状况比较差,也不宜强求进行术前胃肠外营养支持,以免延误手术时机。

4.临终或不可逆的昏迷病人　对于临终或不可逆的昏迷病人,目前一般认为无须进行胃肠外营养治疗,因其也无法改变预后和改善生活质量。

5.其他　严重循环衰竭、呼吸衰竭、肾功能衰竭、肝功能衰竭以及水、电解质平衡紊乱等。

(三)肠外营养制剂

主要包括能量物质(碳水化合物、脂肪)、氨基酸、维生素、微量元素、电解质等。

1.能量物质　提供足够的能量是营养支持的基本要求,也是保持正氮平衡的关键。PN时提供能量制剂主要是碳水化合物制剂和脂肪乳剂。

(1)碳水化合物制剂:主要以葡萄糖作为主要能量来源。机体所有器官、组织都能利用葡萄糖能量,补充葡萄糖100g/d就有显著地节省蛋白质的作用。其次,葡萄糖来源丰富、价格低廉,通过血糖、尿糖的监测能够方便的了解利用情况。成人每天需要量为4～5g/kg,每天供给量不宜超过300～400g,占总能量的50%～60%。但在应用中葡萄糖代谢依赖于胰岛素,对糖尿病和手术创伤所致胰岛素不足状态下的病人必须补充外源性胰岛素。有严重感染应激时,体内存在胰岛素阻抗,即使使用外源性胰岛素,糖的利用仍较差。除葡萄糖之外,肠外营养还可应用果糖、转化糖、麦芽糖、山梨醇、五碳糖、木糖醇等提供能量。

(2)脂肪乳剂:是 PN 的另一种重要能源。脂肪含能量高,氧化 1g 脂肪可提供 37.6kJ(9kcal)的能量。以大豆油或红花油为原料,磷脂为乳化剂,制成的乳剂有良好的理化稳定性。乳剂的能量密度大,10%脂肪乳剂的能量密度为 4.184kJ(1kcal)/ml,且为等渗液体,可经周围静脉输入。脂肪乳剂安全无毒,但最大用量为 2g/(kg·d)。脂肪乳剂可作为脂溶性维生素的载体,有利于人体吸收利用脂溶性维生素;脂肪乳剂无利尿作用,亦不会从尿或粪中丢失。脂肪乳剂在肠外营养中的功能比例应根据病人的脂代谢情况决定,一般 20%~50%。无脂肪代谢障碍的创伤和危重症病人应适当提高脂肪功能比例。

2.氨基酸制剂　氨基酸是供给机体合成蛋白质及其他生物活性物质的氮源,有 20 多种氨基酸作为合成蛋白质的前体。目前使用的复方氨基酸是按照人体代谢需要配制的,是肠外营养的唯一氮源,有平衡性和特殊性两类。平衡型是按照正常机体需要配制的,包括成人 8 种必需氨基酸和 8~12 非必需氨基酸,适合大多数病人。特殊型是按照不同病人的不同需要配置的,其所含氨基酸成分做了较大调整,例如专用于肝病病人的制剂中支链氨基酸含量较高,芳香族氨基酸较少;用于肾病剂型中含 8 种必需氨基酸,仅有少量精氨酸、组氨酸;用于创伤或危重病人的含 BCAA 较多。

近年来,随着代谢理念的改变,不少营养学家开始重视和强调谷氨酰胺、精氨酰胺等个别氨基酸的利用。谷氨酰胺是人体含量最高的非必需氨基酸,是许多重要代谢反应中的底物和调节物质,也是氮和氨的转运者。但在严重感染、手术、创伤等应激状态下体内谷氨酰胺的量大大下降,从而影响多脏器的一些代谢功能。因此,在高代谢危重病人中谷氨酰胺又称为"条件必需氨基酸"。现已研制成功稳定的谷氨酰胺双肽制剂并应用于临床。精氨酰胺能促进尿素形成,降低血氨浓度,同时对免疫反应有多种作用,如促进生长素分泌和伤口愈合,改善 T 细胞增殖反应,促胸腺作用等。

3.电解质制剂　电解质是人体代谢中最基本的问题,不同的电解质有其重要的生理功能。肠外营养是需补充电解质如钾、钠、氯、钙、镁、磷等。其中不少是临床中常用制剂,例如 10%氯化钾、10%氯化钠%、10%葡萄糖酸钙、25%硫酸镁及甘油硫酸钠等。钠的供给量为 40~120mmol/d,在有大量引流、额外丧失时相应增加;钾、氮的基本比例为(5~10)mmol∶1g,能量与钾的比例约为 4 184kJ(1 000kcal)∶50mmol。合成代谢时,磷进入骨骼肌和肝细胞,可致血磷水平下降,可按 4 184kJ(1 000kal)∶(6~7)mmol 磷的比例补充。

4.维生素制剂　维生素是维持正常组织功能所必需的一种低分子有机化合物。可分为水溶性和脂溶性两大类。水溶性维生素体内无储备,长期 PN 时常规提供多种维生素可预防其缺乏。脂溶性维生素在体内有一定的储备,短期禁食者不至缺乏。在应激状态下,人体对部分水溶性维生素,如维生素 C、维生素 B_6 等的需要量增加。用于肠外营养的维生素制剂有水溶性维生素和脂溶性两种,均为复方制剂。每支注射液包含正常人各种维生素的每天基本需要量。

5.微量元素制剂　微量元素在人体内含量很少,但分布广泛,且有重要的生理功能。肠外营养时微量元素的补充均以复方制剂的形式提供,每支含锌、铜、锰、铁、碘等多种微量元素,每支含正常人每天的基本需要量。

6.多腔袋全合一肠外营养制剂 是将不同的肠外营养制剂分装在多个彼此间隔的腔内,使用时稍加挤压推开隔膜,使各营养组分相互混合,再加入电解质、维生素、微量元素后输注的一种肠外营养制剂体系。分为二腔袋(分别装载葡萄糖、氨基酸)、三腔袋(分别装载脂肪乳剂、葡萄糖和氨基酸)及四腔袋(分别装载脂肪乳剂、葡萄糖、氨基酸及维生素)。其优点:减少了营养液配制操作的时间;在不符合洁净配制条件下,可减少污染的机会等。其缺点:由于配方固定,不适用于所有个体,即能满足多数病情稳定病人的需要,可选用,但对于少数危重病人配方则需要考虑个体化问题。

(四)营养液的配制

肠外营养所需的营养素种类较多,应将各种营养素(葡萄糖、脂肪乳剂、氨基酸、电解质、维生素及微量元素)在体外先混合在一起,配制成全营养混合液(TNA)或全合一营养液(all-in-one),然后输注。肠外营养的配制是严格无菌操作的过程。配制室必须具备1万级净化条件、100级净化工作台。配制人员人配制室应更换衣、帽、口罩、鞋,配制时应减少出入配制室的次数,非配制人员不得入内。在每天配液前必须清洁、消毒配制室,用70%乙醇擦拭净化台,用"速灭净"拖地,启动净化台20min、紫外线消毒30~60min后方可开始工作。所需物品应用酒精擦拭。配制前应再次核对医嘱,检查药品的色泽、澄明度、密封性能及有效期。所有药品应依次经密闭式灌入输液袋。

配制程序:将电解质、微量元素、水溶性维生素加入葡萄糖或氨基酸中,磷酸盐加入另一瓶氨基酸液中,脂溶性维生素加入脂肪乳中,将含有添加剂的氨基酸、葡萄糖与脂肪乳剂分别经3L输液袋(TNA容器)(见图8-3)的3个注入口,先注入葡萄糖和氨基酸,最后注入脂肪乳。配液应不间断地一次完成,并不断加以摇动使其混合均匀,加液体时要关闭未接液体的导管。临床用药另用接口加入,常规消毒,加药时特别是新药要注意配伍禁忌。配液结束后,在3L输液袋表面贴上标签,标明姓名、药品名称和剂量、配置时间。营养液应在24h内用完,严禁加温使用,输入时滴管套加孔径为0.22m的终端除菌滤器。

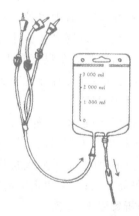

图8-3 TNA输液袋

(源自陈大伟《现代肠内和肠外营养的临床实践》)

(五)肠外营养输注途径和方法

1.输注途径 肠外营养输注途径有经外周静脉和中心静脉两种方式。

周围静脉输入适用于短期(小于2周)、用量小,且营养液渗透压不高的病人,否则易引起血栓性静脉炎。

中心静脉一般指上腔静脉和下腔静脉,其管径粗、血流速度快、流量大,输入时不易产生血栓性静脉炎;同时中心静脉营养对输入液体的浓度和酸碱度的要求不十分严格,能在短时输入机体所需的大量液体,并可在24h内进行持续不断地输注,而且一次静脉穿刺置管可以供长期输液使用,因此中心静脉置管是胃肠外营养治疗的主要途径,一般可经颈内静脉或锁骨下静脉穿刺进行。近年来,多采用经外周插入中心静脉置管(PICC)来完成。

一般来说选择合适的输注途径取决于病人的血管穿刺史、静脉解剖条件、凝血状态、使用肠外营养的时间、护理的环境(住院与否)以及原发疾病的性质等因素。住院病人最常选择短暂的外周静脉或中心静脉穿刺插管;非住院环境的长期治疗病人,以经外周静脉中心置管,或皮下静脉输液最为常用。

2. 输注方法　PN的输注方法有持续性输注法和循环输注法。将一天的营养液在24h内均匀输入称为持续输注法。由于各种营养物质同时等量输入,对机体氮源、能量、电解质、水分及其他营养物质的供应处于均匀持续状态,胰岛素的分泌较为稳定,血糖值也不会因输糖量时多时少有较大波动。循环输注法是将营养液输注时间由24h缩短至12～18h,其优点是预防或治疗持续输注所致的肝脏损害。另外病人恢复白天的活动,改善了病人的生活质量。此方法对长期肠外营养病人较为合适。输注营养液时,一般可采用重力输注,也可采用输液泵进行,以保持营养液均匀、恒速的输入,另外可预防血管的堵塞。

(六)肠外营养的管理

1. 肠外营养监测　包括全身状况、输注途径、营养指标、代谢过程等多个方面。

(1)全身状况:注意有无水肿、脱水,有无寒战发热、黄疸等。

(2)输注途径:经外周静脉输注时,注意输液部位有无液体外渗、肿胀、皮肤颜色改变等;中心静脉输液时,置管后要观察有无胸闷憋气、心慌、发绀、肢体麻木等情况,拍胸片了解导管位置。长期置管者应注意导管有无脱出、裂口、堵塞,置管部位有无分泌物、感染等表现,必要的时候可做分泌物培养。

(3)营养指标:包括体重、氮平衡、淋巴细胞计数、血清清蛋白、转铁蛋白、前清蛋白测定,每周2次。根据情况不定期检测锌、铜、铁、B族维生素、叶酸等。

(4)代谢方面:详细记录病人每日液体出入量;PN开始阶段每日检查血糖、尿糖、酮体,以后可改为每周2次;每天测定血清电解质及血气分析,病情稳定后每周1～2次;肝肾功能测定,血气分析每周1～2次。

2. 肠外营养的管理与护理

(1)心理护理:多数病人对静脉穿刺置管有疑虑,静脉穿刺置管前向病人详细解释穿刺置管目的、意义、操作方法及穿刺置管后自我护理知识及注意事项,以取得病人配合,消除病人顾虑。

(2)营养设施的管理与护理:

1)保证导管在位、无菌、通畅:置管成功后妥善固定,详细记录导管名称、置入长度、日期等,每日观察记录,防止导管脱出或移位,如导管脱出则勿再送入血管内,以免发生细菌污染;每次应用导管前后严格无菌操作;输液过程中勤观察导管通畅情况,防止扭曲、牵拉;输液完毕,用肝素稀释液正压封管,防止血液回流入管腔凝集堵塞导管。

2)保护穿刺点:注意消毒和保护穿刺点及周围皮肤,穿刺点外加盖透明敷贴或无菌纱布,并定期更换,防止感染,保持导管进皮处干燥,每日更换敷料,并注意观察有无积液、污染、渗出、肿胀、皮肤颜色改变等情况。

3）恰当选择：根据适应证选择适当的肠外营养治疗途径、置管方式及相应的配套设施，并保持完好的工作状态。

(3) 营养液的管理：

1）输注过程中，正确记录液体出入量，为正确估算营养素供给量提供可靠依据。

2）均匀输注：营养液输注速度一般控制在40～50滴/分钟，以防止病人出现糖代谢紊乱，输注过程中可使用输液泵，以保证滴速恒定，并告知病人不可擅自调节滴速。

3）输入营养液的静脉不能同时加入抗生素，禁止抽血、输血、临时给药，也不能用于测中心静脉压。以防止导管不畅或污染。

4）安全卫生：营养液配制严格按规程进行，做到无菌操作，检查核对所有药物的有效期和质量，按规定顺序进行配制，配置好的营养液当日输完，绝不能取用后再储存隔日使用。肠外营养治疗的输注容器应进行严格灭菌消毒。

5）分装营养液的容器应有标签：标明病人的姓名、床号、膳食名称、营养液浓度、配制日期及时间等。

案例8-2，病人克罗恩病，严重腹泻，有水电解质紊乱和营养不良表现，应先纠正电解质紊乱，再给予肠外营养支持。在肠外营养支持过程中，应注意监测全身状况、输注途径、营养指标、代谢过程等多个方面，预防并发症。

(七) 肠外营养的并发症及处理

1. 导管相关的并发症及处理　在行中心静脉穿刺过程，因技术问题可发生气胸、血胸、误入锁骨下动脉、误伤臂丛神经、胸导管甚至误伤膈神经、气管等。最严重的并发症是空气栓塞，一旦发生，可以导致病人死亡。目前采用PICC来完成肠外营养，可避免此类并发症。

2. 感染并发症及处理　感染并发症主要有局部感染和导管性脓毒症两种，其中以导管性脓毒症最为严重。其发生与置管技术、导管使用及导管护理有密切关系。临床表现为突发寒战、高热，重者可致感染性休克。在找不到其他感染灶可解释其寒战、高热时，应考虑导管性脓毒症的可能。发生上述症状后，应先做输液袋内液体的细菌培养及血培养，丢弃输液袋及输液管，更换新的输液管道；观察8h，若发热仍不退，则应拔除中心静脉导管，并做导管尖端的培养。一般拔管后不必用药，发热可自退。若24h后发热仍不退，则应选择应用抗生素。为减少感染应注意：置管时严格遵守无菌操作规范；应用全封闭输液系统；定期导管护理；采用PICC注营养液。

3. 代谢并发症及处理

(1) 糖代谢紊乱：主要是低血糖及高血糖。低血糖是由于外源性胰岛素用量过大或突然停止输注高浓度葡萄糖溶液所致。因很少单独输注高浓度葡萄糖溶液，这种并发症已很少见。高血糖则仍很常见，主要是由于葡萄糖溶液输注速度太快或机体的糖利用率下降所致。后者包括糖尿病病人及严重创伤、感染者。严重的高血糖（血糖浓度超过40mmol/L），可导致高渗性非酮性昏迷，有生命危险。对高血糖症者，应在肠外营养液中增加胰岛素补充，随时监测血糖水平。重症者应立即停用含糖溶液，用低渗盐水(0.45%)以250ml/h速度输入，降低血渗透压。同时输入胰岛素(10～20U/h)，促使糖进入细胞内，降低血糖水平。

(2)电解质紊乱:如低钾血症、低钠血症、低磷血症等。尤其是低磷血症更易发生,应特别注意补充。

(3)微量元素缺乏:较常见的是锌缺乏,表现为口周及肢体皮疹、皮肤皱痕及神经炎等;铜缺乏可产生小细胞贫血;铬缺乏可致难控制的高血糖发生。对病程长者,在肠外营养液中常规加入微量元素注射液可预防缺乏症的发生。

(4)必需脂肪酸缺乏(EFAD):长期肠外营养时若不补充脂肪乳剂,可发生必需脂肪酸缺乏症。表现为皮肤干燥、鳞状脱屑及伤口愈合延迟等。每周补充脂肪乳剂一次,可预防EFAD的发生。

4.其他并发症及处理

(1)胆汁淤积及肝酶谱升高:部分病人 PN 后会出现血清胆红素、ALT、SGPT 的升高。引起这种胆汁淤积和酶值升高的原因有葡萄糖超负荷、PN 时肠道缺乏食物刺激、体内的谷氨酰胺大量消耗,以及肠屏障功能受损使细菌及内毒素移位等。通常由 PN 引起的这些异常时可逆的,PN 减量或停用(改用肠内营养)可使肝功能恢复。

(2)肠屏障功能减退:肠道缺乏食物刺激和体内谷氨酰胺缺乏是引起肠屏障减退的主要原因。其严重后果是肠内细菌、内毒素移位,损害肝脏及其他脏器的功能,引起肠源性感染,最终导致多器官功能衰竭。为此,应尽早改用肠内营养,补充谷氨酰胺是保护肠屏障功能的有效措施。

(3)胆囊内胆泥和结石形成:长期肠外营养,因消化道缺乏食物刺激,胆囊收缩素等胃肠道激素分泌减少,容易在胆囊内形成胆泥,进而形成结石。实施 PN3 个月者,胆石发生率可高达 23%,尽早改用肠内营养是预防胆石症的最有效措施。

三、肠内、肠外营养的比较

采用肠外营养可以通过静脉连续供给机体所需的全部营养物质,使婴儿能够正常地生长和发育,使成人得以生存,也是某些不能用肠内营养者获得营养素的唯一途径。同时,应用肠外营养时可根据不同的疾病对其肠外营养制剂的组成成分进行调整,使其更加适应病变靶器官的营养需要。

但长期使用肠外营养也会带来许多不良后果,因肠道缺乏食物的刺激,肠黏膜萎缩,肠蠕动减慢,使肠道的形态和功能出现异常,肠黏膜屏障功能减退,免疫功能异常,肠内的细菌或内毒素通过黏膜屏障由肠内转移到肠外,到达肠系膜淋巴结及其他组织,并在各种系统与器官中传播,形成细菌移位,引起内源性感染和导管性败血症,诱发和引起多器官功能衰竭,而且经中心静脉实施肠外营养并发症多,易感染,费用高昂,不符合营养素的代谢生理过程。因此,如果肠道功能允许,应首选肠内营养。

与肠外营养相比,肠内营养较安全,发生并发症的概率较低。早期给予肠内营养可保护肠道的机械、生物及免疫屏障功能,可预防胃肠功能衰竭,需要重症监护的时间比肠外营养短。实施肠内营养还可以抑制由于长期使用完全胃肠外营养导致的小肠黏膜细胞和消化酶活性的退化,促进胃肠道激素的分泌使营养物质经门脉系统进入肝脏,促进糖、氨基酸及脂肪酸的代谢,特别是有利于蛋白质的合成和代谢调节;应用肠内营养的病人在氮平衡、体重恢复、血清谷氨酰胺浓度以及免疫功能的恢复等方面均优于完全胃肠外营养;肠内营养的费用也较低,仅为完全胃肠外营养的1/10左右。

总之,当病人心肺功能不稳定、小肠吸收功能大部分丧失或营养与代谢失衡而急需补充营养时,宜采用肠外营养;如需营养支持而肠道功能允许时,则宜选用安全有效的肠内营养。

四、选择营养支持方式的原则

肠内营养和肠外营养的适应证和禁忌证不同,这两种营养支持方式具有不同的优缺点,选择营养支持时应遵循以下原则。

(一)尽量经口进食

经口进食是最符合生理特点的营养给予途径,在病情允许条件下,则首选经口进食。

(二)优先考虑肠内营养

如果不能经口进食,则首先考虑是否能用肠内营养。在胃肠功能不允许选用肠内营养时,才考虑选用肠外营养。如果肠内营养不能满足病人营养需要,可采用肠内营养加周围静脉营养以弥补肠内营养的不足。

(三)根据病情变化及时调整营养支持方式

例如坏死性胰腺炎,在急性期,应选择外周静脉营养;渡过急性期后,应选择空肠造口给予肠内营养支持,以防疾病复发;在病情稳定期,才考虑经口进食。

(四)当病人胃肠功能恢复后,应尽早开始从肠外营养向肠内营养的过渡

在过渡早期,保持每天的营养与实施完全肠外营养时相同,在行肠外营养的同时,还应采用持续滴注或重力注入的方法,经鼻胃管途径给予肠内营养。随着胃肠道的逐渐耐受,应逐渐增加管饲量,同时减少肠外营养的量。如果出现恶心、呕吐、腹泻、腹胀等不耐受症状时,应降低输注速度,或稀释营养液,或更换营养液成分,若无效,则停止管饲,恢复完全肠外营养。待肠功能改善后再试。从长期管饲过渡到经口喂养时也应注意病人是否适应。当由肠外营养直接过渡到经口喂养时,也不要马上停止肠外营养,更应注意病人的耐受情况。

本章小结

本章主要内容有:

1. 医院膳食 主要包括基本膳食、治疗膳食及试验膳食三大类,在临床应用中,应着重理解此三类膳食的概念、分类、适用对象及配膳原则,以便合理使用。

2. 肠内肠外营养支持 主要包括肠内营养、肠外营养,重点介绍了肠内肠外营养的概念、适应证、禁忌证、营养制剂的种类及配置、输注途径和方法、应用监测、并发症及处理等相关内容。在临床应用中,应着重结合实际情况,选择合适的营养支持方式,重视使用过程中的监测,注意并发症的预防与处理。

本章关键词:医院膳食;肠内营养;肠外营养

课后思考

1. 医院膳食有哪几种？普通膳食、软食、半流质膳食、流质膳食的配膳原则什么？适用对象有哪些？
2. 什么是治疗膳食？什么是试验膳食？治疗膳食的适用对象和配膳原则是什么？
3. 试述肠内营养、肠外营养的适应证和禁忌证及其监测要点。

（王锐烽　程少贵）

第九章

营养与疾病

案例 9-1

李先生,50岁,驾驶员,于6个月前体检发现血糖升高,查FPG(空腹血糖)7.4mmol/L,未引起重视,未行诊治。20天前无明显诱因出现口干、多饮、多尿、易饥、多食及体重下降,前日来院就诊,以糖尿病收住入院。

体格检查:生命体征正常,身高166cm,体重78kg。

实验室检查:入院FPG 15.35mmol/L,甘油三酯2.03mmol/L。血常规、血生化、肝功能无异常。尿糖(+++),尿酮体(-)。昨日随机血糖18.12mmol/L。

入院诊断:2型糖尿病。

入院后给予营养膳食控制,口服降糖药,监测血糖,辅以运动疗法。

问题:

1.该病人为什么会出现多饮、多尿、多食和体重下降?

2.应如何进行营养膳食控制?请运用食物交换份法为病人编制一份一日食谱。

案例 9-2

美国康奈尔大学坎贝尔教授曾遇到一位叫贝蒂的妇女关于乳腺癌问题的咨询。

贝蒂说道:"我们家族有乳腺癌的遗传病史。考虑到家族遗传背景,我担心9岁的女儿很快也会患乳腺癌。她快有月经初潮了,我担心她就要得乳腺癌了。"

贝蒂的声音明显透露着恐慌,"我查阅过很多资料,都说乳腺癌家族遗传病史非常重要,我担心我女儿患乳腺癌是不可避免的。我现在能做的选择就是把她的两个乳房都切除。你能给我点建议吗?"

问题:

1.哪些因素会导致乳腺癌发生?只有遗传因素吗?

2.如果你是被咨询者,你能给贝蒂哪些预防癌症发生的建议?

> **本章学习目标**
>
> 1. 掌握各类疾病的营养治疗原则,学会运用交换份法为糖尿病病人编制食谱。
> 2. 熟悉营养与各类疾病的关系、营养治疗的目的。
> 3. 了解各类疾病的病因和临床表现。
> 4. 认识疾病营养治疗的重要性,能热情主动地、科学合理地为病人进行营养与膳食指导。

大量研究证实,营养对疾病的发生、发展和转归都有着非常密切的关系。如膳食高能量、高脂肪与肥胖、糖尿病和血脂异常的发生密切相关;钠盐摄入过多与高血压的患病风险密切相关;营养素和食物成分可以通过改变 DNA 结构或 DNA 遗传信息的翻译过程而抑制机体的正常功能引发或促进癌症的发生等。而糖尿病病人,通过合理的营养膳食治疗,可纠正其已发生的代谢紊乱,使血糖,达到或接近正常水平;肾炎病人,通过限盐治疗可减轻肾脏负担,有利于肾功能恢复。本章主要讨论营养与各类疾病的发生发展关系及其疾病的营养治疗。营养治疗是疾病治疗中的一个重要组成部分,其目的是根据人体在疾病时的代谢变化和对营养素需要的不同,采用合理营养与膳食来调整人体代谢,提高人体对疾病的抵抗力,预防疾病的进一步发展,防止并发症,促进病人早日康复。临床护理工作者应熟悉营养与各类疾病的关系,掌握其营养治疗要求,能为病人进行合理的营养与膳食指导。

第一节　营养与内分泌、代谢性疾病

一、糖尿病

(一)概述

糖尿病(diabetes mellitus)是一组由于胰岛素分泌和(或)作用缺陷,而引起碳水化合物、脂肪、蛋白质等代谢紊乱,以慢性血葡萄糖(血糖)水平增高为特征的内分泌代谢性疾病。严重者可引起多系统损害,导致眼、肾、神经、心脏、血管等组织器官的慢性进行性病变,功能减退及衰竭。

随着人口老年化、人们的生活方式和生活水平的改变,糖尿病患病人数正在逐年增加。根据世界卫生组织(WHO)报道,目前全世界约有糖尿病病人 1.75 亿,预测到 2025 年将上升到 3 亿。我国从 20 世纪 80 年代至 90 年代中期增加了 4~5 倍。2009 年报道,根据我国 15 个省份 4.4 万人的流行病学调查,目前我国 20 岁以上的成人糖尿病患病率平均达 9.7%。糖尿病已成为严重威胁人类健康的世界性公共卫生问题。

根据世界卫生组织(WHO)和国际糖尿病联盟,将糖尿病分为四大类,即:1 型糖尿病(胰岛素依赖型)、2 型糖尿病(非胰岛素依赖型)、妊娠糖尿病和其他型糖尿病(如常染色体显性遗传型、胰岛素基因异常、胰腺外分泌疾病、内分泌疾病、感染等因素所引起的糖尿病)。

1. 病因　不同类型的糖尿病其发病原因不同,概括而言,引起糖尿病的病因可归纳为遗传因素和环境因素两大类。环境因素主要包括:人口老年化、都市化程度、营养因素、体力活动不足及化学毒物等。

2. 临床表现

糖尿病的典型症状为多尿、多饮、多食、体重下降,即"三多一少"。其他有皮肤瘙痒、四肢酸痛、麻木、腰痛、视力减退、性欲减退、阳痿不育、月经失调、儿童生长发育迟缓等,易出现各种急慢性并发症。急性并发症包括糖尿病酮症酸中毒、高渗性非酮症糖尿病昏迷、感染等。长期得不到治疗的糖尿病病人,可并发心脑血管、肾脏、眼部、神经病变及糖尿病足等慢性并发症。

糖尿病的诊断标准见表9-1。

表9-1　糖尿病及其他类型高血糖的诊断标准
(WHO糖尿病专家委员会报告,1999年)

		血糖浓度(mmol/L)		
		静脉血浆	静脉全血	毛细血管全血
糖尿病	空腹和(或)	≥7.0	≥6.1	≥6.1
	服糖后2h	≥11.1	≥10.0	≥11.1
糖耐量减低(ICT)	空腹	<7.0	6.1	<6.1
	服糖后2h	7.8~11.0	6.7~9.9	7.8~11.0
空腹血糖调节受损(IFG)	空腹(如有检测)和	6.1~6.9*	5.6~6.0	5.6~6.0
	服糖后2h(如有检测)	<7.8	<6.7	<7.8

注:*2003年11月国际糖尿病专家委员会建议将IFG的界值修订为5.6~6.9mmol/L

3. 营养与糖尿病　肥胖与2型糖尿病关系密切,横断面调查和前瞻性流行病学调查都表明,肥胖是糖尿病的重要危险因素。"节约基因"学说认为,人在食物不足的情况下,可节省能量,当食物充足时,"节约基因"可使人肥胖,导致胰岛分泌缺陷和抵抗,成为诱发糖尿病的潜在因素之一。胰岛素的主要生理功能是促进合成代谢,抑制分解代谢。糖尿病病人胰岛素分泌和(或)作用缺陷,即可发生以下物质代谢紊乱。

(1)碳水化合物:肝糖原分解增加,合成减少,糖原异生增加。脂肪和肌肉组织葡萄糖利用减少,肌糖原合成减少,分解加速。从而导致血糖增高,糖尿排出,引起多尿、多饮和多食。

(2)脂肪:由于糖代谢紊乱,体内能量供应不足,促进脂肪大量分解,转化成大量酮体,造成酮血症。

(3)蛋白质:蛋白质分解亢进,合成减少,呈负氮平衡,病人体重减轻,抵抗力下降,伤口不易愈合。儿童生长发育迟缓。

案例9-1中,该糖尿病病人就是因为胰岛素分泌和(或)作用缺陷,引起碳水化合物、脂肪、蛋白质等代谢紊乱,出现"三多一少"症状,即多尿、多饮、多食和体重减轻。

(二)营养治疗

我国学者结合国内外的实际经验,提出糖尿病"五套马车"综合治疗原则,即营养治疗、运动治疗、药物治疗、病情监测及糖尿病的教育与心理治疗。其中营养治疗是"驾辕之马",最为重要。

目的:维持理想体重,保证未成年人的正常生长发育,纠正已发生的代谢紊乱,使血糖、血脂达到或接近正常水平。

原则:以往主张低碳水化合物、低能量、高脂肪、高蛋白质营养治疗糖尿病,而现明确其营养治疗并不是碳水化合物越低越好,而是要适当的限制能量和脂肪,增加碳水化合物和蛋白质的比例。

1. 合理控制总能量 合理控制能量是糖尿病营养治疗的首要原则。每天的能量供给应根据其年龄、身高、体重、病情和劳动强度而定(详见第五章表5-1)。

2. 保证碳水化合物的摄入 占总热能的60%左右,应选择血糖指数低的食物。血糖指数(GI)是衡量某种食物摄入后引起血糖反应的一项有生理意义的指标,是指食用含糖量50g食物与等量的葡萄糖相比,在餐后2h体内血糖应答水平的百分比。高GI食物进入人体胃肠后消化快,吸收完全,葡萄糖迅速进入血液,使血糖升高;而低GI食物则反之。常见食物GI值见表9-2。

表9-2 常见食物的血糖生成指数(GI)

	食物种类	GI		食物种类	GI
谷类	荞麦面条	59.3	水果	樱桃	22
	荞麦面馒头	66.7		李子	24
	大米饭	80.2		柚子	25
	混合谷物面包	45.0		鲜桃	28
	白小麦面馒头	88.1		香蕉	52
豆类	扁豆	18.5		梨	36
	绿豆	27.2		苹果	36
	豆腐干	23.7		葡萄	43
	炖鲜豆腐	31.9		猕猴桃	52
	冻豆腐	22.3		芒果	55
	绿豆挂面	33.4		菠萝	66
	黄豆挂面	66.6		西瓜	72

注:本表主要摘于陈均主编《营养与膳食》(第1版),第76页,科学出版社,2007

3. 适量蛋白质摄入 糖尿病病人的蛋白消耗量大,应保证摄入。蛋白质摄入占总能量的15%~20%,或成人每天以1.2~1.5g/kg计算,其中动物蛋白质占1/3,以保证必需氨基酸的供给。糖尿病儿童,蛋白质的每天需要量为2~3g/kg。孕妇、乳母和有特殊治疗的病人则需要根据具体情况进行相应的调整。但糖尿病肾病病人应严格限制蛋白质的摄入,一般以0.6~0.8g/(kg·d)为宜,并慎用大豆蛋白。

4. 限制脂肪和胆固醇的摄入 心脑血管疾病是糖尿病常见的并发症,因此糖尿病病人应适当控制脂肪的摄入量,占总能量的20%~25%较为适宜,最高不超过30%。限制动物性脂肪的摄入,增加植物性脂肪的摄入。如肥胖伴有血脂增高者,或有动脉粥样硬化、冠心病者,脂肪摄入量宜控制在总能量的25%以下。胆固醇每日摄入量应低于300mg。对高胆固醇病人,其胆固醇的摄入量最好控制在 200mg 以下,尽量少用或不用含胆固醇高的食物。

5.保证维生素、矿物质和膳食纤维的摄入

(1)维生素:维生素和糖尿病的关系密切,尤其是 B 族维生素、维生素 C 和维生素 A。B 族维生素是物质代谢中许多酶的辅酶,缺乏时可加重糖尿病的代谢紊乱。补充维生素 C 可以预防由糖尿病引起的微血管病变。病人缺乏维生素 A 可能是视网膜病变的原因之一。由于糖尿病代谢旺盛、多尿,可以造成维生素的丢失和消耗过多,因此糖尿病病人的膳食中要保证维生素的供应。

(2)矿物质:应适当限制钠盐摄入,以防止和减轻高血压、冠心病、高血脂症及肾功能不全等并发症。适当增加钾、镁、铬、锌、钙等元素的补充。其中铬、锌、钙的补充尤为重要,因为三价铬是葡萄糖耐量因子的组成部分,锌是胰岛素的组成部分,钙可防止骨质疏松。

(3)膳食纤维:膳食纤维可降低餐后血脂、血糖水平,增加饱腹感,防止肥胖。糖尿病病人应保证膳食纤维的摄入。但食入过多可影响矿物质的吸收。最好保证每天的膳食纤维摄入量为 25~30g。

6.合理安排餐次数 根据病人的病情、饮食习惯和是否注射胰岛素等条件,规定每餐的分配量,最常见的能量分配方案是一日三餐,早餐 1/5,中餐 2/5,晚餐 2/5。口服降糖药或注射胰岛素易出现低血糖的病人,可在两餐间加餐(如在上午的 10 点,下午的 3 点左右),加餐量应从正餐的总量中扣除,做到加餐不加量。在总能量范围内,适当增加餐次有利于改善糖耐量并可预防低血糖的发生。

7.食物选择

(1)宜用食物:宜用血糖指数低的食物(见表 9-4)。

(2)限用食物:忌用或少用单糖食物、甜饮料、甜饼干及富含饱和脂肪酸与胆固醇的食物(如牛油、猪油、奶油及动物内脏、蟹黄、鱼子等);忌用油炸、腌制食物。

8.食谱编制方法 其食谱编制方法有食物成分表计算法、主食固定法和食物交换份法。

(1)食物成分表计算法:根据食物成分表和当地当时的食物结构与资源,进行配制。计算精确,但较烦琐,不易操作(详见第五章),糖尿病病人一般不选用。

(2)主食固定法:根据病情固定主食用量,副食除含糖高的食物外,其他不受限制。此法简单易行,但能量来源并非仅仅是主食,仅控制主食不能有效控制能量的摄入,因此必须要同时控制副食才能有效。

(3)食物交换份法:是将不同类别的食物按照份量划分,每份食物所含能量类似,可以在同类食物中相互代替。该法简便易行,目前已被国内外普遍使用。

根据《中国居民膳食指南》(2007),各类食物的每单位食物交换代量详见第五章表 5-4 至表 5-10。

但临床上为便于操作,将常用食物按其营养成分的特点,分为谷薯、蔬菜、肉蛋、豆奶、水果及油脂六大类,每份食物所含能量为 376kJ(90kcal),同类食物所含的碳水化合物、蛋白质、脂肪相近似(见表 9-3 至表 9-6)。

表 9-3　食品交换法的六类食物

类别	名称	食品
第一类	谷薯类	富含碳水化合物的谷类,包括谷类、点心、薯类及粉条等淀粉食品
第二类	蔬菜类	富含矿物质、维生素和膳食纤维的蔬菜
第三类	肉蛋类	富含蛋白质的瘦肉类、水产类、鱼类、蛋类及部分豆制品类
第四类	豆奶类	富含蛋白质、脂肪和碳水化合物等营养素的豆奶类
第五类	水果类	富含矿物质、维生素和果糖的水果类
第六类	油脂类	提供脂肪的油脂类

注:本表来源于王维利,陈辉主编《营养与膳食》(第 1 版),第 90 页,安徽科学技术出版社,2003

表 9-4　各类食物中的每份交换食物的营养素含量[能量 376KJ(90kcal)]

食物类别	交换份数(份)	碳水化合物(g)	蛋白质(g)	脂肪(g)
谷薯类	1	20	2	—
蔬菜类	1	17	5	—
肉蛋类	1	—	9	6
奶类	1	6	5	5
大豆类	1	4	9	4
水果类	1	21	1	—
油脂类	1	—	—	10

注:本表主要来源于孙秀发主编《临床营养学》(第 2 版),第 207 页,科学出版社,2009

表 9-5　等值食物交换表(份)

食物类别	重量(g)	食物名称
谷薯类	25	大米、小米、糯米、薏米、米粉、面粉、玉米面、燕麦片、苏打饼干、各种挂面、干粉条等
	35	烧饼、烙饼、馒头、窝头、咸面包、切面等
	100	土豆
	150	湿粉皮
	200	玉米(带棒心)
蔬菜类	500	大白菜、菠菜、油菜、韭菜、莴笋、芹菜、苋菜、冬瓜、苦瓜、黄瓜、豆芽、鲜蘑、茄子、丝瓜、水浸海带、西红柿
	400	白萝卜、青椒、茭白、冬笋
	350	南瓜、菜花、
	250	鲜豇豆、扁豆、洋葱、蒜苗
	200	胡萝卜
	150	山药、荸荠、藕
	100	茨菇、百合、芋头

续表

水果类	150	柿子、香蕉、鲜荔枝、梨、桃
	200	苹果、橘子、柚子、葡萄、李子、杏、猕猴桃
	300	草莓
	500	西瓜
豆奶类	20	腐竹、奶粉
	25	大豆、大豆粉、脱脂奶粉、奶酪
	50	豆腐丝、豆干丝、油豆腐
	130	无糖酸奶
	160	牛奶、羊奶
	200	豆腐
	400	豆浆(黄豆:水为1:8磨浆)
肉蛋类	20	熟火腿、香肠
	25	肥瘦猪肉
	35	熟叉烧肉(无糖)、午餐肉、酱牛肉、酱鸭、大肠肉
	50	瘦猪肉、瘦牛肉、瘦羊肉、排骨、鸭肉
	60	鸡蛋、鸭蛋、松花蛋(带壳)、鹌鹑蛋
	80	带鱼、草鱼、甲鱼、比目鱼、鳝鱼、大黄鱼、对虾、青虾、鲜贝
	100	兔肉、蟹肉、水浸鱿鱼
	350	水浸海参
油脂类	10	花生油、豆油、香油、菜籽油、玉米油
	15	花生米
	25	核桃、杏仁、葵花籽(带壳)
	40	西瓜子

注:本表摘于孙秀发主编《临床营养学》(第2版),第208页,科学出版社,2009

表9-6 不同能量膳食中各类食物交换份数

能量 kJ(kcal)	交换份数	谷薯类(份)	蔬菜类(份)	肉蛋类(份)	豆奶类(份)	油脂类(份)
5 021(1 200)	14	6	1	3	2	2
5 858(1 400)	16	8	1	3	2	2
6 694(1 600)	18	10	1	3	2	2
7 531(1 800)	20	12	1	3	2	2
8 368(2 000)	22	14	1	3	2	2
9 204(2 200)	24	16	1	3	2	2

注:本表来源于孙秀发主编《临床营养学》(第2版),第208页,科学出版社,2009

案例9-1中,糖尿病病人,男,驾驶员,身高166cm,体重78kg。其营养膳食控制的首要原则是控制病人总能量摄入,同时要注意保证各种营养素成分比例的适宜,合理分配餐次,忌用或少用单糖食物、甜饮料、甜饼干及富含饱和脂肪酸的食物,多吃粗粮、绿色蔬菜。膳食口味要清淡,即少油,不甜不咸。

食谱编制方法:

(1)计算能量的需要量:根据病人标准体重、体型及劳动强度进行计算。

标准体重=身高(cm)-105=166-105=61kg

体型判断:BMI=体重(kg)/身高^2(m^2)=78/1.66^2=28.3(属肥胖体型)

病人为中体力劳动者,查表5-1得:每日应供给能量应126kJ(30kcal)/kg,故:

全天总能量=标准体重×126kJ/kg=61×126kJ/kg=7 686kJ(1 830kcal)

(2)计算三大能量营养素需要量：

糖水化合物需要量＝7 686 kJ×60%÷16.7＝276(g)

脂肪需要量＝7 686 kJ×25%÷37.6＝51(g)

蛋白质需要量＝7 686 kJ×15%÷16.7＝69(g)

(3)确定食物的交换份数：病人全天能量的需要量为7 686kJ(1 830kcal)，查表9-6，相当于7 650kJ(1 800kcal)，共需要各类食物约20份，其中谷薯类12份，蔬菜1份，肉蛋类3份，豆奶类2份，油脂2份。

(4)确定餐次：可按早、中、晚餐各1/5、2/5、2/5的分配原则进行分配(见表9-7)。

表9-7　提供7 531kJ(1 800kcal)能量各餐食物交换份数

食品类别	早餐(份)	中餐(份)	晚餐(份)	合计(份)
谷薯类	2	5	5	12
蔬菜类	—	0.5	0.5	1
肉蛋类	—	1.5	1.5	3
豆奶类	2	—	—	2
油脂类	—	1	1	2
合计(份)	4	8	8	20

(5)确定食谱：参考等值食物交换份表，确定各餐食物品种和数量，然后将各种食物合理搭配并确定烹调方法，编制成一日食谱(见表9-8)。

表9-8　该糖尿病病人一日膳食举例

餐次	份数	食谱	食物名称	重量(g)	蛋白质(g)	碳水化合物(g)	脂肪(g)
早餐	4	豆奶	大豆粉	25(1份)	9	4	4
		面包	牛奶	160(1份)	5	6	5
			咸面包	70(2份)	4	40	—
中餐	8	米饭	大米	125(5份)	10	100	
		豆芽烧黄鱼	黄鱼	120(1.5份)	13.5		9
		鲜蘑炒大白菜	蔬菜	250(0.5份)	2.5	8.5	—
			豆芽 100g				
			白菜 100g				
			鲜菇 50g				
			豆油	10(1份)			10
晚餐	8	牛肉面	挂面	75(3份)	6	60	—
			瘦牛肉	25(0.5份)	4.5	—	3
		金黄饼	玉米面	25(1份)	2	20	
			小米面	25(1份)	2	20	
		韭菜炒鸡蛋	鸡蛋	60(1份)	9		6
			韭菜	250(0.5份)	2.5	8.5	—
			豆油	10(1份)			10
合计	20				70	267	47
占总能量(%)					16	60	24

> **链接**
>
> 糖尿病饮食的误区
>
> * 患了病尿病就意味着不能吃糖,但可以多吃些蜂蜜或其他食物;
> * 糖尿病饮食治疗就是饥饿疗法;
> * 糖尿病饮食治疗只要限制主食就行了;
> * 糖尿病病人绝对不能吃水果;
> * 糖尿病病人应该多吃豆腐;
> * 南瓜、苦瓜能治疗糖尿病;
> * 植物油中含有多量的不饱和脂肪酸,比动物油要好,因此不需要限制植物油的摄入;
> * 膳食纤维对于控制血糖有利,因此应该只吃粗粮不吃细粮;
> * 采用胰岛素治疗后就不需要控制饮食了。

二、肥胖症

(一)概述

肥胖症(obesity)是由于体内脂肪堆积过多和(或)分布异常,体重增加达到危害程度的一种慢性代谢性疾病。20世纪80年代以前,肥胖问题仅在欧美等经济发达国家较为突出。20世纪80年代以来,全球肥胖率上升了75%,肥胖人数已超过10亿人。世界卫生组织(WHO)指出:肥胖已成为世界性首要公共卫生问题,不单是西方国家的流行病,它正取代传染病和营养不良而成为全球性流行病。在我国,随着现代化的进程,食物供应的极大丰富及体力劳动逐渐减少,肥胖也日益增多,成为不可忽视的严重威胁人民健康的危险因素。

肥胖症分为单纯性和继发性两大类。临床上无明显内分泌及代谢性病因所致的肥胖症称为单纯性肥胖症。若继发于某些疾病,称为继发性肥胖症。

肥胖的判定,有人体测量法、物理测量法和化学测量法。目前,常用人体测量法判定。世界卫生组织(WHO)推荐:成人使用体质指数法。对处于生长发育阶段的儿童及青少年,采用身高标准体重法较好(判定标准参见第七章)。

1.病因　肥胖发生的根本原因是机体的能量摄入大于机体的能量消耗,从而使多余的能量以脂肪形式贮存,最终导致肥胖。大体上可分为内因和外因。其内因主要是指肥胖发生的遗传生物学基础。其外因主要是指影响肥胖发生的因素,如摄食过多、不良进食习惯、运动不足等。

(1)遗传因素:遗传因素主要表现在两方面:其一是遗传因素起决定作用,从而导致一种罕见的畸形肥胖(现已证明其为第15号染色体有缺陷);其二是遗传物质与环境因素相互作用所致。目前研究较多的是后一种情况,并已发现有近20种基因突变与肥胖有关。

(2)摄食过多:由于摄食过多,即摄入的能量过剩,体内多余的能量则以脂肪的形式储存于脂肪组织中,引起肥胖。

(3)不良的进食习惯:饮食行为在肥胖病因中的作用近年来已备受关注。肥胖样进食几乎见于绝大多数肥胖病人,即进食时所选择的食物块大、咀嚼少、整个进食速度较快等,在这种方式下不仅进食快而且进食量也超过了非肥胖者。影响肥胖进食的其他行为因素还有:吃甜食过多、以进食缓解心情压抑和情绪紧张、边看电视边进食等,这些进食行为的异常可加速肥胖的发生发展。另还有一个容易导致肥胖的不良进食习惯是晚上进食,有人称之为"夜食综合征"。在夜间,人的生理节律是副交感神经兴奋性增加,摄入的能量易吸收和贮存。

(4)进食频率:在一天进餐2～6次的人群中研究发现,进餐次数较少的人群发生肥胖的机会和程度高于进餐次数稍多的人群。因为在每次进餐时,由于食物的特殊动力作用,身体要消耗能量,进餐次数较多时,消耗的能量较多;进餐次数较少,消耗的能量也较少。

(5)运动不足:运动不足可导致能量消耗减少。

(6)其他:出生时超重或肥胖的幼儿成人后肥胖的概率增大,婴儿人工喂养、过早添加固体食物等喂养方式均是引起肥胖症的高危因素。近年来,还发现婴幼儿的产热功能低下与其成年以后的肥胖也有一定的关系。

总之,肥胖的病因非常复杂,以上因素在肥胖的发生发展过程中都有作用,但其中摄食过多、不良的进食习惯以及运动不足是肥胖的主要成因,从这三方面因素着手是防治肥胖的有效措施。

2.临床表现　肥胖症的临床表现包括肥胖本身的症状和并发症的症状,临床上常有以下表现:

(1)体型变化:脂肪堆积是肥胖的基本表现,脂肪组织的分布异常存在性别差异,通常男性型脂肪分布主要在腰部以上,以颈项部、躯干部为主,称苹果型。女性型脂肪分布主要在腰部以下,以下腹部、臀部、大腿部为主,称为梨型。

(2)心血管疾病:超重者高血压患病率比非超重者高3倍,明显肥胖者高血压发生率比正常体重者高10倍;肥胖病人血容量、心排出量均较非肥胖者增加而加重心脏负担,引起左心室肥厚、扩大;心肌脂肪沉积导致心肌劳损,易发生心力衰竭;由于静脉回流障碍,病人易发生下肢静脉曲张、栓塞性静脉炎和静脉血栓形成。

(3)内分泌与代谢紊乱:常有高胰岛素血症,脂肪、肌肉、肝细胞的胰岛素受体数目和亲和力降低对胰岛素不敏感,导致胰岛素抵抗,糖尿病发生率明显高于非肥胖者。血清总胆固醇、甘油三酯、低密度脂蛋白升高,高密度脂蛋白降低,成为动脉粥样硬化、冠心病的基础。

(4)消化系统疾病:胆石症、胆囊炎发病率高;慢性消化不良、脂肪肝、轻至中度肝功能异常较常见。

(5)呼吸系统疾病:由于胸壁肥厚,腹部脂肪堆积,使腹内压增高、横膈升高而降低肺活量,引起呼吸困难。严重者有缺氧、发绀、高碳酸血症,可发生肺动脉高压和心力衰竭。还可引起睡眠呼吸暂停综合征和睡眠窒息。

(6)其他:肥胖还是某些癌症的危险因素,如女性的子宫内膜癌、乳腺癌,男性的直肠癌和前列腺癌等;因肥胖者体重的负荷可引起腰椎前弯,腰痛,椎间盘损伤,坐骨神经痛,骨老化,变形性膝关节炎等。

3.营养与肥胖症

在各种膳食因素中,高脂肪、高碳水化合物膳食是肥胖的直接致病因素。越来越多的研究已经肯定了它们对肥胖的形成作用。

(1)脂肪:膳食脂肪与肥胖有密切关系。无论是发达国家还是发展中国家,随着其居民膳食中脂肪占能量的百分比增加,其居民的肥胖发生率也明显升高。这是由于膳食脂肪具有很高的能量密度,易导致机体的能量摄入超标,使脂肪合成加强。

(2)碳水化合物:高碳水化合物膳食可引起高胰岛素血症。胰岛素可促进脂肪的合成,胰岛素水平升高可导致体内脂肪积累。

(二)营养治疗

目的:保证机体蛋白质和其他营养素的需要量,控制摄入能量和增加消耗能量相结合,使体重逐步下降,达到或接近标准体重。

原则:以低能量、低脂肪、低胆固醇,高膳食纤维、高优质蛋白和高维生素、矿物质为主,严禁摄入高碳水化合物、高胆固醇、高脂肪食物。

1.限制总热能　膳食供能量必须低于机体实际耗能量,以造成能量的负平衡,辅以适当的体力活动,以增加其能量消耗。对于成年轻度肥胖者,可按每月稳步减轻体重 0.5~1.0kg 为宜,即每天减少 525kJ~1 046kJ(125~250kcal)能量来确定其一日三餐的膳食标准。而对成年中度以上的肥胖者,以每周减肥 0.5~1.0kg 为度。能量供应每天以不低于 4 200kJ(1 000kcal)为宜,这是可在较长时间内坚持的最低安全水平。重度肥胖和恶性肥胖者可在医生指导下给予更低能量。

2.限制脂肪　脂肪供应宜控制在总能量的 10%。尤其注意控制饱和脂肪酸的摄入,同时要限制胆固醇的摄入,每日应低于 300mg。

3.保证蛋白质　必须保证正常量优质蛋白质的供给,对采用低能膳食的中度以上肥胖者,食物蛋白质占总能量 20%~30% 为宜。

4.限制碳水化合物　碳水化合物应控制在占总能量的 40%~55%,并应以多糖为碳水化合物的主要来源,避免摄入单糖、双糖等简单结构的糖类摄入。增加膳食纤维的摄入量,每日供给量不低于 30g 为宜。

5.限制食盐和嘌呤　食盐可以引起口渴并刺激食欲和增加体重,多食不利于肥胖的治疗,应加以限制;嘌呤可增加食欲、加重肝肾代谢负荷,故富含嘌呤的动物内脏应加以控制。

6.补充维生素和矿物质　受摄入能量的限制,在膳食减肥时,常会出现维生素和矿物质摄入不足的问题。容易缺乏的维生素有维生素 B_1、维生素 B_2 和烟酸等。易缺乏的矿物质有钙、铁等。为了防止维生素和矿物质的缺乏,进行膳食治疗过程中,须注意合理的食物选择和搭配。必要时,在医生指导下,适当服用多种维生素和矿物质制剂。

7.食物选择

(1)宜用食物:低血糖指数的谷类食物、禽畜类瘦肉、鱼虾类、豆类及其制品、低脂牛奶及各类蔬菜、瓜果均可选择,但应限量。

(2)限用食物:严格限制零食、糖果和酒类,特别要限制低分子糖类食物(如蔗糖、麦芽糖、蜜饯等)及富含饱和脂肪酸的食物(如肥肉、猪油、牛油、动物内脏等)。

食物应大众化、多样化,而切勿迷信时髦减肥食物,并切忌偏食。只要含能量低、来源分配得当,而且营养平衡,任何普通膳食均可成为良好的减肥膳食。

三、痛风

(一)概述

痛风(gout)是长期嘌呤代谢障碍,血尿酸增高引起组织损伤的一组特异性疾病。痛风在我国过去较少见,但随着生活水平的提高,其发病率有逐年上升趋势,而发病年龄呈下降趋势。男性多见,约占95%。

1. 病因　痛风根据其病因分为原发性和继发性两大类,其中以原发性痛风占绝大多数。原发性痛风属遗传性疾病,且与肥胖、原发性高血压、血脂异常、糖尿病、胰岛素抵抗关系密切。继发性痛风可由肾病、血液病、药物及高嘌呤食物等多种原因引起。

2. 临床表现　除高尿酸血症外,可表现为反复发作的急性关节炎、痛风结石、痛风性肾病和尿酸性尿路结石,严重者可导致关节畸形及功能障碍等。

3. 营养与痛风　血尿酸增高是痛风发病的先决条件。人体尿酸主要来源于两个方面:

(1)人体细胞内代谢产生的核酸和其他嘌呤类化合物,经酶的作用而生成内源性尿酸。其代谢途径为:核蛋白→核酸→嘌呤→尿酸。

(2)食物中所含的嘌呤类化合物、核酸及核蛋白成分,经过消化与吸收后,经酶的作用生成外源性尿酸。

B族维生素和维生素C能促使组织内淤积的尿酸盐溶解,减少体内尿酸的形成和滞留。

(二)营养治疗

目的:控制外源性嘌呤摄入,减少尿酸来源,促进尿酸排出,阻止病情加重和发展,防止并发症。

原则:

1. 限制嘌呤　正常嘌呤摄取量为600~1 000mg/d。痛风病人应长期控制嘌呤摄入量。每日的嘌呤摄入量应控制在300mg以内,选择含嘌呤低的食物,禁用含嘌呤高的食物。常见食物嘌呤含量见表9-9。

2. 限制能量　痛风病人多伴有肥胖、高血压和糖尿病等,故应限制能量,降低体重。体重最好能低于理想体重的10%~15%;能量根据病情而供给,一般为6 276~7 531kJ(1 500~1 800kcal)/d。切忌减肥过快,应循序渐进,减肥过快,脂肪分解,易诱发痛风急性发作。

3. 适量蛋白质和脂肪　体重正常者蛋白质可按每天0.8~1.0g/kg供给,应以植物蛋白为主。动物蛋白牛奶、鸡蛋因不含核蛋白,在蛋白质供给量允许范围内可选用。尽可能不用肉类、禽类、鱼类等。因脂肪可减少尿酸正常排泄,应适当限制,每天控制在50g左右。

4. 足量维生素和矿物质　宜供给充足的B族维生素和维生素C,促使组织内的尿酸分解。痛风病人易患高血压,在膳食中应适当限制钠盐,一般每天2~5g。

5. 多供碱性食物　在碱性环境中能提高尿酸盐溶解度,有利于尿酸排出,所以应多食用碱性食物。急性发作期每天可食蔬菜1~1.5kg,或水果适量。可采用黄瓜日、西瓜日,苹果日等,每周2次,间隔3天。

6. 多饮水,忌饮酒　痛风病人应坚持多饮水,每日摄入水分2 000~3 000ml,以保证尿量,促进尿酸排出。因饮酒后体内的乳酸增加,与尿酸呈竞争性排泄,可使尿酸排泄减少,血尿酸增高,诱发痛风急性发作。因此,痛风病人应忌酒。

表 9-9　常见食物嘌呤含量(mg%)

食物名称	嘌呤	食物名称	嘌呤	食物名称	嘌呤
面粉	2.3	小米	6.1	大米	18.1
大豆	27.0	核桃	8.4	栗子	16.4
花生	33.4	洋葱	1.4	南瓜	2.8
黄瓜	3.3	番茄	4.2	青葱	4.7
白菜	5.0	菠菜	23.0	土豆	5.6
胡萝卜	8.0	芹菜	10.3	青菜叶	14.5
菜花	20.0	杏子	0.1	葡萄	0.5
梨	0.9	苹果	0.9	橙	1.9
果酱	1.9	牛奶	1.4	鸡蛋1枚	0.4
牛肉	40.0	羊肉	27.0	母鸡	25～31
鹅	33.0	猪肉	48.0	小牛肉	48.0
肺	70.0	肾	80.0	肝	95.0
桂花鱼	24.0	金枪鱼	45.0	沙丁鱼	195.0
蜂蜜	3.2	胰腺	825.0	凤尾鱼	363.0
牛肝	233.0	肉汁	160.0～400.0	脑	195.0

注:本表来源于刘晓芳主编《营养与膳食》(第1版),第115页,人民军医出版社,2007

7.食物选择

(1)宜用食物:含嘌呤低的食物(见表 9-7);蔬菜、水果;奶制品;鸡蛋及其制品。症状缓解期,根据病情可适量选用肉类、禽类、干豆类、鱼类等。

(2)限用食物:禁用含嘌呤高的食物如动物内脏、沙丁鱼、凤尾鱼、浓肉汤、大豆等;禁强烈的香料及调味品如酒和辛辣调味品。

四、骨质疏松症

(一)概述

骨质疏松症(osteoporosis,OP)是一种以骨量降低和骨组织微细结构破坏为特征,导致骨骼脆性增加和易发生骨折的代谢性疾病。骨量降低是指骨无机盐和骨基质等比例减少;骨组织微细结构破坏是因骨吸收和骨形成失衡所致的骨微观结构退化,主要表现为骨皮质变薄、骨小梁变细、变薄甚至断裂。骨质疏松症各年龄期限均可发病,但常见于老年人,尤其是绝经期后的女性。

骨质疏松症可分为三大类:第一类为原发性,是随着年龄的增长必然发生的一种生理性退行性病变。该型又为两种亚型,即Ⅰ型和Ⅱ型。Ⅰ型为绝经后骨质疏松症,见于绝经不久的妇女;Ⅱ型为老年性骨质疏松症,多在65岁后发病。第二类为继发性,是指由其他疾病

(如肾衰竭、性功能减退症、甲亢、1型糖尿病等)或药物(如类固醇)等因素所诱发的骨质疏松症。第三类为特发性:多见于8~14岁的青少年或成人,多半有家族史,女性多于男性。妇女妊娠及哺乳期所发生骨质疏松症也可列入为特发性。

1. 病因　病因尚未完全明了,目前认为与以下因素有关:

(1) 内分泌因素:如绝经后妇女,雌激素分泌减少,使破骨细胞功能增强,加速骨的丢失,这是绝经后骨质疏松症的主要病因。

(2) 营养素摄入不足:老年人由于牙齿脱落及消化功能减退,进食量减少,致使钙、磷、蛋白质、维生素、微量元素等营养素摄入不足。

(3) 物理因素:活动过少或过度运动以及光照少等均易发生骨质疏松症。

(4) 骨峰值低:理想的骨峰值(即人一生中最高的骨密度值)能使绝经期和老年期有致密的骨质,可延缓骨质疏松的发生。

(5) 遗传因素:特发性骨质疏松病人,常有家族遗传史。

(6) 药物因素:长期服用类固醇、抗癌药物等。

2. 临床表现　主要表现为腰背部、肩、颈或腕、踝部的疼痛。由于骨骼变形可导致身高变矮、驼背,易发生骨折。其诊断主要是测定骨密度。

3. 营养与骨质疏松症

(1) 钙:钙是骨质中非常重要的一种元素,钙的营养状况对骨峰值的高低有显著影响。摄入足量的钙有助于儿童、青少年达到最大正钙平衡,获得理想的骨峰值,使绝经期和老年期有较致密的骨质,以延缓骨质疏松的发生。绝经后妇女摄入钙剂对增加骨量,预防骨质丢失或骨折均有作用。

(2) 维生素D:具有活性的1,25-二羟维生素D_3[$1,25-(OH)_2-D_3$]能促进钙的吸收和骨骼钙化。老年人因户外活动减少及肾功能减退,血1,25-二羟维生素D_3降低,易发生骨质疏松。

(3) 磷:磷与钙同为骨质的重要组成成分,并参与调节许多酶的异构和肾脏合成1,25-二羟维生素D_3的速度。体内钙、磷代谢十分复杂,两者相互制约,并保持一定的数量关系。高磷低钙膳食可降低钙的吸收,妨碍儿童、青少年骨质的正常生长与发育。因此,膳食中的磷摄入量应适量,钙磷比值以(1~1.5):1之间为宜。

(4) 蛋白质:长期缺乏蛋白质可使骨基质蛋白合成不足,影响新骨形成,容易出现骨质疏松症。但摄入过多的蛋白质可引起尿钙排出增加(成人每代谢1g蛋白质,尿钙丢失1mg),对骨骼也有不利影响。

(5) 草酸、植酸:谷物中的植酸,某些蔬菜(如菠菜)中的草酸在肠道可与钙结合成不溶解的钙盐,阻碍钙吸收而影响骨质形成。

(6) 脂肪:膳食中脂肪含量过高,特别是饱和脂肪酸过多时,与钙结合成不溶性钙皂,抑制钙的吸收,也可影响骨质形成。

(7) 膳食纤维:膳食纤维中的葡萄糖醛酸也能与钙结合,若摄入过多,则钙的吸收减少,可增加骨质疏松及骨折的危险性。

(8) 其他营养素:锌可通过生长激素或胰岛素生长因子的诱导作用调节骨的代谢过程,缺锌时成骨细胞活性降低,骨骼发育受抑制,影响骨细胞的生长、成熟及骨的钙化;氟在骨中沉积有助骨的矿化;维生素 C 能促进胶原纤维合成,严重缺乏时也可发生骨质疏松;维生素 A 能协调骨细胞和破骨细胞的功能状态;维生素 K 有抑制破骨细胞活性的作用。

(二)营养治疗

目的:在合理能量和蛋白质供给的基础上,通过补充钙、磷、维生素 D 等营养素,有效地减缓骨质疏松的发展。

原则:

1. 补钙　首先是注意多吃富含钙食物(首选奶与奶制品,其他含钙丰富的食物有虾皮、芝麻酱、海带等),食物中钙摄入不足或吸收不良者可在医师的指导下服用一些钙剂。实践证明:中年人每天饮一杯牛奶并适当补充钙剂,使钙的摄入量达到 1 000mg/d,可明显推迟骨质疏松的发生,延缓骨质疏松的发展。

2. 补充维生素　在补钙的同时注意多晒太阳,每日补充维生素 D 10μg,以利钙的吸收。维生素 A 可促进骨骼发育、维生素 C 可促进骨基质中胶原纤维合成,故应足量供给。

3. 适量蛋白　蛋白质是构成骨基质的主要原料,且适量蛋白质可增加钙质的吸收与储存,有利于骨骼生长。但过量的蛋白质也可促进钙排泄,故蛋白质的摄入要适量。其中奶中的乳清蛋白、蛋类的清蛋白、骨中的骨清蛋白等含有胶原蛋白和弹性蛋白,可适当增加。

4. 食物选择

(1)宜用食物:富含钙的食物如奶类及其制品、虾皮、鱼、海带、紫菜、芝麻酱、动物骨、核桃等;含维生素 D 丰富的食物如沙丁鱼、鲑鱼、青鱼、鸡蛋等,可加用鱼肝油。

(2)限用食物:忌含磷酸盐添加剂、动物内脏肝(肝含磷量高于钙的 25～50 倍)等。戒烟、戒酒。若食用含草酸高的菠菜、空心菜、冬笋、茭白等,应先灼后烹调。

第二节　营养与循环系统疾病

一、高血压

(一)概述

高血压(hypertension)是指动脉收缩压和(或)舒张压持续升高。当收缩压≥140mmHg(18.6kPa)和(或)舒张压≥90mmHg(12kPa),即可确认为高血压。高血压是一种最常见的循环系统疾病,是脑血管疾病和冠心病的重要病因,所以防治高血压是防止心脑血管疾病的关键。

由于现代社会中人类寿命延长、体力活动减少、不良饮食习惯和肥胖等因素,高血压已成为发达国家的一种常见病。我国高血压的患病率没有发达国家高,但却呈上升趋势。2002 年卫生部组织的全国居民营养与健康状况调查资料显示,我国成人高血压患病率为 18.8%,估计全国患病人数 1.6 亿,与 1991 年比较,患病率上升 31%。

1. 病因　尚未完全明了,现认为是在一定的遗传易感性的基础上由多种后天因素(如年龄、肥胖、长期精神紧张、过度劳累、食盐摄入过多、长期吸烟和过量饮酒等)共同作用所致。

2.临床表现　往往因人、因病期而异,早期多无症状或症状不明显。偶于体格检查或由于其他原因测血压时发现。常见症状有:头晕、头痛、烦躁、心悸、失眠等。

3.营养与高血压

(1)钠:钠盐摄入与高血压显著相关,摄入量高地区,高血压发病率也高,限制钠盐摄入可改善高血压。

(2)能量:肥胖者高血压发病率比正常体重者显著增高,临床多数高血压患合并有超重或肥胖症。而限制能量摄取,使体重减轻后,血压就会有一定程度降低。

(3)蛋白质:不同来源蛋白质对血压的影响不同,富含精氨酸、酪氨酸、色氨酸、蛋氨酸和谷氨酸的蛋白质可降低血压。

(4)脂类:膳食中增加多不饱和脂肪酸的摄入和减少饱和脂肪酸的摄入都有利于降低血压。在这一方面n-3多不饱和脂肪的作用近来受到较多的关注,而n-6多不饱和脂肪酸是否具有降压作用仍有较多争议。膳食胆固醇与血压有显著正相关。

(5)其他营养素:钾能直接扩张血管及增加尿钠排出而降低血压;钙可促进尿钠的排泄,降低对钠敏感者的血压;膳食中的镁与血压负相关,可能是降低外周血管弹性和收缩力的效应;维生素C和B族维生素,可改善血管结构和功能;茶叶中茶碱和黄嘌呤等,有利尿降压作用;膳食纤维能减少脂肪吸收,减轻体重等而减少高血压的危险因素。

(二)营养治疗

目的:适当控制能量和食盐量,降低脂肪和胆固醇的摄入量,控制体重,利尿排钠,调节血管张力,保护心、脑、肾血管功能。

原则:

1.限制总能量　控制体重在标准体重范围内,超重者,总能量可根据病人的理想体重,每日给予84～105kJ(20～25kcal)/kg,或每日能量摄入比平时减少2 092～4 184kJ(500～1 000kcal)。

2.限制钠盐,适当补钾　每天摄入食盐以2～5g为宜。大部分食物都含有钾,但蔬菜和水果是钾的最好来源。

3.限制脂肪和胆固醇　脂肪供给应控制在40～50g/d内,胆固醇应低于300mg/d。

4.适量蛋白质　每日按1g/kg补给,其中植物蛋白可占50%,动物蛋白宜选用脱脂牛奶、酸奶、鱼虾、鸡肉、牛肉、鸡蛋白、瘦猪肉等。

5.补充钙和镁　富含钙的食物有牛奶、虾、鱼类、蛋类。富含镁的食物有香菇、菠菜、豆制品类、桂圆等。

6.饮茶、戒烟酒　卷烟中尼古丁可促进心跳加快、血管收缩、血压升高,并能促使钙盐、胆固醇等在血管壁上沉积,加速动脉硬化。饮酒可增加高血压、脑卒中的危险。茶叶含有多种防治高血压的有效成分,以绿茶为好。所以应饮茶、戒烟酒。

7.食物的选择

(1)宜用食物:选择有保护血管及降压、降脂作用的食物,如芹菜、胡萝卜、香蕉、山楂、洋葱、西红柿、海参、大蒜、海带、香菇、黑木耳等。

(2)限用食物:忌一切过咸的食物和腌制品以及辛辣等刺激食物。烟、酒、浓茶、咖啡也应禁忌。

二、冠状动脉粥样硬化性心脏病

(一)概述

冠状动脉粥样硬化性心脏病(coronary atherosclerotic heart disease)简称冠状动脉性心脏病或冠心病(coronary heart disease,CHD),指由于冠状动脉粥样硬化使管腔狭窄或阻塞导致心肌缺血、缺氧而引起的心脏病。主要病理基础是冠状动脉粥样硬化。动脉粥样硬化有三种基本的病理过程:动脉管壁脂肪条纹形成,纤维斑块形成;血管狭窄变性,血流缓慢;纤维斑块积聚大量脂质,斑块坏死、钙化,不稳定斑块崩解,血栓游走栓塞。

冠心病是严重危害人类健康的常见病。1999年我国农村和城市男性35~74岁人群中冠心病死亡率分别为64/10万和106/10万,同期美国同年龄冠心病死亡率为230/10万。目前,人类生命的三大杀手中,心脑疾病排在首位,而冠心病又在心脑血管疾病中排首位,故应重视冠心病的防治工作。

1. 病因　普遍认为高脂血症、高血压、糖尿病、吸烟、肥胖、缺少体力活动是致病的危险因素。其中高血脂是导致动脉粥样硬化的第一因素,硬化斑块主要由胆固醇沉积所致。

2. 临床表现　由于冠状动脉病变的部位、范围和程度不同,冠心病有不同的临床特点。常见临床表现包括原发性心跳骤停、心绞痛、心肌梗塞、冠心病心力衰竭、心律失常等。

3. 营养与冠心病　营养膳食因素在动脉粥样硬化的发病中起着极为重要的作用。

(1)脂类:膳食脂肪质与量对血脂有影响,脂肪总摄入量与动脉粥样硬化发病率和死亡率正相关。增加多不饱和脂肪酸(P),减少饱和脂肪酸(S)的供给,可降低血清胆固醇水平。胆固醇摄入量与动脉粥样硬化发病呈正相关。磷脂是一种强乳化剂,可使血液中胆固醇颗粒变小,易于透过血管壁为组织利用,有效地降低血胆固醇浓度,有利于防治动脉粥样硬化。近年来研究,反式脂肪酸可使血中胆固醇含量增加,加重动脉粥样硬化或冠心病的危险。

(2)能量、碳水化合物:过多能量摄入在体内转化成脂肪组织,形成肥胖,是冠心病发生的危险因素。膳食中碳水化合物的种类和数量对血脂水平有较大的影响。如蔗糖、果糖摄入过多容易引起血清甘油三酯含量升高。膳食纤维能降低胆固醇和胆酸的吸收,并增加其从粪便中排出,具有降低血脂作用。

(3)蛋白质:蛋白质与动脉粥样硬化的关系并不完全清楚。在动物实验中发现,高动物蛋白膳食可促进动脉粥样硬化形成。大豆卵磷脂对胆固醇有转运作用,用大豆蛋白质代替高血脂症病人膳食中的动物蛋白质能够降低血清胆固醇水平。

(4)维生素:维生素C具有降低血胆固醇的作用,防止动脉粥样硬化,增加血管弹性。维生素E是抗氧化剂,能防止脂质过氧化,改善冠状动脉供血,降低心肌耗氧量。维生素B_1缺乏可使心肌代谢发生障碍。烟酸是强解脂药物,有抗动脉粥样硬化功效。维生素B_6能促进亚油酸转变成花生四烯酸,后者可使胆固醇氧化为胆酸。

(5)矿物质:镁对心肌的结构、功能和代谢有重要作用,并能改善脂质代谢。补充铬可提高高密度脂蛋白浓度,降低血清胆固醇含量,防止粥样硬化斑块形成。锌过高或铜过低可增加血清胆固醇的含量,锌铜比值高时,血清胆固醇也增高。铅、镉对心血管疾病的发病有促进作用。

(6)其他:葱、蒜挥发油有预防冠心病作用。茶叶中茶多酚具有抗氧化和降低胆固醇在动脉壁聚集的作用。大量饮酒可引起甘油三酯增高。

(二)营养治疗

目的:通过减少膳食中总能量,以控制体重,减少脂肪总量及饱和脂肪酸和胆固醇的摄入量,增加多不饱和脂肪酸,限制单糖和双糖的摄入量,保证膳食纤维、维生素和矿物质的摄入,改善冠状循环,保护血管壁,预防冠状动脉粥样硬化的发生和发展。

原则:

1. 减少能量的摄入量 以维持理想体重为宜,防止肥胖。切忌暴饮暴食,最好少量多餐,每日4~5餐。

2. 控制脂肪的摄入量 全天供给量以占总能量20%为宜,不应超过25%。多选用植物油,作为预防膳食,P/S比值应大于1。作为治疗膳食,P/S比值应大于2。

3. 限制胆固醇的摄入 食物胆固醇供给每天应限制在300mg以下。治疗膳食不超过200mg。禁用高胆固醇食物。

4. 调整蛋白质的组成 蛋白质占总能量的15%。蛋白质的供给要注意动物性蛋白质和植物性蛋白质的合理搭配。特别是大豆蛋白具有一定的降低胆固醇作用。因此可用大豆蛋白替代部分动物蛋白。

5. 适当限制碳水化合物 应在总能量的65%以下,并以复合糖为主,单糖和双糖应适当限制。

6. 控制钠盐的摄入 全天食盐不超过6g。冠心病病人往往合并高血压,尤其合并心功能不全,有钠水潴留时,更应控制钠盐的摄入。

7. 保证充足的膳食纤维 多摄入含膳食纤维高的食物,如燕麦、玉米、蔬菜等。

8. 供给充足的维生素和矿物质 维生素E和很多水溶性维生素以及矿物质具有改善心血管功能的作用,应多食富含维生素和矿物质的新鲜蔬菜和水果。

9. 食物的选择

(1)宜用食物:谷物、粗粮制品、豆类及其制品、蔬菜、水果、去脂奶类及其制品、鸡蛋清、鱼、鸡、小牛肉、瘦猪肉。适当饮茶可以降低血脂。

(2)限用食物:禁含动物脂肪高的食物,如肥猪肉、肥羊肉、肥鹅、肥鸭等;禁含胆固醇高的食物,如猪皮、猪爪、肝、肾、肺、脑、鱼子、蟹黄、全脂奶油、腊肠;禁含高能量及高碳水化合物食物,如冰淇淋、巧克力、蔗糖、油酥甜点心等;禁刺激性食物,如辣椒、芥末、胡椒、咖喱、烈性酒、浓咖啡、浓茶等。

> **链接**
>
> **冠心病的四大凶手和四个朋友**
>
> * 四大杀手:高血脂——无声的凶手,高血压——悄悄的凶手,吸烟——微笑的凶手,糖尿病——甜蜜的杀手。
>
> * 四个朋友:合理膳食,适量运动,戒烟戒酒,心理平衡。

三、心力衰竭

(一)概述

心力衰竭(heart failure)是各种心脏结构或功能性疾病导致心室充盈及(或)射血能力受损而引起的一组临床综合征。本病主要是老年性疾病,在超过65岁人群中,其发生率接近10%。

心力衰竭的临床类型按其发展速度可分为急性心力衰竭和慢性心力衰竭,以慢性居多;按其发生的部位可分为左心、右心和全心衰竭。

1.病因　基本病因是原发性心肌损害和心脏负荷过重,常见于冠心病、心肌炎、心瓣膜病、肺心病、风湿性心脏病等;诱因包括感染、心律失常、血容量增加、过度劳累或情绪激动等。

2.临床表现

(1)慢性心力衰竭:早期可无症状。左心衰竭主要表现为肺循环淤血症状:呼吸困难、咳嗽、咳痰、咯血等,同时由于心排出量减少,病人可表现有乏力、头昏等症状;右心衰竭主要表现为体循环淤血症状:食欲不振、恶心、呕吐、水肿、腹胀、少尿等。

(2)急性心力衰竭:最常见为左心衰竭,特征性表现为突发严重呼吸困难、咳嗽、咳痰、咳大量粉红色泡沫痰、乏力、尿少、血压降低等。

3.营养与心力衰竭

慢性心力衰竭病人由于长期循环淤血,胃肠道淤血,腹水,使用洋地黄类药物致胃肠道反应,以及大量使用利尿剂后电解质紊乱,造成肠麻痹等影响食物的消化和吸收,可引起营养不良。

心脏在营养供给不足的情况下,会出现萎缩和纤维化、软弱无力等现象并加重心力衰竭,形成恶性循环,严重者可导致心源性恶液质的出现。

(二)营养治疗

目的:减轻心脏负担,预防或减轻水肿,供给心肌所需的营养素,促使病人早日康复。

1.限制钠盐　以预防和减轻水肿。应根据病情选用低盐、无盐、低钠膳食。

2.限制水分　伴有水肿时,每日宜限制液体量为1 000ml,如果钠摄入量已减少,排出量已增加,则不必严格限制水分,每日可供给1 500ml～2 000ml,以解除口渴感并使病人舒适为宜。

3.适当控制蛋白质和能量　一般来说,对蛋白质的摄入量不必严格限制。普通病人每日摄入量1g/kg,当病人心力衰竭比较严重时,每日蛋白质量宜小于1g/kg(因蛋白质食物特别动力作用较高,可增强心脏额外能量需求)。已知肥胖对循环或呼吸都是不利的,特别是它可引起纵隔的抬高,增加心脏负担。此外,肥胖可加重心脏本身的负担,因此对于肥胖病人,宜采用低能量膳食。

4.适量碳水化合物　因其易于消化,在胃中停留时间短、排空快,可减少心脏受胃膨胀的压迫。每日宜给予300～350g。开始以流质为主,少量多餐,宜选食淀粉及多糖类食物,避免进食过多蔗糖等,预防胀气、肥胖及甘油三酯升高。

5. 补充维生素　膳食应注意富含多种维生素,可多食新鲜绿叶蔬菜、水果(如山楂、草莓、香蕉、梨、橘子等)。要特别注意 B 族维生素和维生素 C 的补充,以保护心肌。

6. 补充矿物质　对长期使用利尿剂治疗的病人应鼓励其多摄食含钾量较高的食物和水果,必要时应补钾治疗。同时要注意保持钙、镁的平衡。因为钙与心肌收缩性有关,低钙可使心肌收缩性减弱,而高钙可使收缩性增强,并可引起期外收缩和室性异位节律;镁能维持心脏正常的心肌活动。

7. 食物的选择

(1) 宜用食物:宜给低钠、低能量、清淡、容易消化且富有营养食物,并以流质、半流质和软饭为主,同时注意少吃多餐。副食可选用豆制品、瘦肉、虾、鱼、青菜等;主食可选豆浆、大米粥、面包、馄饨、馒头等。

(2) 限用食物:①含钠高的食物,如苏打、发酵粉、食碱制成的馒头、饼干、面包等点心;肉松、咸菜、香肠、火腿、咸鱼、腐乳、雪菜等腌制品;各种含钠的饮料及调味品(番茄酱、味精、汽水、啤酒等);其他如挂面、猪肾、海味、乳酪、奶油、松花蛋等均不宜吃;还有糖果、葡萄干、巧克力、果仁含钠量也高。②刺激性强、产气性强、含嘌呤多的食物,如浓茶、烈酒、葱、蒜、辣椒、芥末等,鱼、肉的浓汁等也要限制,以免刺激心脏。

第三节　营养与消化系统疾病

一、急性胃炎

(一) 概述

急性胃炎(acute gastritis)是指由多种病因引起的急性胃黏膜炎症。其主要病理改变为胃黏膜充血、水肿、糜烂和出血,病变可局限于胃窦、胃体或弥漫分布全胃。

1. 病因　常见病因有:

(1) 化学因素:饮酒、饮浓茶、服用非甾体抗炎药物如阿司匹林等。此外,某些抗肿瘤药、铁剂或氯化钾口服液等也可引起胃黏膜上皮损伤致急性胃炎。

(2) 物理因素:如过冷、过热、过粗糙的食物。

(3) 应激:严重创伤、大手术、大面积烧伤等。

(4) 食物中的细菌或毒素作用:如葡萄球菌性食物中毒等。

2. 临床表现　起病急,症状轻重不一,一般有上腹部不适,腹痛、食欲不振、恶心、呕吐等。若伴有肠炎可出现腹泻。严重者可有发热、脱水、酸中毒,甚至引起休克。急性糜烂出血性胃炎常以上消化道出血为主要表现,多有呕血及黑便,呈间歇性发作,可自止。

3. 营养与急性胃炎

(1) 矿物质和水:急性胃炎病人因为腹痛、恶心、呕吐、腹泻等,摄入水和食物减少,而机体排出增加,可导致水与电解质紊乱。临床上可见低钾血症、低钠血症、低氯血症,甚至脱水,严重者可出现休克。

(2) 维生素：由于病人进食少，尤其是蔬菜和水果的摄入不足，加之消化吸收能力低下，易发生水溶性维生素缺乏。

(3) 能量代谢：因病人进食可引起或加重胃部不适，每日进食量少，病情重者甚至禁食，故能量代谢呈负平衡状态。

(二) 营养治疗

目的：主要在于避免食用对胃黏膜有刺激性的食物，通过合理的膳食调整，减轻胃肠负担，保护胃黏膜，供给较多量的营养素，增强其机体抵抗力。

原则：

1. 流质膳食　禁食一切对胃黏膜有刺激的食物或药物，急性期给予流质膳食。大量呕吐及腹痛剧烈者应暂禁食。

2. 大量饮水　因呕吐、腹泻，失水量较多，宜饮糖盐水，补充水和钠，并加速毒素排出体外。如病人有脱水、酸中毒应静脉补充葡萄糖盐水和碱性溶液，纠正其代谢紊乱。

3. 少量多餐　每日进餐 6~7 次，每餐用量不可过多(200~250ml)，以减轻胃肠负担。

4. 食物选择

(1) 宜用食物：急性期以清流质为主，可选用新鲜果汁、米汤、蛋汤、藕粉等，也可采用低脂肪肠内营养制剂；缓解期宜给予少渣半流质，可选用大米粥、蛋花粥、蒸蛋羹等；恢复期应采用少渣软饭，主食可选用软米饭、花卷、馒头等，副食宜选用烩鱼丸或肉丸、炒嫩的瓜菜、纤维细的蔬菜等。

(2) 限用食物：忌食过硬、过辣、过热、过分粗糙和刺激性强的食物，如油炸食物、腌腊食物、辣椒、大蒜等，同时禁用各种酒类及含乙醇的饮料。急性期禁用牛奶、蔗糖、豆类及其制品，以免发生胀气。

二、慢性胃炎

(一) 概述

慢性胃炎(chronic gastritis)是由多种病因引起的胃黏膜的慢性炎症性疾病，是胃部最常见疾病之一，随年龄增加发病率而增高。男性多于女性。慢性胃炎一般无黏膜糜烂，其病理特点为淋巴细胞和浆细胞浸润为主，从浅表逐渐向深扩展至腺体区，继而腺体有破坏和减少(萎缩)过程。分为浅表性、萎缩性和特殊性胃炎三大类。

1. 病因　可由幽门螺杆菌感染、物理刺激、化学药物刺激、自身免疫、蛋白质和 B 族维生素长期供给不足等因素所引起，也可由急性胃炎迁延而来。

2. 临床表现　起病缓慢，多有进食后上腹部不适或疼痛，往往是无规律的阵发性或持续性疼痛。可伴有食欲不振或厌食、恶心、呕吐、腹胀及嗳气。可出现消瘦、疲乏无力、腹泻、舌炎、贫血等。

3. 营养与慢性胃炎

(1) 矿物质：由于慢性胃炎病人有消化不良表现，加之因病情关系长期食物摄入不足，容易导致电解质代谢紊乱。

(2)维生素:病人因食物摄入量不足,对维生素的需要量无法保证,易出现多种维生素缺乏。而B族维生素缺乏又可加重胃黏膜的变性。慢性萎缩性病人,因缺乏胃酸,维生素 B_{12} 吸收不良,可导致恶性贫血。

(3)能量和蛋白质:因进食可引起或加重胃部不适,病人对三大产能营养素摄入不足,能量和蛋白质为负平衡。

(二)营养治疗

目的:通过膳食结构、质地和餐次的调节,限制对胃黏膜有强烈刺激的膳食,并利用膳食减少胃酸分泌,促进胃黏膜修复。

原则:

1.充足的能量和蛋白质 供给标准可同正常人或略高,适当提高优质蛋白所占比例,以满足机体的营养需要。

2.适宜碳水化合物和脂肪 碳水化合物的供给量可同正常人,但应选用少胀气、少膳食纤维的精制米面,减轻对胃黏膜的不良刺激;脂肪的供给量可略低于正常人,应适当减少饱和脂肪的摄取。

3.补充维生素和矿物质 增加含膳食纤维少的矿物质和水果,以满足机体对维生素和矿物质的需求,必要时可补充维生素和矿物质制剂。尤其是萎缩性胃炎要注意补充维生素C和B族维生素(特别是维生素 B_{12} 和叶酸的补充)。

4.少量多餐,细嚼慢咽。

5.注意食物的酸碱平衡 对于浅表性胃炎胃酸分泌过多者,禁食成酸性食物,可给予牛奶、豆浆、加碱馒头、苏打饼干等;对于萎缩性胃炎胃酸分泌不足者,可给予浓肉汤、鸡汤、鱼汤、酸味水果和糖醋食品,以刺激胃酸分泌,促进消化。

6.去除病因 戒烟酒,少饮浓茶,禁用刺激性食物和调味品,食物不宜过硬、过凉、过热、过酸、过甜和过咸,以免造成对胃黏膜的损害。

7.注意烹调方法的选择 食物物要加工成细、碎、软、烂。宜采用蒸、煮、氽、炖、烩等烹调方法,有利于食物的消化和吸收。

8.食物选择

(1)宜用食物:急性发作期同急性胃炎营养治疗,主要以清流质为主,可给予新鲜果汁、米汤、鸡蛋汤等;间歇期主食可先用大米粥、细面条、薄面片、馒头、包子、面包、馄饨、饺子等;副食可选用鱼肉、虾肉、畜禽类瘦肉、含膳食纤维少而质地软的蔬菜(如嫩黄瓜、嫩茄子、冬瓜等)。

(2)限用食物:忌生冷、粗糙、辛辣刺激性食物及刺激性的调味品;忌高脂肪食物和油煎、炸食物;忌非发酵食物和难消化食物,如烙饼、糯米饭、年糕等;禁用各种酒类;急性发作期应禁用牛奶、豆浆,并尽量减少蔗糖的摄入,以免加重胃胀痛。

三、消化性溃疡

(一)概述

消化性溃疡(peptic ulcer)是指发生于胃和十二指肠的慢性溃疡,既胃溃疡和十二指肠溃疡。本病是全球性多发病、常见病,全世界约有10％的人口一生中患过此病。

1. 病因　　较为复杂,研究表明,与幽门螺杆菌感染、胃酸分泌过多、胃黏膜保护作用减弱等因素有关。概括起来,是由胃、十二指肠局部黏膜损害因素和黏膜保护因素之间失去平衡所致。

2. 临床表现　　以慢性病程、周期性发作、节律性上腹痛为特点,一般春秋季节容易发作,其中发作常与不良精神刺激、情绪波动、饮食失调等情况有关。常见并发症有:①出血,可表现为呕血与黑便;②穿孔,主要表现为急性腹膜的症状与体征,如腹部剧痛、有腹膜刺激征、发热等;③幽门梗阻,主要表现为餐后上腹部饱胀,频繁呕吐宿食,严重时可引起水、电解质紊乱,并有营养不良症状;④癌变,少数胃溃疡可发生。

3. 营养与消化性溃疡

(1) 蛋白质:溃疡创面的修复需要蛋白质,因此需摄入足量蛋白质以满足机体营养需要。但同时应注意蛋白质虽是弱碱性食物,过量摄入反而会促进胃酸分泌,加重病情。牛奶一直作为传统治疗消化性溃疡的食物,但现认为牛奶中的钙质吸收有刺激胃酸分泌的作用,故不宜多饮。

(2) 碳水化合物:碳水化合物对胃酸的分泌无明显影响,但蔗糖、甜点,因其可刺激胃酸分泌,且易产气。

(3) 脂肪:脂肪可强烈刺激胆囊收缩而抑制胃肠蠕动,延长胃排空,使食物刺激胃酸分泌的作用加大,增加胃酸对黏膜的损害。同时,胆囊收缩素的分泌增加,易造成胆汁反流,加重对胃黏膜的腐蚀作用,不利于胃黏膜的修复。

(4) 烟酒:烟酒可刺激胃酸分泌。有文献报道,果酒和啤酒比高度酒精刺激性更强。另外,烟草中的尼古丁可使幽门括约肌能力减弱,易导致胆汁反流,破坏胃黏膜屏障。

(5) 咖啡:发作期,咖啡可加重胃酸分泌和病人消化不良症状。

(6) 食盐:过咸食物可增加胃酸分泌。

(二) 营养治疗

目的:消除病因,减少胃酸分泌,中和胃酸,控制或缓解症状,改善营养,促进溃疡愈合,预防并发症。

原则:

1. 少量多餐,定时定量　　每天5~7餐,每餐量不宜过饱,约为正常量的2/3。少量多餐可中和胃酸,减少胃酸对溃疡面的刺激,又可供给营养,有利于溃疡愈合,对急性消化性溃疡更为适宜。对十二指肠溃疡病病人,睡前进食温热食物可减少饥饿性疼痛,有利安睡。但少量多餐可反而会增加胃酸分泌,因此,病人一旦症状得到控制,溃疡面已恢复,应尽快恢复到一日三餐。

2. 合理摄入营养素　　蛋白质对胃酸起缓冲作用,可中和胃酸,并有利于溃疡面的修复,但其又有促进胃酸分泌作用,故供给应适量,每日按1g/d供给。脂肪占总能量25％~30％,每日60~70g,包括植物油。碳水化合物每日可供给300~350g(占总量55％~60％)。选富含B族维生素、维生素A和维生素C的食物。少盐膳食,每日不超过6g,疼痛发作期不超过5g。

3.适宜的烹调方法　溃疡病病人所进食的食物必须切碎制烂。选用蒸、煮、烧、烩、焖等的烹调方法。不宜采用爆炒、滑溜、干炸、生拌、烟熏、腌腊等烹调方法。

4.食物选择

(1)宜用食物：质软而易于消化且刺激性弱的食物，如鸡蛋、豆浆、精米白面、藕粉、鱼、瘦肉等。

(2)限用食物：忌用膳食纤维多的食物如粗粮、芹菜、藕、竹笋等，以免增加机械性刺激加重黏膜损伤；忌易产酸的食物如地瓜、土豆、乳腐、过甜点心等；忌产气多的食物如生葱、生蒜、生萝卜、洋葱、蒜苗等；忌刺激胃液分泌增多的食物如咖啡、浓茶、可可、巧克力、浓肉汤、糖醋的食物等；忌强烈的调味品如芥末、胡椒、辣椒等；忌生冷食物如大量冷饮、凉拌菜等；忌坚硬的食物如油炸猪排、花生米、腊肉等。

总之消化性溃疡病人的食物不宜过咸、过甜、过酸、过鲜、过冷、过热及过硬。

四、肝炎

(一)概述

肝炎(hepatitis)是由各种原因引起的，以肝实质细胞变性坏死为主要病变的肝功能损害。

1.病因　由嗜肝肝炎病毒感染、酒精滥用、药物使用不当、环境毒物以及遗传、自身免疫等因素引起的。其中以嗜肝肝炎病毒引起的病毒性肝炎最常见，为传染性疾病，有甲、乙、丙、丁、戊五型。

2.临床表现　主要为食欲减退、恶心、乏力、肝区不适、肝大、肝功能异常等，部分病例可出现黄疸。

3.营养与肝炎

营养不良或脂肪、能量摄入过剩(肥胖)，机体抵抗力下降，易患肝炎，且患病后病情迁延难愈；过量酒精会损害肝脏功能，引起酒精性肝炎；水质和食物受到重金属(镉、铜、汞等)、化合物(苯、酚等)、农药(有机磷等)污染后可引起中毒性肝炎。

肝炎可导致以下营养素的代谢紊乱：

(1)碳水化合物：肝糖原合成减少，且病人进食少而处于饿状态，易出现低血糖；肝功能下降，乳酸转变为糖原功能减弱，易引起乳酸在体内蓄积，重者可出现酸中毒。

(2)蛋白质：肝细胞蛋白质合成能力下降，血浆白蛋白合成减少，易导致水肿；多种凝血因子合成减少，可发生皮肤和黏膜出血；肝内鸟氨酸循环障碍，尿素合成能力下降，血氨水平可增高。

(3)脂肪：肝脏受损，进入肝内的脂肪转变为血浆中的磷脂、胆固醇、胆固醇酯与脂蛋白的合成过程发生障碍，而导致脂肪淤积于肝内形成脂肪肝。

(4)维生素和矿物质：肝脏内储存脂溶性维生素、B族维生素、维生素C以及铁、铜等。肝细胞受损后，上述维生素和矿物质代谢均受影响。

(二)营养治疗

目的：营养治疗是肝炎治疗的重要措施。其目的是避免加重肝脏负担和损伤，保护肝脏,促进肝细胞的再生和功能恢复。

原则:

1.急性期　病人常厌食、纳差、脂肪吸收障碍,应给予清淡易消化吸收的低脂肪、高碳水化合物、高维生素的食物,并且少量多餐。病人因进食少,呕吐而经口进食不能满足能量和营养的需要时,可通过周围静脉,给予营养支持。

2.慢性期　应供给合适能量、高蛋白、适量碳水化合物、适量脂肪、高维生素膳食。

(1)合适能量:能量摄入不足会增加机体组织蛋白质的消耗,不利于肝细胞的修复和再生,但摄入能量过多会增加肝脏的负担,并会导致肥胖,诱发脂肪肝。因此肝炎病人应保持能量平衡,维持理想体重。一般成人每天能量供给以8 368kJ(2 000kcal)为宜,可根据病人具体情况作相应调整,肥胖者应适当限制能量,控制饮食。

(2)足量优质蛋白:蛋白质既是肝细胞修复和再生的主要原料,又能维持血浆蛋白水平,防止水肿、腹水的发生。供给量应相对较高,占总能量的15%,并以质优、产氨少的蛋白质为主。但蛋白质摄入过多,超出肝脏的解毒能力,可使血氨升高,成为肝昏迷的潜在诱因。蛋白质食物中奶类产氨最少,其次是蛋类。肉类产氨较多。植物性蛋白质含有膳食纤维,可加速体内含氮废物的排出,从而降低血氨。故肝炎病人应选择奶类、蛋类、豆类等蛋白质,而少选用猪肉、羊肉、牛肉等。

(3)适量碳水化合物:除供给能量外,还能促进肝糖原合成及节约蛋白作用。但摄入过多,易转化为脂肪积存,引起肥胖、高血脂、脂肪肝等并发症,对机体不利。每日供给量以占总能量的60%～70%为宜。

(4)适宜的脂肪:脂肪也是肝脏修复的所必需的营养素。但肝炎病人胆汁合成和分泌减少,故对脂肪的摄入不宜过多。为保证脂溶性维生素的吸收,必需脂肪酸的摄入和提高食物的色香味,脂肪供给量以占总能量的20%～25%为宜。烹调时应选用易消化的植物油,因为病变的肝脏仍能对植物油进行正常代谢。

(5)高维生素:维生素对肝脏的解毒、再生和提高免疫力等方面具有重要作用。如一些抗氧化剂维生素E、A、C等有保护肝脏的作用,用维生素K、C、E与药物协同作用可快速降低转氨酶等。而肝炎病人对维生素的吸收代谢均受到影响,膳食中应提供丰富的维生素,以满足机体需要。应多吃新鲜蔬菜和水果。

(6)培养良好的饮食习惯,少食多餐,严禁暴饮暴食。

(7)适宜的烹调方法:宜选择清淡、少油、易消化吸收的烹调方法,如拌、氽、蒸、炖等,不宜选用炸、烤、腌制。

(8)食物选择:

1)宜用食物:谷类、脱脂奶类、蛋类、水产品、瘦肉、大豆及其制品、绿叶蔬菜、水果,适量植物油。

2)限用食物:忌肥肉、动物油、及辛、辣、刺激性食物。如有腹胀,少用牛奶、豆浆、蔗糖及其他产气食物。绝对禁烟酒。

链接

脂肪肝能不能治愈？

现代"富贵病"之一的脂肪肝，越来越受人们的关注。什么是脂肪肝？

脂肪肝是指脂肪在肝脏过度沉积的临床病理综合征。随着人们生活水平的提高和生活方式的改变，脂肪肝的发病率在我国明显上升，已成为危害人类健康的仅次于病毒性肝炎的第二大肝病。

肝脏是机体脂质代谢的中心器官，但正常人脂肪含量较少，约占肝重的5%，主要是甘油三酯，其他还包含磷脂、非酯化脂肪酸、胆固醇及胆固醇酯。当肝内脂质代谢发生紊乱，脂肪便会在肝内积聚，肝细胞出现脂肪变性，引起脂肪肝。

能引起脂肪肝的病因较多，与营养的关系相当密切。①营养失调：如长期饥饿、低蛋白膳食，体内能量供应不足，蛋白质低下，会导致脂肪动员增加，脂蛋白生成不足，因而大量游离脂肪酸进入肝脏，超过脂蛋白转运能力而沉积于肝内，造成营养不良性脂肪肝；摄入过多脂肪和碳水化合物，可引起高脂血症及肝内脂质代谢紊乱，引起营养过剩性脂肪肝。②肥胖：肥胖者血液中含有大量游离脂肪酸，并进入肝脏，可引起肥胖性脂肪肝。③乙醇：乙醇对肝脏有直接损害作用。大量饮酒，可使进入肝脏的脂肪增加，肝内脂肪分解代谢降低，运出减少，因而造成肝脏脂肪堆积，引起酒精性脂肪肝。

脂肪肝病人多无自觉症状，部分病人有食欲下降，腹部不适、乏力等。肝脏常有轻度肿大。

脂肪肝是一种病理现象，如能早期发现并及时治疗，脂肪肝的情况就可能控制得很好，肝脏甚至可以恢复到正常状态，也就是说，脂肪肝是可逆的，是可以治愈的。但治疗一定要及时得当，否则可演变为脂肪性肝炎及脂肪性肝硬化。

脂肪肝如何治疗？

脂肪肝治疗的关键是减轻体重，重点在控制饮食，同时要加强体育锻炼、经常进行户外活动。

饮食治疗要求：

1.控制总能量　轻度活动时，正常体重者，每日供给能量126kJ(30kcal)/kg，超重者每日83.68～104.6kJ(20～25kcal)/kg，使体重逐渐下降。

2.低脂肪、低胆固醇　少吃或不吃动物脂肪以及胆固醇含量高的食物。烹调用油宜选植物油。

3.限制碳水化合物　应不吃或少吃甜食，如糖果、甜点心等。

5.高蛋白　摄入充足蛋白质有保护肝脏、促进肝细胞修复和再生作用，并可提供胆碱和蛋氨酸、胱氨酸、苏氨酸、赖氨酸、色氨酸等抗脂肪肝因子，有利于脂蛋白的合成和清除肝内蓄积的脂肪。蛋白质供给量应为90～120g/d。多选用豆制品、瘦肉、鱼虾、脱脂奶或酸奶等。

6.充足的维生素、矿物质和膳食纤维　膳食不宜过分精细，主食应粗细搭配，多吃杂粮。多食新鲜水果和蔬菜。

五、肝硬化

(一)概述

肝硬化(hepatic cirrhosis)是多种原因引起的慢性、弥漫性肝病。病理变化有广泛肝细胞变性、坏死、结节性再生、结缔组织增生及纤维化,致使肝脏血液循环障碍和肝细胞的功能丧失,肝脏逐渐变硬变形发展为肝硬化。临床上以肝功能损害和门静脉高压为主要表现,晚期常有严重并发症,如消化道出血和肝性脑病。

本病是常见病,世界范围内的年发病率为100/10万,出现并发症时死亡率高。

1.病因 引起肝硬化有多种病因,如病毒性肝炎、酒精中毒、胆汁淤积、循环障碍、血吸虫病、化学毒物或药物作用、营养障碍、遗传和代谢性疾病等。在我国的以病毒性肝炎引起的肝硬化为主,国外以酒精中毒多见。

2.临床表现

早期为肝功能代偿期,症状轻,常以疲乏无力、食欲减退为主要表现,可伴有恶心、轻微腹泻等。肝脏轻度肿大,质变硬,可有轻度压痛,脾脏轻度肿大。随着病变发展,肝脏代偿功能减退,症状加重,可出现肝功能减退和门静脉高压、脾功能亢进、食管胃底静脉曲张等表现。晚期病人往往有腹水、上消化道出血等症状。

3.营养与肝硬化

(1)乙醇:乙醇是一种纯能量物质,长期大量饮酒,乙醇及其中间代谢产物乙醛的毒性作用,是引起肝硬化的病因。

(2)营养不良:动物实验证明,食物中长期缺乏蛋白质、B族维生素、维生素E和抗脂肪因子(主要是胆碱)等可引起肝细胞脂肪变性和坏死,最后可导致肝硬化。也有人认为长期营养不良,可降低肝脏对某些毒物和病原体的抵抗力,肝脏在毒性物质作用下细胞坏死,最终发展为肝硬化。

(3)肝硬化时的营养代谢障碍:肝硬化时可起蛋白质、碳水化合物、脂类与胆汁酸及电解质的代谢障碍。①蛋白质代谢障碍:蛋白质合成障碍、凝血障碍、氨基酸代谢紊乱,血浆中芳香族氨基酸的浓度明显增高;②碳水化合物代谢障碍:糖耐量降低;③脂类代谢障碍:内源性胆固醇合成减少;④胆汁酸合成与排泄障碍:影响脂溶性维生素的吸收与代谢;⑤电解质的代谢障碍:表现低钠血症、低钾血症及代谢性碱中毒。

(二)营养治疗

目的:改善消化功能,控制病情发展,增强机体抵抗力,保护肝功能,促进肝细胞修复、再生以及肝功能恢复。

原则:

采用"三高一适量"膳食,即高能量、高蛋白、高维生素、适量脂肪的少渣膳食。

1.高能量和碳水化合物 供给量每日10 460～11 715kJ(2 500～2 800kcal),并根据病人的具体情况如病情、年龄、体力活动强度适当调整。碳水化合物供给量每天为300～500g,保证肝脏有充分的糖原储备,有利于肝脏解毒和保肝,并具有节约蛋白质的作用。如食欲差,不能摄入足够主食,可适当补充一些甜食,必要时选用一些肠内营养剂或静脉补充碳水化合物。

2. 高蛋白　高蛋白饮食有利保护肝细胞,并能促进已损坏的肝细胞修复与再生。尤其是有腹水或水肿形成的病人,更应注意给予高蛋白膳食,每日可供给 1.5～2.0g/kg。但当肝功能衰竭或有肝性昏迷征象时,为减轻肝脏负担和减少血中氨的形成,应严格限制蛋白质摄入量(降至 25～35g/d),选用少量的优质且产氨少的食物。

3. 高维生素　食物中应富含多种维生素,以保护肝功能。

4. 适量脂肪　全天脂肪的供给以 40～50g/d 为宜。尽量选用植物油,少用动物油。

5. 矿物质　肝硬化病人体内锌和镁的缺乏已受到注意。瘦猪肉、牛肉、羊肉、鱼类等含锌量较高,而绿叶蔬菜、奶制品和谷类中镁的含量较高。凡有水肿或腹水的病人,严格控制钠和水的摄入,每日食盐量不超过 2g。肝硬化病人常有贫血,应注意铁的补充。

6. 少量多餐、少渣膳食　每天进餐 4～5 次,以细软易消化、少渣、少刺激性及少产气的软食或半流质膳食为主。

如有食管及胃底静脉曲张,膳食更应细软、易消化、少刺激、少产气,避免一切生、硬和粗糙的食物,以防造成曲张的静脉破裂出血。宜采用蒸、煮、氽、烩、炖等烹调方法,避免食用生的蔬菜和水果。

7. 食物选择

(1) 宜用食物:谷类除玉米、高粱等粗糙食物外均可食,蛋类除油煎炸外均可食,瘦猪肉、牛肉、奶类、鱼虾类、禽类、豆制品、水果、果汁等均可食用。

(2) 限用食物:禁用各种酒类及含酒的饮料;禁用油煎炸的及多油食物;禁用辛辣刺激性的食物和调味品;禁用豆类、薯类、萝卜、洋葱、等产气多的食物;禁用硬果类如花生、核桃等;少用或禁用韭菜、芹菜、豆芽、笋等含粗纤维多的食物。

六、胆囊炎和胆石症

(一) 概述

胆囊炎(cholecystitis)是指发生在胆囊的细菌性和(或)化学性炎症。分为急性胆囊炎和慢性胆囊炎两种。胆石症(cholelithiasis)是指胆道系统的任何部位(包括胆囊及胆管在内)发生结石的疾病。胆结石有三种:一是以胆固醇为主的胆固醇结石,二是以含胆红素为主的胆色素结石,三是混合性结石。20 世纪 70 年代以前,我国的胆结石以胆管胆色素结石占多数,20 世纪 80 年代以后,随着营养及卫生条件的改善,胆囊胆固醇结石明显增加。

胆囊炎、胆石症是胆道系统的常见病、多发病,两者常同时存在,互为因果。

1. 病因

(1) 胆囊炎:急性胆囊炎主要为胆道梗阻(结石梗阻、蛔虫、胆囊管肿瘤压迫等)、胰液反流(进入胆囊,对胆囊壁产生化学刺激和腐蚀作用)、细菌感染及其他(如创伤、烧伤、恐惧、焦虑等因素影响胆囊排空)。其中 70% 以上是由于结石梗阻胆囊管所致。慢性胆囊炎大多继发于急性胆囊炎,是急性胆囊炎急性发作的结果。

(2) 胆结石:成因十分复杂,是多因素综合作用的结果,主要与饮食、机体代谢改变、胆汁淤滞、胆管寄生虫、细菌感染等因素有关。

2.临床表现　多表现为恶心、呕吐、食欲下降、厌食油腻等。当胆囊管或胆管受阻导致胆道平滑肌痉挛时,便出现胆绞痛,表现为右上腹部阵发性疼痛,并向右肩背部放射;若继发胆道感染引起急性胆管炎时,可呈现Charoot三联症,即依次出现腹痛、寒战高热和黄疸。

3.营养与胆囊炎、胆石症

(1)碳水化合物:碳水化合对胆囊的刺激作用较脂肪和蛋白质弱。但高碳水化合物(尤其是单糖类摄取过多),可增强葡萄糖转化为胆固醇及脂肪酸的过程,引起超重和肥胖,易形成胆结石。有资料表明,肥胖者胆石症的发生率比体重正常者高出6倍。日本近30年来改变膳食结构,减少能量和碳水化合物的摄入,肝内胆管结石发生率明显降低。

(2)蛋白质:研究发现低蛋白膳食易形成胆红素结石,高蛋白膳食易导致胆固醇结石。因此,蛋白质的摄入应适量。

(3)脂肪:高脂肪膳食能刺激胆囊收缩,使疼痛加剧,并易形成胆固醇结石。

(4)维生素:维生素C缺乏可使胆固醇转化为胆汁酸的速度减慢;维生素A具有防止胆结石形成的作用,并有助于病变胆道的修复;维生素K可缓解胆管痉挛和胆石病引起的疼痛;其他B族维生素、维生素E也与胆道疾患密切相关。

(5)膳食纤维:膳食纤维可与胆酸结合,使胆汁中胆固醇溶解度增加,减少胆石的形成。

(6)饮食不卫生:饮食不卫生易引起肠道蛔虫病,而蛔虫钻入胆道后可引起胆道感染和梗阻,促进胆石的形成。

(二)营养治疗

目的:调节膳食抑制结石的形成,避免刺激胆囊收缩而缓解疼痛。

原则:

1.急性期

(1)禁食,静脉补充营养:使胆囊得到充分休息,以缓解疼痛。

(2)缓解疼痛:给予清淡流质或低脂、低胆固醇、高碳水化合物流质。

2.慢性期

慢性期应限制膳食中脂肪和胆固醇摄入,供给适量的能量和蛋白质。

(1)适量能量:一般每日为8 370kJ(2 000kcal)左右,但对肥胖的病人,则宜适当控制总能量及碳水化合物,以减轻体重。

(2)低脂肪、低胆固醇:全日脂肪总量应限制在40g以内为宜,主要是严格限制动物脂肪,植物油可适量供给,有利于胆汁排泄。全日脂肪应平均分配到各餐中,切忌集中于一餐,以免引起胆囊收缩导致腹痛。每天中胆固醇应低于300mg,禁食含胆固醇高的食物。有重度高胆固醇血症时每天应控制在200mg以内。

(3)适量蛋白质:每日供给1~1.2g/kg为宜。摄入过多的蛋白质将增加胆汁分泌,影响病变组织的恢复;但摄入过少会影响病人的营养状态,同样影响病变组织的康复。应选用低脂肪的优质蛋白质,如豆制品、鱼虾类、瘦肉、蛋清等。

(4)适量碳水化合物:每天300~350g/d,以谷类为主,适量限制蔗糖和葡萄糖的摄入。

(5)高维生素:膳食中宜多进食富含维生素A、B族维生素、维生素C及脂溶性维生素的食物。

(6)高膳食纤维:多选食富含膳食纤维多的蔬菜和水果。

(7)多饮水:每日至少2 000ml,有利胆汁的稀释,预防胆汁的淤滞,减少胆石形成。

3.食物选择

(1)宜用食物:具有调脂作用的食物如谷类(尤其是粗粮)、豆类及其制品、新鲜水果和圆葱、大蒜、香菇、木耳、海生植物等;低脂肪、高蛋白的食物如鱼虾、蛋清、畜禽的瘦肉等。

(2)限用食物:禁用高脂肪食物如肥肉、动物油、油煎及油炸食物,并限制烹调用油量;禁用高胆固醇食物如动物脑、动物内脏、蛋黄、鱼子、蟹黄等;不宜进过酸食物如山楂、杨梅等,以免诱发胆绞痛;少用刺激性食物和调味品如辣椒、胡椒、咖喱、浓茶、烈性酒和咖啡等。

七、胰腺炎

(一)概述

胰腺炎(pancreatitis)是胰腺组织因胰酶的自身消化作用而引起的炎症性病变。临床分为急性和慢性两大类。急性胰腺炎是胰腺的急性炎症过程,轻者以胰腺水肿为主(预后良好),重者胰腺可发生出血、坏死,伴腹膜炎、休克等并发症。慢性胰腺炎是指胰腺实质内腺泡和小管的反复或持续性损害,胰腺广泛纤维化,局灶性坏死。

1.病因 病因很多,常见的病因为胆道疾病、大量饮酒、暴饮暴食。其他急性传染病、某些药物、外伤、手术、某些内分泌疾病、代谢性疾病等也与胰腺炎发病有关。

2.临床表现 急性胰腺炎的主要表现为饱餐、酗酒后突发性、持续性中上腹部刀割样剧痛,并向左肩背部放射。若病情继续恶化,胰腺出血坏死,病人有明显的腹膜刺激征,甚至出现腹水、高热和休克等危重表现。慢性胰腺炎多由于导致急性胰腺炎的病因长期存在所致,临床表现轻重不一,可有食欲减退、腹痛、腹胀、恶心、呕吐、黄疸等。可有胰腺内、外分泌不足的表现。

3.营养与胰腺炎

胰腺是人体重要的消化器官之一,所分泌的胰液是重要的消化液,参与蛋白质、脂肪、碳水化合物的消化。

(1)脂肪:胰岛素具有抗脂肪分解的作用,急性胰腺炎病人,由于胰腺组织的破坏,胰岛素分泌不足,导致体内脂肪动员和分解增强,血清游离脂肪酸和酮体水平升高。而游离脂肪酸对胰腺有直接损害作用。慢性胰腺炎最显著的变化是对脂肪的消化和吸收障碍,表现为脂肪泻,可造成脂溶性维生素缺乏。

(2)蛋白质:急性胰腺炎,机体处于应激状态,骨骼肌分解增多,尿氮排出增多,呈负氮平衡。慢性胰腺炎,由于长期胰蛋白酶缺乏,蛋白质吸收不良,导致病人出现消瘦、浮肿等营养不良症状。

(3)碳水化合物:急性胰腺炎,由于应激反应,糖异生增强,病人多表现血糖增高。慢性胰腺炎后期,由于胰岛细胞严重受损,病人常因胰岛素缺乏而并发糖尿病或糖耐量异常。

(4)能量:由于摄入减少,分解增加,能量代谢呈负平衡状态,病人体重下降,抵抗力下降。

(二)营养治疗

1.急性胰腺炎

目的:通过合理营养支持,减轻胰腺的负担,利于胰腺组织修复,恢复胰腺功能,防治营养不良。

原则:

(1)急性期:发作初期严格禁食、禁水,行胃肠减压,给予肠外营养支持,以减少胰腺分泌,减轻胰腺负担,禁食时间不少于3d。

(2)恢复期:病情缓解,胃肠道消化功能开始恢复时,可由肠外营养逐渐向肠内营养过渡。

可正常进食后,每日应供给能量 8 368~9 204kJ(2 000~2 200kcal),蛋白质 40~50g,脂肪 30g,碳水化合物 350~450g。注意维生素和矿物质的补充,尤其是维生素 C,每天应保证 300mg 的摄入量,有利于机体的恢复。坚持少量多餐,切忌暴饮、暴食,每天 5~7 餐。

(3)食物选择:

1)宜用食物:病情好转开始进食,宜选用清流质,如米汤、稀藕粉、果汁、菜汁等;恢复正常进食后,可给予富含优质蛋白的鱼虾类、嫩畜禽瘦肉类、蛋清、豆腐、豆浆、脱脂牛奶等。

2)限用食物:忌用动物脂肪、植物油、油炸食物、奶油等高脂肪食物;忌生、冷、坚硬或过于粗糙的食物以及辛辣刺激性的食物和调味品;禁酒及含酒的饮料。

2.慢性胰腺炎

目的:通过调整膳食结构,减轻病人的痛苦,避免病情加重或复发,改善其营养状态,提高生命质量。

原则:

(1)低脂肪:慢性胰腺炎最显著的变化是对脂肪的消化和吸收障碍,表现为脂肪泻,应限制脂肪的摄入量,每日供给 30~40g,病情好转后可增至每日 40~50g。必要时可选用含中链脂肪多的食物,如奶油、椰子油等,因为此类脂肪无需脂肪酶消化即可吸收。胆固醇摄入量每天应低于 300mg。

(2)适量蛋白质:每天供给 50~70g,注意选用含脂肪低的优质蛋白,如鸡蛋清、鸡肉、虾、鱼、豆腐、瘦肉等。

(3)充足的碳水化合物:每天在 300g 以上,以满足机体对能量的需要。糖尿病症状明显者,应按糖尿病治疗原则控制总能量和碳水化合物。

(4)供给丰富的维生素和矿物质:病人由于脂肪泻、治疗用药等影响,维生素和矿物质有不同程度的缺乏,尤其是脂溶性维生素和维生素 B_{12}、维生素 C、叶酸及钙、铁等需要及时补充,以保证营养需求。

(5)少食多餐,避免暴饮暴食。

(6)食物选择:基本同急性胰腺炎。

第四节 营养与呼吸系统疾病

一、慢性阻塞性肺疾病

（一）概述

慢性阻塞性肺疾病（chronic obstructive pulmonary disease，COPD）是一种以气道气流受限为特征的肺部疾病，气流受限不完全可逆，呈进行性发展。其病理改变主要为慢性支气管炎和肺气肿的病理改变。

COPD 是呼吸道疾病中常见病和多发病，患病率和和死亡率均居高不下。在世界上，COPD 的死亡率居所有死因的第四位。1992 年，对我国北部和中部地区 102 230 名农村成人进行调查，CODP 患病率为 3%，近年来对我国 7 个地区 20 245 名成年人进行调查，CODP 的患病率占 40 岁以上人群的 8.2%。

1. 病因　确切的病因尚不清楚，可能与下列因素有关：

（1）长期大量吸烟：为重要发病因素，无论是主动吸烟还是被动吸烟，COPD 患率均明显增加，且病情发展迅速。

（2）反复呼吸道感染：主要是病毒感染和细菌感染。

（3）大气污染：包括二氧化硫、二氧化氮、氯及臭氧等的慢性刺激。

（4）职业粉尘和化学物质：如烟雾、工业废气等。

（5）遗传因素：α_1-抗胰蛋白酶缺乏。

2. 临床表现　主要表现为慢性咳嗽、咳痰、气短或呼吸困难、喘息和胸闷。晚期病人有体重下降，食欲减退等全身症状。可合并慢性呼吸衰竭、自发性气胸、慢性肺源性心脏病。

3. 营养与慢性阻塞性肺疾病

COPD 病人常伴有营养不良，可出现进行性体重下降，肌肉组织减少引起呼吸肌萎缩，最终导致呼吸衰竭。多数学者认为其营养不良的发生与能量消耗和摄入不足等因素有关。具体表现如下：

（1）机体能量消耗增加：病人肺顺应性下降，气道阻力增加，使呼吸功和耗氧量增加，造成静息代谢率（RMR）相应增加，每日呼吸耗能为 1 799~3 012kJ（430~720kcal），是正常人的 10 倍。另外，COPD 病人常用的解痉平喘药和类固醇皮质激素等药物具有一定增加机体耗能作用。

（2）机体分解代谢增加：病人常因建立人工气道所致的创伤、焦虑、恐惧等刺激以及反复感染、缺氧等因素，使机体处于严重应激反应和高代谢状态，能量消耗、尿氮排出显著增加。

（3）营养素摄入减少：病人常伴有心肺功能不全或进食活动受限，进餐时增加呼吸负荷，血氧饱和度下降，造成病人气促厌食，营养素摄入量减少。

（4）营养物质消化、吸收不足：病人由于长期缺氧、高碳酸血症和心功能不全，胃肠道瘀血，以及长期使用抗生素与茶碱类等药物刺激胃黏膜，引起药物性胃炎，影响食物的消化和吸收。

(二)营养治疗

目的:维持理想体重,增加呼吸肌力,维持有效呼吸道通气功能,增加机体免疫力,预防和减少急性并发症。

原则:

1. 高蛋白、高脂肪、低碳水化合物膳食 适当增加蛋白质摄入可缓解负氮平衡状态,但过量摄入将加重低氧血症和高碳酸血症,会增加每分钟通气量及氧的消耗,故每日1～1.5g/kg标准体重即可。脂肪有较低的呼吸商,能减少二氧化碳的产生,对COPD病人有利,应适当提高脂肪的摄入量。对于严重通气功能障碍的病人,特别是高碳酸血症或准备脱呼吸机的病人,应限制碳水化合物的摄入量(过高碳水化合物可引起二氧化碳的累积)。三者在总热能的供应中的比例分别是:碳水合物占50%～55%,脂肪占30%～35%,蛋白质占15%～20%。

2. 能量需要 目前尚未建立国际公认的COPD病人总量摄入模式。一般按照以下公式计算:

每日能量=基础能量消耗(BEE)×活动系数×体温系数×应激系数×校正系数

活动系数:卧床1.2,下床轻度活动1.25,正常活动1.3。

体温系数:38℃取1.1,39℃取1.2,40℃取1.3,41℃取1.4。

应激系数:体温正常1.0,发热1.3。

校正系数:男性1.16,女性1.19。

3. 注意维生素和矿物质的补充 COPD病人常存在各种维生素和矿物质的缺乏,在营养治疗中要注意补充,尤其是维生素C、维生素E、磷、钙、钾、镁、锌、铜等的补充。这些物质参与机体抗氧化防御系统,缺乏时可造成氧自由基对机体的损伤或影响各种物质的能量代谢,进一步加重呼吸肌无力。

4. 营养支持途径 缓解期和轻症病人胃肠内营养,或经口食用治疗膳食,进食前可以适当休息,少量多餐,以软食为主。忌用辛辣、油腻、海腥、产气类食物。缺氧明显的病人可在餐前或餐后给予氧疗。危重、重度营养不良和机械通气者采用短期胃肠外营养。

二、急性呼吸窘迫综合征

(一)概述

急性呼吸窘迫综合征(acute respiratory distress syndrome,ARDS)是指原心肺功能正常,由于肺内外严重疾病而引起肺毛细血管炎症性损伤和(或)通透性增加,继发急性高通透性肺水肿和进行性缺氧性呼吸衰竭,是急性肺损伤的严重阶段。其病理生理改变以肺容积减少、肺顺应性降低和严重通气/血流比例失调为主。后期常并发多器官功能衰竭。

1. 病因 尚不清楚,可分为肺内因素(直接因素)和肺外因素(间接因素)。肺内因素是指肺的直接损伤,如严重肺部感染、吸入性肺炎、肺挫伤、吸入有毒气体、溺水、氧中毒等;肺外因素包括严重休克、脓毒症、严重的非胸部创伤、重症胰腺炎、大面积烧伤、体外循环、弥散性血管内凝血等。

2. 临床表现 ARDS多在原发病起病后5天内发生,约半数发生于24h内。除原发病的临床表现外,主要表现为严重低氧血症和急性进行性呼吸窘迫,伴有烦躁、焦虑、出汗等,不能用通常的吸氧疗法改善。严重病例有多器官功能衰竭表现。

3.营养与急性呼吸窘迫综合征

病人在疾病的各个时期均处于高代谢状态。其代谢改变的程度主要受到基础病变、肺损伤程度等因素的影响。其代谢特点:胰岛素相对不足,升糖激素活跃,组织利用葡萄糖能力下降,因而血糖升高;脂肪利用率低;蛋白质分解加速。其中蛋白质分解增加是ARDS病人高代谢状态的显著特征之一,病人尿素氮丢失增多和肌肉萎缩。

高代谢状态常常造成ARDS病人营养不良。营养不良对呼吸功能可产生不良影响,增加ARDS病人的病死率,因此营养支持对ARDS尤为重要。

(二)营养治疗

目的:纠正营养不良,改善肺功能,减少并发症,提高生存率。

原则:

1.能量的需要　计算公式同慢性阻塞性肺疾病。

每日能量=基础能量消耗(BEE)×活动系数×体温系数×应激系数×校正系数

2.能量分配　目前对ARDS病人营养支持时营养成分比例分配尚无统一意见。一般推荐碳水合物占总能量的45%,脂肪占35%,蛋白质占20%。对于ARDS病人,蛋白质的摄入不宜过多,摄入过多会因食物特殊动力作用而增加耗氧量,促进呼吸衰竭。

3.注意维持水、电解质平衡　防治低钾、低钙和低磷所致呼吸肌力减退。

4.注意补充维生素和微量元素:如抗氧化剂维生素C、硒等具有抑制ARDS肺部炎症反应的作用,可适当补充。

5.营养支持途径　最好采用胃肠外营养。输注速度不宜过快,否则会加重呼吸困难症状。

第五节　营养与泌尿系统疾病

一、急性肾小球肾炎

(一)概述

急性肾小球肾炎(acute glomerulonephritis)简称为急性肾炎(AGN),是机体对某些疾病因素产生变态反应引起的以两侧肾小球弥漫性肾小球损害为主的疾病,是以急性发病、血尿、蛋白尿、水肿、一过性少尿和氮质血症等为主要表现的临床综合征。

急性肾小球的主要病理改变为弥漫性毛细血管内皮增生及系膜增殖性改变,肾小球系膜、毛细血管及囊腔均有明显的中性粒细胞及单核细胞浸润,增殖的细胞及渗出物引起肾小球毛细血管管腔狭窄,滤过膜的通透性和面积受到损害,致使肾小球滤过率急剧下降,而远端肾小管对钠及水的吸收相对正常。

1.病因　本病主要由β溶血性链球菌感染引起的一种免疫复合物性肾小球肾炎。多数病人在发病前曾患过上呼吸道感染、扁桃体炎、猩红热、副鼻窦炎和中耳炎等。但也可由其他细菌、病毒、及寄生虫感染引起。

2. 临床表现　典型的表现是水肿、血尿、蛋白尿、高血压和程度不等的肾功能受累。其中水肿为早期表现，轻者仅晨起睑、面水肿，呈"肾性面容"，重者延及全身，少数可伴胸腹腔积液；血尿，几乎全部病人均有肾小球源性血尿，是肾小球炎性水肿的结果，蛋白尿是肾小球发生弥漫性损伤的结果，肾小球表面阴电荷丢失或结构损伤，蛋白漏出；高血压系因体内水、钠潴留所致，肾衰竭为一过性，表现为少尿和氮质血症，但严重时可迅速发展为急性肾衰竭。

3. 营养与急性肾小球肾炎

(1) 蛋白质：由于蛋白尿，蛋白质丢失，可造成低蛋白血症、血浆胶体渗透压下降，出现浮肿和机体抵抗力下降、贫血和营养不良等。如出现少尿，可导致蛋白质代谢产物在体内蓄积。

(2) 水与电解质：由于肾小球滤过率下降，肾小管重吸收正常，体内水、钠潴留，从而可导致水肿、高血压和少尿，而少尿又可导致高钾血症。

(二) 营养治疗

目的：减轻肾脏负担，消除或减轻临床症状，改善病人的营养状况。

原则：应给予低蛋白膳食，限制钠盐和水分，少尿或无尿时应控制钾盐。

1. 低蛋白　供给量据病情而定，症状较轻者只需适当限制，每天 0.8g/kg 左右；中、重者，出现明显水肿，血压升高，尿素氮超过 21.42mmol/L 时，蛋白质供给量应按每 0.6g/kg 计算，以减轻肾脏的负担。一旦氮质血症好转，尿量增多时，无论有无蛋白尿，蛋白质供给量应逐步增加至每天 0.8g/kg，以利于肾功能恢复。应选用含必需氨基酸丰富、生物利用度高的优质蛋白质，如动物性食物牛奶、鸡蛋、瘦肉和鱼等，不宜选食豆类及其制品，因其含非必需氨基酸较多。

2. 限制钠盐及水分　根据病情、尿量及水肿情况限制食盐用量和水的摄入量，给予低盐、无盐或低钠膳食。每日入液量等于前一日尿量加 500～1 000ml，严重水肿或少尿时，每日入液量应限制在 1 000ml 以内。

3. 控制钾的摄入　少尿或无尿时，应严格控制钾的摄入量，避免食用含钾高的食物，如鲜蘑菇、香菇、红枣、贝类、豆类、蔬菜及水果类等。

4. 适宜的能量　急性肾小球肾炎病人往往需要卧床休息，每天供给能量不必过高，以 105～126kJ/kg（25～30kcal/kg）为宜。

5. 充足的碳水化合物　可供给 300～400g/d，占总能量 65% 左右，以保证蛋白质在有限的数量内充分用于组织的修复。米、面虽可不加限制，但如能采用部分玉米淀粉或麦淀粉作为主食可降低非必需氨基酸的摄入。宜增添甜食，含糖高的蔬菜，以清淡为佳。

6. 适宜的脂肪　脂肪总量虽然不需要严格地限制，但由于急性肾炎常伴有高血压，故不宜多食动物脂肪，适当增加富含多不饱和脂肪酸的植物脂肪。

7. 供给充足的维生素和矿物质　维生素 A、B 族维生素、维生素 C、铁等均有利于肾功能恢复和预防贫血的发生，故应多用新鲜绿叶蔬菜和水果，以满足机体需求，保证维生素 C 摄入量在 300mg/d 以上。但在少尿时，应限制含钾高的食物，预防高血钾的发生。恢复期可多给山药、红枣、桂圆、莲子、银耳等维生素和微量元素丰富的食物。

8. 多供给成碱性食物　急性肾小球肾炎病人尿液偏酸性,应提供成碱性食物,使尿液接近中性,有利于治疗。成碱性食物是指在体内代谢后生成偏碱性物质的食物,包括蔬菜、水果、奶类等。

9. 食物选择

(1)宜用食物:宜多选用成碱性食物。出现肾功能减退,应尽量增加牛奶、鸡蛋、瘦肉和鱼等优质蛋白质所占的比例。

(2)限用食物:忌用或少用刺激性食物如茴香、胡椒等;少吃动物肝、肾等含核蛋白多的内脏,因其代谢产物含嘌呤及尿酸,由肾脏排出,可加重肾脏负担。忌食用含盐多的食物,如咸菜、咸蛋等。

二、慢性肾小球肾炎

(一)概述

慢性肾小球炎(chronic glomerulonephritis)简称为慢性肾炎,是由多种原因引起的一组肾小球疾病,而以免疫炎症为主。可发生在不同年龄,但以青、中年男性居多。

1. 病因　仅少数病人是由急性肾炎发展而来,绝大多数病人的病因不明。

2. 临床表现　临床特点为病程长,起病初期常无明显症状,以后缓慢持续进行性发展,最终可致慢性肾衰竭。主要表现为水肿、高血压、蛋白尿、血尿及肾功能损害。大致可分为以下四个临床类型:

(1)普通型:每24h尿蛋白为1.5~3.5g,可有血尿、管型尿、高血压、肾功能损害等症状。

(2)肾病型:除有普通型症状外,24h尿蛋白大于3.5g,血浆蛋白浓度降低,白蛋白小于3g,血浆胶体渗透压下降,病人多有程度不等的水肿。

(3)高血压型:除有普通型症状外,尚有持续中度以上高血压症状。

(4)隐匿型:为轻型,肾功能损害轻,预后较好。

3. 营养与慢性肾小球肾炎

(1)蛋白质:病人由于尿中经常丢失蛋白质,且长期的食欲不振,蛋白质摄取不足,可导致机体抵抗力下降、贫血和营养不良。如出现少尿,蛋白质代谢产物不能顺利排出,会导致氮质血症,化验检查血肌酐、血尿素氮升高,内生肌酐清除率降低。

(2)水、电解质:病人由于长期的慢性病程,继发醛固酮增多,肾小管对钠、水重吸收增加,从而造成体内钠、水大量潴留,引起水肿、高血压和少尿。少尿病人可导致高钾血症。

(二)营养治疗

目的:减轻肾脏负担,缓解或消除症状,增强机体抵抗力,减少诱因,防止病情恶化。

原则:由于慢性肾小球肾炎的分型多,临床表现复杂,营养治疗应依据病人的病情而定。

1. 适宜的蛋白质　依据肾功能损害程度而定,尿蛋白丧失为1~2g/d,蛋白质可不限;如尿蛋白丧失较多或血浆蛋白低下,无氮质血症,可适当增加膳食中蛋白质,按每天1g/kg

正常需要量供给；肾功能减退者应限制蛋白质的摄入，并尽量多选用高生物价的优质蛋白。

2. 确保充足的能量　慢性肾小球肾炎，病程长，能量消耗较大。为改善病人的营养状态，供给标准每天为 126～146kJ/kg（30～35kcal/kg），能量的来源主要为碳水化合物和脂肪。

3. 限制钠盐的摄入　对于有水肿和高血压的病人，每日食盐用量应控制在 2～3g。水肿严重者，每日控制在 2g 以下或给予无盐膳食，即使血压恢复正常，也应采用清淡膳食。但当病人肾功能明显减退时，则不要过分限制钠盐，以免血容量不足，加重肾功能减退。

4. 充足的维生素和矿物质　应多食各种富含维生素的食物，如蔬菜和水果，但注意如有高血钾症时，应慎重选择蔬菜和水果。

5. 食物选择

(1) 宜用食物：在适合病情的蛋白质供给量范围内，各种食物均可选用。宜多选用淀粉类、藕、糊精、山药、蜂蜜、食用糖等，因这些高碳水化合物食物在体内可充分氧化分解，产生能量、二氧化碳和水，不会增加肾脏负担。同时，应多食新鲜蔬菜和水果，补充维生素。

(2) 限用食物：依据病情限用富含钾、磷食物，限制食盐用量及腌制品；限用油煎、油炸和过于油腻的食物；戒烟、禁酒；禁用辛辣刺激性食物和调味品等。

三、肾病综合征

(一) 概述

肾病综合征(nephrotic syndrome)是指因肾脏病理损害所致的临床综合征。其病因和发病机制虽有不同，但其共同的损害是肾小球基底膜通透性增加，蛋白的滤出增加。

1. 病因　凡能引起肾小球疾病者均可出现肾病综合征。根据病因分为原发性肾病综合征和继发性肾病综合征两大类。原发性是指原发于肾脏本身疾病，如急性肾小球肾炎、慢性肾小球肾炎等都可在疾病过程中出现肾病综合征；继发性病因很多，常见为糖尿病肾病、系统性红斑狼疮、过敏性紫癜、感染及药物等引起。

2. 临床表现　主要为"三高一低"：大量持久的蛋白尿、低蛋白血症、严重水肿和高脂血症等。可并发感染、血栓及栓塞、动脉粥样硬化、急性肾功能衰竭。

(1) 蛋白尿：24h 尿蛋白总量可达 3.5g 以上。

(2) 低蛋白血症：血浆蛋白低于 30g/L。

(3) 水肿：轻者可局限于眼睑部和足踝，重者波及全身，可有胸腹水。

(4) 高脂血症：机体总胆固醇、甘油三酯、低密度和极低密度脂蛋白均明显增高。

3. 营养与肾病综合征

(1) 蛋白质：病人有明显的低蛋白血症，尤其是血浆白蛋白降低。其原因：①病人长期大量蛋白尿；②蛋白质摄入不足（食欲降低）；③高分解代谢状态（感染等因素所致）；④蛋白质合成代谢降低（如合并肝功能不全等）。

较严重的低蛋白血症可导致蛋白质营养不良、水肿、免疫力降低并发感染等严重后果。

(2) 脂肪：大多数病人存在脂质代谢异常，最显著的特点是高脂血症，其发生机制是血浆白蛋白降低时，蛋白质合成增加，同时亦刺激脂蛋白的合成，而脂蛋白分解酶活性降低，脂蛋白分解减弱。

(3) 水、矿物质和维生素：病人主要表现有：①水钠代谢紊乱：病人由于大量蛋白尿使血浆胶体渗透压下降以及肾小球滤过率下降，导致水钠潴留，表现不同程度的水肿、高血压等。②维生素 D 和钙、铁代谢紊乱：许多肾病综合征病人均伴有不同程度的低钙血症和贫血，其原因主要与运输这些物质的转运蛋白从尿中丢失有关；③钾代谢紊乱：病人可出现低钾血症和高钾血症。

(二) 营养治疗

目的：减轻临床症状，保护肾功能，改善病人的营养状态。

原则：以充足能量、适量蛋白质和脂肪，低盐或无盐膳食为主要治疗原则。

1. 充足能量　为防止能量摄入不足，以致氨基酸分解增加，应给予病人充足的能量，按每天 146kJ/kg(35kcal/kg) 计算。其中碳水化合物应占总能量的 60%。

2. 适量蛋白　传统观念认为，肾病综合征病人由于大量蛋白尿导致低蛋白血症，应给予高蛋白膳食（每天大于 1.5g/kg）。但近来研究表明，高蛋白膳食，虽蛋白合成有所增加，但尿蛋白排出量也相应增加，且能加重肾小球系膜负担，有促进肾小球硬化的潜在危险。故目前主张：为防止或纠正血浆蛋白低下、贫血及营养不良性水肿，每日蛋白摄入量可按以下公式计算：

每日蛋白摄入量 = 0.8~1.0g/(kg·d) + 24h 尿蛋白丢失量(g)

其中优质蛋白质应占蛋白质总量的 2/3 以上。同时营养治疗过程中，应注意监测病人的肾功能和蛋白质营养状况，如出现氮质血症和肾功能衰竭时，应限制蛋白质的摄入量，每天不超过 50g。对于患肾病综合征儿童，膳食蛋白量供给量每天应在 2.0g/kg 的基础上再增加 50%，以满足其生长发育的需要。

3. 适量脂肪　高血脂和低蛋白血症并存，应首先纠正低蛋白血症，脂肪的摄入不必限制过严，摄入量占总能量的 30% 以下。但应注意脂肪种类的选择，限制胆固醇和饱和脂肪酸的摄入量，增加不饱和脂肪酸的摄入量。

4. 限制钠盐和水分　限钠膳食是纠正钠、水潴留的一项有效措施。肾病综合征病人，应根据其水肿程度，给予低盐、无盐或少钠膳食。尤其在应用大剂量激素时，易使钠盐滞留导致水肿，更应严格限制钠盐的摄入量。水的摄入量以前一日尿量加 500ml 为宜。

5. 足量矿物质和维生素　应选择富含铁、B 族维生素和维生素 A、维生素 C 的食物。长期大量尿蛋白排出情况下，易致钙缺乏，应注意钙的补充，每日摄入量应大于 800mg，必要时补充钙剂和维生素 D 制剂。

6. 增加膳食纤维　以辅助降血脂和防止酸中毒。

7. 食物的选择

(1) 宜用食物：各种米面、蛋类、畜禽瘦肉、蔬菜和水果以及各种植物油等。

(2) 限用食物：限用咸菜、泡菜、咸蛋等含钠较高的食物或腌制品；限用富含饱和脂肪酸的动物油；限用辣椒、芥菜、胡椒等刺激性食物。

四、急性肾功能衰竭

(一)概述

急性肾功能衰竭(acute renal failure,ARF)是指由各种原因引起的短时间(几小时或几天)内肾功能突然下降而出现的临床综合征。主要表现为氮质废物血肌酐和尿素氮升高,水、电解质和酸碱平衡紊乱及全身各系统并发症。常伴有少尿,但也有无少尿表现。

1. 病因　引起急性肾功能的病因很多,一般将其分为肾前性、肾性和肾后性三大类。

(1)肾前性:肾本身无器质性病变,由于创伤、休克等引起有效循环血量减少、心输出量下降及肾血管收缩,使肾血流量灌注不足,导致肾小球滤过率下降而发生急性肾功能衰竭。

(2)肾性:由于肾实质损伤所致,最常见的是肾缺血和肾毒性物质损伤肾小管上皮细胞。常见的肾性因素有急性肾小管坏死、急性肾间质性病变、肾小球和肾小血管病变。

(3)肾后性:由各种原因的急性尿路梗阻所致。如双侧输尿管结石、前列腺增生和肿瘤等。

2. 临床表现

临床表现包括原发疾病、急性肾功能衰竭和并发症三方面,典型病程可分为起始期、维持期、恢复期。

(1)起始期:此期有严重的肾缺血,但尚未发生明显的肾实质损害,以原发病的症状和体征为主要表现。

(2)维持期:又称为少尿期,每日尿量持续少于400ml。主要表现为"三高、三低、二中毒和一血症",即:高钾血症、高镁血症、高磷血症、低钙血症、低钠血症、低氯血症、水中毒、代谢性酸中毒及氮质血症(严重者可出现尿毒症)。其中以高钾血症和代谢性酸中毒最为常见。全身并发症有①消化系统症状:食欲减退、恶心、呕吐、腹胀、腹泻等,严重者可发生消化道出血症状;②呼吸系统症状:除肺部感染的症状外,可出现呼吸困难、咳嗽、胸痛等症状;③循环系统症状:有高血压、心力衰竭和肺水肿表现;④神经系统症状:可出现意识障碍、躁动、谵妄、抽搐、昏迷等症状;⑤其他:感染、贫血等。感染是急性肾功能衰竭的主要死亡原因之一。

(3)恢复期:少尿型病人可出现多尿表现,每日尿量可达3 000ml以上。

3. 营养与急性肾功能衰竭

(1)蛋白质:急性肾功能衰竭时,①体内蛋白质处于高分解状态;②大量蛋白质丢失,有研究表明,急性肾功能衰竭病人每天可丢失蛋白质150~200g,甚至更多;③因病情需要限制蛋白摄入,故病人呈负氮平衡、体重减轻、机体抵抗力下降而易发生感染等并发症。

(2)矿物质:病人由于排尿量异常及机体处于高分解状态等,可导致严重的矿物质代谢紊乱,如少尿期有高钾血症、高镁血症、高磷血症、低钙血症、低钠血症、低氯血症等。恢复期多尿时可导致大量矿物质丢失,出现低钾血症、低钙血症等。

(3)能量:由于高分解状态及因病情关系能量严重摄入不足,病人的能量代谢处于负平衡状态。

(二)营养治疗

目的:维持体内水、电解质和矿物质平衡,减少氮质废物产生,减轻肾脏负担。

原则：应针对各期的临床表现，调节营养素的摄入。

1. 少尿期　应给予低蛋白质、低盐、无盐或少钠膳食，控制钾盐的摄入。

(1) 供给足够能量：足够的能量可以提高蛋白的利用率，如能量摄入不足，可使体内脂肪及蛋白质分解增加。每天供给量为146kJ(35kcal)/kg。能量的主要来源应以容易消化的碳水化合为主，以减少蛋白质及非必需氨基酸的摄入，减轻肾脏负担和防止氮滞留。同时足够的碳水化合物也可防止或减轻酮症，减少钾从细胞内释出而增高血钾。

可选择含蛋白质低的麦淀粉制作的面条、面片、饼干等，加少量米汤或稀粥，再配加水果、甜果汁、蜂蜜等含糖食物。病人病情较重，胃肠道反应明显时，宜选用纯糖流质或静脉补充葡萄糖。

(2) 限制蛋白质摄入：为减轻氮质血症，应严格限制病人的蛋白质摄入量，每天15～20g，宜选择富含必需氨基酸的优质蛋白质如牛奶、鸡蛋、肉类、虾等。

(3) 补充维生素：适当进食各种新鲜水果或蔬菜汁以供给维生素C等，必要时可补充维生素制剂。

(4) 限钠、限钾：病人有水中毒，应限制钠盐摄入，根据水肿、排尿情况和血钠水平，分别采用低盐、无盐或少钠膳食。当血钾增高时，应控制钾盐摄入。

(5) 限水：应严格限制各种水分的摄入。实际入液量可根据排尿量计算（前一日尿量加500ml），以防止体液过多而引起急性肺水肿和稀释性低钠血症。

2. 恢复期

早期营养治疗的原则和方法与少尿期相同，当病情逐渐好转，尿量增多，血尿素氮下降，食欲日渐好转，适当增加营养可加速机体修复。每日总热能可增至8.4～12.6MJ(2 000～3 000kcal)，蛋白质摄入量每天可按0.5～0.8g/kg计算。尿量过多，每日总液体入量可按尿量的2/3来计算。多尿时易失钠、失钾，可适当加以补充。临床症状逐渐缓解，尿量趋于正常，病情稳定后，可恢复正常膳食。

3. 食物选择

(1) 宜用食物：可多选用麦淀粉、藕粉、糊精、蔗糖、粉丝、山药、桂圆、红枣等；限量使用蛋类、奶类和瘦肉、鲫鱼、青鱼、鲤鱼等优质蛋白质食物。

(2) 限用食物：禁用或少用葱、蒜、辣椒、芥末、胡椒、酒、咖啡、动物内脏、脑、腌菜、香菜、火腿、咸肉及豆类等食物。少尿期忌食含钾高的食物和含磷的食物。

五、慢性肾功能衰竭

(一) 概述

慢性肾功能衰竭(chronic renal failure, CRF)是发生在各种慢性肾脏疾病的基础上，缓慢出现肾功能进行性减退，最终以代谢产物滞留引起全身各系统症状、水、电解质紊乱及酸碱平衡失调为主要表现的一组临床综合征。慢性肾功衰竭可分为以下四个阶段：肾功能代偿期、肾功能失代偿期、肾功能衰竭期（尿毒症前期）及尿毒症期。

1. 病因　各种原发性和继发性肾脏疾病均可导致慢性肾功能衰竭。其中最常见的病因有：

(1)原发性肾脏疾病:如肾小球肾炎、慢性肾盂肾炎。

(2)继发于全身疾病的肾脏病变:如糖尿病肾病、高血压肾病、系统性红斑狼疮肾病和过敏性紫癜肾。

(3)慢性尿路梗阻性肾病:如结石、前列腺肥大等。

(4)先天性疾病:如多囊肾、慢性肾炎、肾发育不良等。

我国以慢性肾小球肾炎、糖尿病肾病、高血压肾病等引起的较多见。

2.临床表现 在慢性肾功能衰竭的不同阶段,其临床表现也各不相同。在代偿期和失代偿早期,病人可以无任何症状,或仅有乏力、腰酸、夜尿增多等轻度不适;少数病人可有食欲减退、代谢性酸中毒及轻度贫血。失代偿中期以后,上述症状更加明显。在晚期尿毒症时,可出现全身各系统症状体征,有高血压、心力衰竭、心包炎、贫血、出血倾向、皮肤瘙痒、口腔尿臭味及水、电解质和酸碱平衡失调等表现。代谢性酸中毒及心力衰竭是最常见的死亡原因。

3.营养与慢性肾功能衰竭

(1)蛋白质:一般表现为蛋白质代谢产物蓄积(氮质血症)。因长期恶心、呕吐使蛋白质摄入不足,也可出现负氮平衡和低蛋白血症。尿毒症病人还可出现特有的蛋白质代谢的改变:血中必需氨基酸如缬氨酸、色氨酸、异亮氨酸、组氨酸等降低而苯丙氨酸升高,且非必需氨基酸中酪氨酸降低。酪氨酸是尿毒症病人的必需氨基酸。

(2)脂质:病人高脂血症相当常见,其中多数表现为轻到中度高甘油三酯血症,少数表现为轻度高胆固醇血症,或二者兼有;有些病人血浆极低密度脂蛋白升高,胆固醇轻度升高,高密度脂蛋白降低。其结果是动脉粥样硬化形成。

(3)碳水化合物:主要表现为糖耐量减低和低血糖两种情况,前者多见,后者少见。糖耐量减低主要与胰高血糖素升高、胰岛素受体障碍等因素有关。其血糖曲线与轻型糖尿病病人相似,但空服血糖往往正常。

(4)维生素:表现为维生素C、维生素B_6及叶酸缺乏等,常与摄入不足有关。

(5)水和矿物质:肾功能衰竭,肾脏对水和电解质的调节能力明显下降,既可引起钠、钾和水的潴留,导致水肿、高钾血症、高血压甚至充血性心衰;又可因过分限制入液量或呕吐、腹泻、多尿等大量液体丢失以及钾摄入量不足而发生低钾血症和脱水。病人由于机体钙、磷代谢失衡,很容易出现低钙血症和高磷血症。

(二)营养治疗

目的:控制临床症状,维持水、电解质平衡,减轻氮质血症和酸中毒等并发症,延缓肾功能恶化的进程,改善病人的营养状态。

原则:

1.限制蛋白质 高蛋白膳食可促进肾小球和肾小管的硬化及损害,应采用优质低蛋白膳食,以减少氮质代谢产物在体内的堆积,保护残余肾单位。但过分限制,又可引起营养不良,导致机抵抗力减弱。因此,每日蛋白质进食量,应根据肾功能衰竭的不同阶段加以调整(见表9-10)。宜选用必需氨基酸较多而非必需氨基酸较少的动物性食物。近年来临床上采用麦淀粉作为主食或代替部分主食,以减少蛋白质非必需氨基酸的摄入量。必要时可采用低蛋白膳食加必需氨基酸(EAA)疗法或加 α-酮酸疗法。α-酮酸可与氨生成 EAA,增加尿素氮的再利用,为合成组织蛋白提供原料。

表 9-10 慢性肾功能衰竭不同阶段蛋白质摄入的推荐量

临床分期	肌酐清除率 (Cr. ml/min)	血清肌酐 (So. mg/L)	蛋白质摄入	
			(g/d)	[g/(kg·d)]
肾功能不全代偿期	50～80	16～20	50～70	0.8～1.0
肾功能不全失代偿期	20～50	21～50	40～60	0.7～0.9
尿毒症前期	10～20	51～80	30～50	0.6～0.8
尿毒症期	<10	>80	30～40	0.6～07

注:本表主要来源于孙秀发主编《临床营养学》(第 2 版),第 190 页,科学出版社,2009

因为透析同时会丢失部分蛋白质,因此对透析治疗的病人,宜增加蛋白质的补充量。血透病人每日蛋白质供应量为 1.0～1.2g/kg,腹膜透析病人每日蛋白质供应量为 1.2～1.5g/kg。

2. 充足的能量　能量供给应充足,以减少组织蛋白质分解,提高蛋白质的利用率。一般成人能量供给量为 126～146kJ(30～35kcal)/(kg·d)。其能量主要来源为淀粉和脂肪。常用的米面植物蛋白含量较高(约 9%),可选用麦淀粉、玉米淀粉、红薯淀粉、土豆淀粉(植物蛋白质含量约 0.3%)替代,既可提供能量,又可减少植物蛋白的摄入,调整体内蛋白质代谢的异常状态。

3. 适宜的脂肪　慢性肾功能衰竭病人由于脂肪代谢紊乱,可导致高脂血症,诱发动脉粥样硬化。因此,脂肪摄入不宜过多,占总能量的 30% 以下。在脂肪供给上要降低饱和脂肪酸和胆固醇的摄入,注意多不饱和脂肪酸(P)与饱和脂肪酸(S)的比例。P/S 值以 1～1.5:1 为佳,烹调时宜采用植物油。

4. 注意水分的入量　饮水量要根据具体情况来决定,如尿不少,水肿不明显,一般不限制,以利于代谢废物的排出。但对晚期尿量减少至 1 000ml/d 以下,有浮肿或心脏负荷增加的病人则应限制进水量。

5. 矿物质的供给　根据病情调整膳食中所含钠、钾、钙、铁等含量。病人若无水肿和严重高血压,不必严格限制食盐,以防低钠血症发生。高磷血症可使肾功能恶化,并使血清钙降低,应给予低磷膳食。若血钙水平过低出现症状时应给予高钙膳食。出现高血钾时应限制含钾高的食物。尿毒症病人常伴有铁、锌等微量元素不足,膳食中应增加含铁、锌丰富的食物。

6. 充足的维生素　由于进食少,很容易出现水溶性维生素缺乏,应给予适当补充。

7. 食物选择

(1)宜用食物:宜多选用含能量高而含蛋白低的一些食物如麦淀粉、藕粉、凉粉、粉丝,土豆、地瓜、山药、芋头、南瓜、菱角粉等;适量选用优质蛋白食物如鸡蛋、牛奶和瘦肉等;根据血清钾情况,选择蔬菜水果的种类与数量。

(2)限用食物:限用含非必需氨基酸丰富的食物如豆类及其制品、硬果类等;少用全谷类食物;伴有高钾血症病人禁用香蕉等含钾丰富蔬菜、水果;禁用咸菜等含钠丰富的食物;忌用高磷食物如、鸡、猪肝、鱼等;禁用或少用辛辣刺激性食物。

> **链接**
>
> **淀粉制作主食的几种方法**
>
> 1.蒸饺:淀粉50g,青菜馅。用开水将淀粉烫熟透,稍凉后,擀成饺子皮,包适量馅。上笼蒸熟,趁热吃。
>
> 2.粉肠:淀粉50g,鸡汤或肉汤、瘦肉末、盐、味精、肠衣。将以上原料调成糊状,灌入肠衣,分段扎紧,每段扎几个针眼,上笼蒸熟,放凉后食用。
>
> 3.烙饼:淀粉50g,用开水烫熟透,擀成饼状,洒上葱末、盐、芝麻,用适量油,烙饼。
>
> 4.煎饼:淀粉50g,葱末、鸡蛋1个,盐适量,调成糊状,用平锅摊煎饼,趁热吃。
>
> 5.面条:淀粉50g,烫熟透,稍凉后,擀成面条,用油稍炸,放入高汤稍煮即可食用,汤中可放青菜、木耳、香菇、番茄、适量肉丝等。

第六节 营养与血液系统疾病

一、缺铁性贫血

(一)概述

缺铁性贫血(iron deficiency anemia)是由于体内储存铁的缺乏,导致血红蛋白合成减少而引起的一种小细胞低色素性贫血,是各类贫血中最常见的一种。以生长发育期儿童和育龄妇女的发病率最高。

1.病因

(1)需要量增加而摄入不足:多见于婴幼儿、青少年、妊娠和哺乳期妇女。

(2)吸收障碍:主要与胃肠功能紊乱或某些药物作用有关,导致胃酸缺乏或胃肠黏膜吸收障碍而影响铁的吸收。

(3)铁丢失过多:慢性失血是成人缺铁性贫血的最常见和最重要的原因。如月经过多、消化性溃疡、肠息肉、钩虫病等。

近年来的临床观察与研究均发现,幽门螺杆菌感染也是缺铁性贫血的重要病因之一。

2.临床表现 临床症状与缺铁程度呈正比,常见症状有食欲减退、头晕、心悸、气促、心率加速、记忆力下降、注意力不集中等。部分病人(大多为儿童)可以出现异食症。

3.营养与缺铁性贫血

(1)铁:铁是构成血红蛋白的重要元素。体内铁缺乏时,大量原卟啉无法与铁结合成血红素,血红蛋白生成减少,从而发生红细胞胞浆少、体积小的小细胞低色素性贫血。

(2)蛋白质:是合成血红蛋白的原料,缺铁性贫血病人应注意补充。

(3)维生素:维生素C可促使铁的吸收。

(4)其他矿物质:铜能促进铁的吸收和利用,钙、锌等可影响铁的吸收。

（二）营养治疗

目的：提高体内储存铁量，使血红蛋白恢复正常，纠正缺铁性贫血。

原则：

1. **铁剂治疗** 是治疗缺铁性贫血最有效的药物。常用的铁剂是硫酸亚铁，富马酸亚铁，宜从小剂量开始，逐步加量。口服铁剂对胃肠道有刺激作用，宜饭后服用，如消化道反应严重，可以考虑注射铁剂。力蜚能和速力菲为新型口服铁剂，其胃肠道反应少，且易于吸收，目前临床上应用日趋普遍。

2. **膳食治疗** 给予高铁、高蛋白、高维生素膳食。应该选择含铁丰富、易于吸收的食物，如：猪肝、瘦肉、鱼、动物血等动物性食物。同时增加摄入含维生素 C 较高的绿叶蔬菜，促进铁的吸收。食物中的草酸盐和植酸盐、茶叶中的鞣酸和咖啡、钙剂与锌剂等能影响铁的吸收，应该避免共同食用。蔬菜中的草酸在水焯或爆炒后可以溶解或挥发。

链接

缺铁性贫血食疗秘方

1. 花生红枣汤

配方：连衣花生 200g，红枣 30~50g。

制法：红枣、花生同放锅中加水适量煮至花生烂熟即可。

用法：吃红枣、花生，喝汤。

2. 猪肝菠菜粥

配方：猪肝、粳各 100g，菠菜 150g。

制法：将猪肝切片，菠菜洗净去根切段，粳米加水熬成薄粥，然后放入猪肝和菠菜，加少许葱花、姜片及盐调味，至猪肝熟即可。

用法：可作早晚餐服食。

二、巨幼红细胞性贫血

（一）概述

巨幼红细胞性贫血（megaloblastic anemia，MA）是叶酸和（或）维生素 B_{12} 或某些药物影响核苷酸代谢异常导致细胞核脱氧核糖核酸（DNA）合成障碍所致的大细胞性贫血。

1. **病因**

（1）叶酸缺乏：如婴幼儿、妊娠及哺乳期女性以及恶性肿瘤、慢性炎症、甲状腺功能亢进等消耗性疾病病人的需要量增加而未及时补充；小肠的炎症、肿瘤及手术切除后，长期腹泻以及某些药物的应用（如甲氧喋呤、乙胺嘧啶、异烟肼、苯妥英钠等）导致叶酸吸收不良；食物加工不当如烹调时间过长或温度过高破坏大量叶酸或偏食等摄入量不足。另血液透析、酗酒可致叶酸排出增多引起人体叶酸缺乏。

（2）维生素 B_{12} 缺乏：吸收障碍是维生素 B_{12} 缺乏最常见的原因。影响病人维生素 B_{12} 吸收的因素有内因子缺乏、胃酸和胃蛋白酶缺乏、胰蛋白酶缺乏、肠道疾病等。除此之外,完全素食者可因摄入减少或某些药物(如麻醉药氧化亚氮)等可因利用障碍而导致维生素 B_{12} 缺乏。

2.临床表现

(1)血液系统表现:常有面色苍白、乏力、耐力下降、头昏、心悸等贫血症状。重者全血细胞减少,反复感染和出血。

(2)消化系统表现:食欲减退、腹胀、腹泻、舌炎。

(3)神经系统表现:手足麻木、感觉异常和外周神经炎,有的表现出精神和情感障碍症状。

3.营养与巨幼红细胞性贫血

(1)叶酸:叶酸于体内的活性形式——四氢叶酸(FH_4)是细胞合成 DNA 过程中的重要辅酶。如果叶酸缺乏 DNA 的合成将受到影响。DNA 合成障碍,DNA 复制延迟,因 RNA 合成所受影响不大,细胞内 RNA/DNA 比值增大,造成细胞体积增大,胞核发育滞后于胞浆,形成巨幼变。

(2)维生素 B_{12}:维生素 B_{12} 可促进叶酸进入细胞,使无活性的甲基四氢叶酸变为有活性的四氢叶酸,提高叶酸的利用率。维生素 B_{12} 缺乏同样会影响 DNA 的合成,导致巨幼红细胞性贫血。

(3)维生素 C:维生素 C 可促进叶酸吸收及转化为具有活性四氢叶酸

(二)营养治疗

目的:补充叶酸,维生素 B_{12} 等营养物质,纠正巨幼红细胞性贫血。

原则:

1.补充叶酸　可选用口服制剂,叶酸 5~10mg,3 次/天,必要时可选用肌内注射,四氢叶酸钙 5~10mg,3 次/天。

2.补充维生素 B_{12}　维生素 B_{12} 缺乏的病人大多与吸收不良有关,故给药方式多选择肌内注射。

3.膳食治疗　选择富含叶酸、维生素 B_{12} 和维生素 C 的食物。富含叶酸的食物有:新鲜蔬菜、水果如胡萝卜、菠菜、土豆、苹果、番茄等。大豆、牛肝、鸡肉、猪肉等含量也较多。富含维生素 B_{12} 的食物有:动物性食物如牛肝、羊肝、鸡蛋、鸡肉、牛肉、羊乳等。富含维生素 C 的食物有:新鲜蔬菜和水果。

三、急性白血病

(一)概述

白血病(leukemia)是一类造血干细胞的恶性克隆性疾病,根据病程可分为急性和慢性两种。急性白血病(AL)细胞分化停滞在较早阶段,骨髓中异常细胞为原始细胞和幼稚细胞,广泛浸润肝、脾、淋巴结等器官和组织。

1.病因　迄今尚未明了,实验和临床资料表明,白血病的发病与病毒感染、电离辐射、长期接触某些化学物质(如苯)及遗传等因素有关。

2. 临床表现　主要表现为难治性贫血、发热、出血、肝脾和淋巴结肿大、食欲下降、骨骼与四肢关节酸痛、牙龈炎、巨舌、头痛等。

3. 营养与急性白血病　病人食欲减退,膳食营养素摄入不足,且有发热,机体消耗增加,导致能量代谢负平衡,蛋白质代谢呈负氮平衡,体重下降,抗感染能力差。由于白血病细胞大量破坏,血、尿中尿酸增高,蓄积在肾小管,可引起肾小管阻塞而发生尿酸性肾病,出现少尿、无尿。治疗过程中,尤其是放疗、化疗病人可出现消化道不良反应,如恶心、呕吐、便秘或腹泻,严重者可导致水、电解质紊乱。

(二)营养治疗

目的:通过适当途径,给予充足的能量和营养素,改善营养不良状态,增强免疫功能。
原则:给予高蛋白、高能量、高维生素,清淡、易消化膳食,必要时静脉补充营养。

1. 高能量　能量的供给要充足,其需要量以满足能量消耗、恢复正常体重为宜。计算能量需要时,一般治疗病人的应激系数为1.2左右,放疗、化疗病人则应为1.3~1.5。

2. 高蛋白　必须保证有足够的优质蛋白,以补充机体对蛋白质的需求。可按照0.8g/kg/d~1.2g/kg/d供给。

3. 高维生素　膳食中应注意补充维生素A、维生素E、维生素C等,以增强机体抗炎能力和免疫功能。

4. 给予含铁、锌、铜食物,以纠正病人贫血症状。

5. 多饮水　病人血、尿中尿酸增高,应鼓励多饮水,最好24h持续静脉补液,以保证尿量2 000ml/d以上。

6. 食物选择
(1)宜用食物:选用优质蛋白食物(动物蛋白和植物蛋白各占50%),新鲜蔬菜、水果、菌、藻类等食物。
(2)限用食物:忌辛辣、刺激性、油腻食物等。

第七节　营养与癌症

一、概述

每年的2月4日是世界癌症(cancer)日。根据世界癌症研究基金会(WCRF)和美国癌症研究所(AICR)2007年出版的《食物、营养、体力活动和癌症预防》报告中的定义,癌症是以细胞遗传信息改变导致难以控制的细胞增殖为特点的100多种疾病的总称。

癌症是全世界最常见的死因之一,是一种严重危害人群健康,影响人类寿命的疾病。据世界卫生组织(WHO)资料,2005年全世界死于各种癌症的有760万人,约占所有死亡人数的13%,并且每年全球癌症死亡人数在持续增加,预计2030年,死亡人数将达1 200万。在我国,癌症同样是常见死因,目前我国每年癌症的发生人数约为200万,死于癌症的人数约

150万,其中60%以上为消化系统癌症。癌症在城市人口死因序位中已升至第一位,在农村也上升至第二位。我国最常见癌症,在城市依次为肺癌、胃癌、肝癌、肠癌与乳癌;在农村依次为胃癌、肝癌、肺癌、食管癌、肠癌。

（一）病因

癌症的病因尚未完全了解,多年来通过流行病学的调查研究和实验与临床观察,认为癌症是环境(外因)和遗传(内因)等多因素共同作用的结果。2009年,WHO公布的《全球健康风险》报告中指出全世界癌症死亡中,45%归咎于九种环境和行为风险因素,七种传染性因素,其包括:吸烟和烟草使用方法;体重超重或肥胖;水果和蔬菜摄入量低;缺乏锻炼;酒精使用过量;不良生活方式(如不良膳食起居习惯、不良性行为等);城市和室内空气污染;传染因子等。其中营养素和食物是人体联系外环境最直接、最经常、最大量的物质,也是机体内环境及代谢的物质基础。在食物中既存在许多保护机体的营养素和抗癌成分,也存在致癌物或其前体。

癌症的发生起源于单个细胞基因的改变(DNA损伤),导致细胞的异常增生,其形成是多步骤及内外环境相互作用的结果,可以分为启动阶段、促进阶段和进展阶段。

1. 启动阶段

机体受到不良物辐射、体内物质转化变异,或致癌物进入机体后,与细胞DNA间发生相互作用,引起DNA损伤。损伤的DNA如果不能及时被修复便可造成DNA结构突变,细胞从正常细胞变为非正常细胞,进而启动癌变过程。

2. 促进阶段

DNA损伤突变后可以造成细胞的死亡或存留于体内,且突变后的异常细胞克隆可在组织中复制,该异常克隆生长成癌前细胞,以后将变成癌细胞群。

3. 进展阶段

癌细胞群不断生长扩展成侵袭性癌肿块。DNA损伤扩大,最终可导致转移扩散到身体其他部位。

在癌症形成的三个阶段中,均受体内外许多因素的影响。

案例9-2中,贝蒂将遗传因素作为乳腺癌发病的必然影响因素显然是不够全面的。从癌症的病因角度分析,癌症的发生是多步骤及内外环境相互作用的结果,遗传(内因)是一方面因素,但环境(外因)同样起到很大影响。所以贝蒂的理解是不恰当的。

（二）临床表现

癌症的临床表现取决于癌症的性质、组织生长特性、所在部位以及发展程度。一般早期多无明显症状。但来自特定功能的器官或组织可有明显的症状,如肾上腺髓质的嗜铬细胞瘤早期可出现高血压等。尽管表现不一,但也有其共性。

1. 局部表现　位于体表或浅在的癌肿,肿块常是第一症状。随着癌肿的迅速生长、浸润,可出现疼痛、溃疡、出血、梗阻及转移症状。

2. 全身症状　早期症状不明显,或仅有非特异性表现,如不明原因的低热、消瘦、乏力、贫血等。至癌症晚期,恶病质(厌食、进行性体重下降、严重贫血和低蛋白血症等)常是癌症晚期全身衰竭的表现。

（三）营养与癌症

膳食、营养与人类癌症的发生发展有密切关系，一直是科学家关注的重点。

1. 膳食模式与癌症　在不同国家、地区，由于居民的膳食结构和膳食习惯不同，癌症谱也不同，而且随着经济发展，膳食模式发生改变，癌症谱也会发生改变。

（1）癌症发生的地区性差异：高收入国家，如西欧国家居民以动物性食物为主，膳食中植物性食物较少，其癌症的发生以与性激素代谢有关的器官癌变和结肠癌较多。低收入国家，如亚非拉地区居民以植物性食物为主，当地居民以上消化道癌症为多见。东南亚地区是肝癌高发区；日本是胃癌高发区；乳腺癌西方妇女多见；中国以胃癌、食道癌发病率较高。但随着经济发展，我国膳食模式发生了改变，植物性食物摄入减少，而动物性食物和油类摄入增多，酒精摄入也增加，使得乳腺癌、结肠癌和前列腺癌也明显增加。有流行病学资料表明，肺癌是世界范围内最常见的癌症。

（2）移民的流行病学变化：据调查，日本移居美国的移民，经过几代以后，由于膳食结构与习惯发生改变，其胃癌发病率下降，但结肠癌的发病率呈上升，并且逐渐接近当地水平，而这些移民的遗传特征并没有改变。这就说明外界因素包括膳食因素在癌症的发生中发挥一定作用。

（3）特殊膳食结构和习惯的人群差异：以地中海周边国家如希腊、法国、葡萄牙等国家为代表的地中海膳食模式，其特点为蔬菜、水果、根茎类、鱼和海产品居多，且小麦是能量的主要来源，并食用橄榄油。现有的调查数据表明这些国家的癌症死亡率较低。

2. 膳食中的致癌物质　膳食中致癌物包括：直接性致癌物质，如霉菌的污染物、熏烤食物产生的致癌物等；自生性致癌物，如亚硝酸盐、胆汁、胆酸及其衍生物等；增加致癌物与人体组织接触的物质，如酒精等；增加组织患癌症敏感性的物质，如脂肪过量可刺激机体雌激素分泌的物质等。

（1）亚硝胺：是一种强致癌物，其前体物质是亚硝酸盐和硝酸盐，这两种物质在商品食物的防腐剂中广泛存在。此外，不新鲜的蔬菜、酸菜及不卫生的饮水中也含有大量的亚硝酸类化合物，在一定的条件下，当这些物质进入人体后可在胃、肠道内合成为强致癌物亚硝胺。

（2）黄曲霉素：也是一种强致癌物，可诱发肝癌及其他消化道癌症。黄曲霉素是霉菌在自然条件下食物中生长而产生的代谢物质，并可污染粮油及其制品。

（3）苯并芘：是熏烤食品中含有的致癌物，这类致癌物是造成胃癌发病的重要原因。

（4）高脂肪食物：可能引发乳腺癌、直肠癌、胰腺癌和前列腺癌。含大量红肉的膳食很可能增加结肠、直肠癌的危险性。

（5）喜食热食及粗、硬食物：由于造成食管的长期刺激，可增加食管癌的发生率。

（6）饮酒过量：不仅能诱发食管癌和肝癌，而且对口腔、膀胱等器官亦有促进癌症发生的可能。其可能原因是酒精可溶解某些致癌物质，帮助其进入人体。如饮酒并吸烟能使人体患癌症的危险性成倍增加，可能就是香烟中的致癌物被酒精溶解并促进人体黏膜的吸收结果。

3. 能量、营养素与癌症

（1）能量：能量能间接反映三大产能营养素的摄入情况。高能量膳食不仅可导致体重超重或肥胖，与肠癌、乳腺癌的发生有关。肝癌、胆囊癌、泌尿系统癌症、子宫癌等也与高能量膳食有一定的关系。动物实验证明长期限制膳食能量不仅可以减少多种癌症的发生，可以使自发性癌症的潜伏期延长，癌肿的数目减少；还可抑制移植性癌症的成活和生长速度。限制膳食能量主要是限制高碳水化合物和脂肪，以此达到控制能量。

（2）蛋白质：流行病学调查认为，膳食中低蛋白质摄入者，食管癌和胃癌的发病率较高。而动物性蛋白质的摄入量与乳腺癌、前列腺癌、结肠癌、直肠癌的发生呈正相关。有研究表明，高大豆蛋白的膳食可降低胃癌的危险性，这可能与大豆富含大豆异黄酮等有关。所以，蛋白质摄入结构不合理或摄入量过高过低均不利于健康。

（3）脂肪：流行病学调查发现高脂肪膳食可使乳腺癌、肠癌、前列腺癌的发病率增高。其原因可能是高脂肪膳食使人体产生大量的活性代谢产物，包括脂质过氧化物和氧自由基，攻击生物大分子如DNA和蛋白质，引起DNA损伤，促进癌症的发生。而且膳食中的脂肪过多，可刺激胆汁分泌增多，胆汁进入肠内，胆酸、中性胆固醇及其分解代谢产物等这些物质均有致癌作用。所以，合理控制脂肪摄入是防癌的重要措施之一。一般膳食脂肪摄入量不超过总能量的30%。

（4）碳水化合物：有资料表明，摄食精制糖与乳腺癌、大肠癌的危险性增加有关；高淀粉膳食常使蛋白质摄入量相对减少和其他保护因子不足，并伴有胃的容积增大，易造成胃黏膜损伤，可增加胃癌的危险性。

值得注意的是，纤维素过多易致胃癌的发生；食管癌多发地区与当地居民食物粗糙、含纤维素多，与其他营养素缺乏有关。

（5）维生素：保证维生素的摄入，对预防和控制癌症意义重大。许多维生素具有防癌、抗癌功能。如维生素A能防止上皮细胞的转化，修复上皮细胞的损伤，可抑制或预防口腔癌、胃癌、大肠癌、乳腺癌等。β-胡萝卜素、维生素C和维生素E都是抗氧化物质，可消除过氧化的有害物质——自由基，从而保护细胞膜及DNA免受氧化损伤，并可以阻断致癌物质——亚硝胺的形成。叶酸参与DNA合成和甲基化，影响正常细胞的周期，摄入低者DNA切除修复功能低下。有资料提示，富含叶酸食物的摄入可降低胰腺癌、食管癌和大肠癌的危险。也有资料显示，维生素D可降低大肠癌、乳腺癌及前列腺癌发生的危险性；维生素K对白血病、乳腺癌、卵巢癌、结肠癌、胃癌等癌的癌株有抑制作用。

（6）矿物质：增加膳食钙摄入量可降低大肠癌的危险性。其机理：钙对脂类有高度亲和力，能与胆酸和脂肪酸结合而减少其在大肠转变为有促癌作用的脱氧胆酸和胆石酸；习惯于高盐膳食人群，胃癌发病率明显提高；砷、镍、铅及其化合物可能是直接或潜在的致癌物质；钼缺乏可增加食管癌的发病率；碘缺乏或过量时，均可引起甲状腺或甲状旁腺癌；硒是一种强抗氧化剂，能通过抗氧化作用阻断致癌物与宿主细胞相结合，并能抑制细胞内溶酶体酶系统的活力，加强集体的解毒作用；缺锌可引起人体免疫缺陷，T淋巴细胞功能不全，而T淋巴细胞是杀伤癌细胞的主要力量。我国河南省食管癌调查发现，锌与食管癌的发病率为负相关。

（7）膳食纤维：人群干预研究提示，食用蔬菜、水果、谷物等富含膳食纤维的膳食，有预防大肠癌的作用。其机理是膳食纤维在肠道可吸附致癌物质,增加粪团的体积,稀释致癌物质,减少致癌物质与大肠黏膜的接触,降低其发病的危险。膳食纤维也有预防乳腺癌的作用。但摄入膳食纤维过多,易导致胃癌的发生。也有资料显示,食管癌多发地区与当地居民食物粗糙、含纤维素多及其他营养素缺乏等有关。

4. 癌症的营养代谢　癌症病人的营养代谢会发生较大变化,其原因是多方面的,包括癌肿增长本身会分泌一些细胞因子(如肿瘤坏死因子)的作用以及癌症治疗引起的影响等。

(1)糖代谢:癌症导致的三大产能营养素低谢异常,最突出的是糖代谢异常。主要表现为糖合成增加,胰岛素抵抗,糖耐量的改变,内生糖的增加和 Cori 循环即乳酸循环活性升高。

(2)蛋白质代谢:蛋白质分解代谢大于合成代谢。癌症病人常伴有骨骼肌蛋白丢失和营养不良,癌症恶病质病人出现肌肉消瘦萎缩等,与胰岛素抵抗、肌肉蛋白质合成率降低、肌蛋白分解率增高以及膳食摄入量下降等因素有。

(3)脂肪代谢:体脂丢失是癌性恶病质的特征,表现为三头肌皮褶厚度测量值下降以及释放至血中的甘油和游离脂肪酸增加。

(4)维生素代谢:许多癌症病人可发生维生素缺乏,血清中一些维生素的水平明显低于正常人,常见的有叶酸、维生素 A 和维生素 C。其原因是多方面的,如体内消耗增加、癌症治疗的影响及病人摄入量下降等。

(5)水和矿物质代谢:在侵润性癌症病人体内常有水和电解质失衡,如低钠血症、低钙血症等。有严重水和电解质失衡的癌症病人可有大量腹泻或呕吐与腹泻同时出现。癌症病人大多数都有血清硒和血清锌水平降低。高钙血症是癌症最常见的内分泌方面的并发症。

二、营养与癌症预防

研究显示,1/3 的癌症是可以预防的,如果群体选择适宜的、多样化和营养平衡的膳食,再加上适度的体力活动和维持适宜的体重,并持之以恒,则可使人类癌症发生率明显减少。

世界癌症研究基金会(WCRF)和美国癌症研究会(AICR)专家小组在 2007 年出版的《食物、营养、体力活动和癌症预防》报告提出了 10 条膳食建议。主要内容如下:

1. 身体肥胖度　在正常体重范围内尽可能瘦。保证童年期到青春期体重呈增长趋势,到 21 岁时体重能处于正常 BMI 值的低端,21 岁以后保持体重在正常范围,避免体重和腰围增加。

2. 身体活动　将从事积极的身体活动作为日常生活的一部分。要多做体能活动。如果处于低等或中等程度的体能劳动,每天应步行 1h 或达到相类似的活动量,每周还应适当安排至少有较剧烈的活动 1h。

3. 促进体重增加的食物和饮料　限制高能量密度食物,避免含糖饮料。高能量密度食物是指能量超过 941~1 151kJ(225~275kcal)/100g 的食物。含糖饮料主要指添加糖的饮料;也要限制果汁的摄入。

4. 植物性食物　以植物来源的食物为主。多食蔬菜和水果、豆类植物(种子类、豌豆类)或大豆类(干燥豆类),减少摄取处理过的淀粉类为主的食物。每天应吃 400~800g 蔬果,其提供的能量应占全天总能量的 7%~14%。

5. **动物性食物** 限制红肉的摄入,避免加工的肉制品。红肉主要指蓄养类动物的肉,如牛肉、猪肉和羊肉。如果可能的话尽量避免食用红肉类,可以从其他食源来获取蛋白质,特别是鱼类、豆类。如果吃红肉,每日红肉的摄取量应少于80g,所提供的能量在总摄入量的10%以下。

6. **含酒精饮料** 限制含酒精饮料。建议不要饮酒,尤其反对酗酒,孕妇、儿童、青少年不应饮酒。如要饮酒,尽量减量。男性每天饮酒不超过一天总摄入能量的5%,女性不超过2.5%。

7. **食物保存、加工、制作** 限制盐的摄入,避免发霉的谷类或豆类。成人每天用盐不要超过6g,儿童按1 000kcal能量摄入3g盐计算,可用加碘食盐以预防甲状腺肿;注意防止易腐和受到霉菌污染,不吃有霉变的食物;应对食物添加剂、农药及其残留物及其他化学污染物指定且检测安全限量;加工烹调鱼、肉的温度不要太高,不吃烧焦的食物,避免肉汁烧焦,尽量少吃烤肉、腌制食品。

8. **膳食补充剂** 强调通过膳食本身满足营养需要,不推荐使用膳食补充剂来减少癌症的危险性。

两条特殊建议:

1. **母乳喂养** 母亲进行哺乳,孩子用母乳喂养。完全母乳喂养婴儿6个月,而后在添加辅食的同时进行母乳喂养。

2. **癌症幸存者** 遵循癌症预防的建议。癌症幸存者应接受专业人员提供的营养照顾,除非有其他建议,应按照关于膳食、健康体重和身体活动的建议进行。

案例9-2中,当遇到像贝蒂一样针对癌症预防的咨询时,可以结合专业知识并参照以上10条膳食建议,给予指导。

三、营养治疗

(一)营养治疗目的

癌症病人存在一系列代谢紊乱,需要营养支持作保证,以改善其营养状态,提高机体抗氧化能力和免疫功能。营养治疗应是癌症治疗方案中不可缺少的一部分。其目的在于预防和纠正癌症发展过程中所发生的营养缺乏,防止和纠正病人的体重减轻,提高机体免疫力,延缓癌症的复发和转移。

手术治疗者通过营养治疗可以提高病人对手术治疗的耐受性,加速伤口愈合,减少术后感染;放化疗者通过营养治疗可以提高病人的耐受能力,减少其毒性和副作用,预防癌症恶病质的发生,对提高其疗效,改善病人的生活质量。

(二)营养治疗原则

营养治疗方案应根据病人病情、治疗方式、机体的营养状况和食欲而随时做出调整。一般原则:

1. **适宜的热能** 成人供给量一般为8.4MJ(2 000kcal)/d左右。具体供给量依年龄、性别、活动量及营养状况而定。使病人保持体重在理想体重范畴,以增强机体的抵抗力。

2. 充足的蛋白质　癌症病人是高代谢状态,蛋白质消耗较大,此外,手术、放化疗也会对机体造成不同程度的损伤,因此,癌症病人常伴有不同程度的蛋白质缺乏。应供给充足的蛋白质以保证病人的营养需求。营养状况良好病人,供给量一般为 1.2g/(kg·d);严重营养不良病人,可按 1.5～2.0/(kg·d)供给。

3. 适当限制脂肪的摄入　因多种癌症的发生都与脂肪,尤其是动物脂肪的摄入过高有关,所以应限制脂肪的摄入。脂肪供给量应占总热能 15%～20%,其中饱和脂肪酸、单不饱和脂肪酸与多不饱和脂肪酸的比例应为 1:1:1。

4. 保证碳水化合物的摄入　足够的碳水化合物供给,可减少蛋白质的消耗,确保蛋白质的充分利用,改善病人的营养状况。但不宜过多,避免高碳水化合物而致低蛋白摄入。碳水化合物供给量以占总能量的 60%～65% 为宜。如胃肠道条件允许,应适当增加膳食纤维的摄入。

5. 充足的维生素和矿物质　多数癌症病人均存在维生素和矿物质的代谢异常与缺乏,因此,应根据临床检测指标,及时予以补充。如病人不能通过膳食调整满足机体需要,可给予适宜的维生素、矿物质制剂。

6. 食物选择

(1)宜用食物:①蘑菇类:如香菇、冬菇、金针菇等含多糖丰富有抗癌作用;②海带:富含藻酸,能促进肠蠕动,防止便秘,抑制致癌物在消化道吸收;③蔬菜类:如莼菜富含维生素 B_{12}、海藻多糖碱、天门冬素等,能有效地阻止癌细胞的增值;卷心菜、南瓜、豌豆、莴笋等蔬菜中含有能破坏亚硝胺的物质;胡萝卜、菠菜、番茄、紫菜等,都富含大量的胡萝卜素、维生素 C 等具有抗癌作用的成分;④参类:人参含有蛋白质合成促进因子,可抑制人体胃癌、胰腺癌、结肠癌、乳腺癌;鱼类富含锌、硒、钙、碘等物质,具有防癌作用;葱蒜类:如大蒜、洋葱、韭菜、大葱、小葱等,含不同的有机硫化物,可以防癌、抗癌;⑤豆类:大豆富含异黄酮,对乳腺癌和结肠癌等有明显抑制作用;⑥茶叶:富含茶多酚、叶绿素及多种维生素,具有防癌、抗癌作用。

(2)限用食物:动物脂肪、虾蟹类、酸泡食物、腌制与烟熏食物、辛辣刺激食性食物和调味品、罐头制品以及反复高温油炸食物等。

7. 根据病人的病情随时调整营养治疗方案　如肾功能不全时,需限制蛋白质、钠盐和水的摄入。

(三)营养支持方法的选择

营养支持的方法可分为肠内和肠外营养支持。癌症病人的营养支持方案应在营养支持使用原则基础上制定个性化方案。营养支持使用原则是:在胃肠功能良好并且安全使用时,首选肠内营养支持途径,能自主经口摄食者尽量选择自主经口进食;当癌症病人胃肠功能障碍,如手术后接受放化疗的病人,特别是胃肠癌症手术病人,不宜肠内营养时,可通过静脉途径进行肠外营养支持。

1. 肠内营养支持　癌症病人宜首先采用肠内营养支持,因为肠内营养可维护肠黏膜屏障完整性;同时肠内营养支持更符合生理状况。肠内营养可分为自主经口摄食及"强迫"摄食方案(包括鼻胃管饲及胃造瘘术、空肠造瘘术管饲,详见第八章)。经口摄食强调充分使用病人喜爱的高营养食物,含有浓缩的碳水化合物、蛋白质及脂肪。要素膳食配方可取代正常膳食,也可作为辅助营养品。一旦自主经口进食无法满足要求,可进一步采用管饲法,短期可经鼻胃管进行,长期则需经胃造瘘或空肠造瘘,采用要素膳替代配方。

2.肠外营养支持　肠外营养是指经静脉系统补充病人所需营养。病人可在不进食的情况下减少和防止体内蛋白质消耗,促进合成,有效的降低病死率。根据癌症病人的情况可考虑部分肠外营养或完全肠外营养。当肠内营养支持不能满足需要或无法进行,如存在胃肠功能不全时,除肠内营养外,可以同时使用胃肠外营养;对消化道功能严重障碍或食管、胃肠道癌症切除术病人,可采用完全肠外营养。但应注意的是,应用肠外营养支持时,肠粘膜将废用、萎缩,屏障功能发生障碍,因而只要条件允许,肠外营养应与肠内营养支持并用。

(四)手术病人的营养治疗

1.手术治疗对癌症病人的影响　手术切除癌肿,仍然是目前最有效的治疗方法。但是,手术作为一种创伤性治疗手段,在癌肿被切除的同时,器官的修复和重建会给病人在生理、生化和营养代谢等各方面带来一些新的变化和障碍。如创伤刺激,可引起机体产生应激反应:交感神经兴奋,胰岛素分泌减少,肾上腺素、去甲肾上腺素、胰高血糖素促肾上腺皮质激素等分泌均增加,机体的静息能量消耗增加;机体对糖的利用率下降,容易发生高血糖、糖尿;蛋白分解代谢增加,尿氮排出增加,出现负氮平衡;糖异生过程活跃,脂肪分解明显。癌症病人手术前如存在营养状况不良,可引起各种并发症和死亡率的增加,影响抗癌治疗的疗效。因此,对于手术治疗的癌症病人,做好手术前后的营养支持,是一项非常重要的工作。

2.手术前病人的营养支持　手术前营养支持的目的在于:增强体质,提高机体免疫功能,以使病人能够耐受麻醉及手术产生的应激反应;储存能量及营养素减少术后消耗给机体带来的副反应。手术病人术前如无特殊营养支持禁忌证,应尽可能补充各种营养素,即适当采用高能量、高蛋白质、高维生素膳食。对已存在营养不良的病人,应设法予以改善,如能口服最好采用经口摄食,必要时还可配合肠内营养制剂或静脉营养支持。

对消化道癌症病人,如食管癌、胃癌病人出现食管内有异物感、吞咽困难、进食后胃疼痛或饱胀等症状时,可考虑选用管饲饮食以补充足够的能量及各种营养素,并可选择高蛋白配方,以预防消瘦、贫血、低蛋白血症等情况的发生。结肠、直肠癌病人有便血时,应给予少渣高蛋白半流质饮食。对明显消瘦、贫血病人宜按照标准体重供给足够的营养。对吞咽非常困难,进食严重不足病人应辅以肠内营养或静脉营养治疗。

3.手术后病人的营养支持　正常机体组织不断进行代谢和更新,并通过膳食不断向人体内补充各种营养素,以补偿人体营养物质的生理性丢失。然而,在手术期间,由于人体内营养物质的丢失可能急剧增加,与此同时,通过膳食对营养物质的补充又大为减少,甚至在一段时间内,某些病人完全不能进食。因此,手术后病人的营养供给就显得极为重要。

蛋白质是维持人体组织生长、更新和修复的不可缺少的物质,癌症病人术后应特别注意蛋白质的补充。癌症病人手术部位及病情不同,具体的营养支持也会有不同。术后膳食一般多从流质饮食开始,并很快过渡到半流质(一般食用流质饮食不应超过7d),直到普通饮食。最初应采用少食多餐的供给方式,以增加营养摄入。

(五)化疗病人的营养治疗

1.化疗对癌症病人的影响　化疗是治疗癌症的重要手段之一,但在杀死癌细胞的同时也杀伤机体正常的细胞。化疗可对机体产生以下毒副作用:胃肠道反应,恶心、呕吐、纳差,腹腹泻等,影响食欲、影响营养素的摄入;骨髓抑制,贫血、白细胞减少、血小板减少,容易并发感染和出血;心、肝、肺、肾等重要脏器功能损害;其他如脱发等。

2.化疗病人的营养支持　化疗病人需补充大量的营养,充足的营养有利于病情的改善。据临床观察,肺癌病人体重下降超过6%,若营养治疗与抗癌药同时进行,可使50%的病人取得满意的疗效,如果不给予营养治疗,仅有20%病人有疗效。营养膳食要求:

(1)少而精:由于化疗期间易出现胃肠道反应,影响食欲,选择食物要少而精,应是高质量蛋白质、高能量食物多样交替,使病人坚持进食。可少食多餐,并且可在膳食中添加一些调味品,使食物味道鲜美,或使食谱多样化,改变烹调等方法,以增加食欲。

(2)清淡易消化:当病人出现消化道反应时,在膳食上选择清淡、易消化的食物,采用少油或无油膳食。但如呕吐严重,应暂禁食,以减轻胃的负担,可从静脉补充葡萄糖、氨基酸、蛋白质等。

(3)多食富吃富含维生素C和维生素A的食物:如西红柿、山楂、橙子、柠檬等蔬菜水果,以增强机体抵抗力,抑制癌细胞增生。

(4)增加谷氨酰胺:谷氨酰胺对化疗副作用或某些应激反应有保护作用。可在膳食中适当增加谷氨酰胺含量丰富的食物或补充谷氨酰胺制剂。

(5)忌食辛辣刺激性食物:如辣椒、芥末、胡椒及酒类。

(6)多饮水:化疗当天,应增加饮水量,大于2 500ml/d,促进药物及代谢产物的排泄,减轻对肾脏损伤。

(六)放疗病人的营养治疗

1.放疗对癌症病人的影响　放疗是利用放射线的电离辐射作用,破坏或杀灭癌细胞,从而达到治疗目的一种方法。放疗对人体产生的毒副作用有全身反应和局部反应。全身表现有精神不振、食欲下降、身体衰弱、疲乏、恶心、呕吐、厌食、食后胀满、体重下降及骨髓抑制表现等;局部反应表现为皮肤及口腔黏膜损害。

2.放疗病人的营养支持　放疗后病人耗能较大,并有全身反应和局部皮肤、黏膜损害。其营养膳食要求:

(1)多饮水:饮水量保证500～2 000ml/d,以利代谢物的排泄。

(2)"三高一低"膳食:高蛋白、高能量、高维生素,低脂肪。蛋白质供给量按1.5～2.0g/kg计算,动物性蛋白应占2/3以上,以禽类、鱼类、奶类、蛋类、瘦肉为主。当病人恶心、呕吐时烹调油不宜过多,全天用油25g。增加富含维生素的食物,尤其是维生素A、维生素C和B族维生素等。

(3)少食多餐,给予易消化的食物,每天4～6餐。可给予半流食、软食,要精心烹调食物,忌过甜、辛辣油腻等刺激性的食物,适当进食带有咸味的食物和点心,防止或减轻消化道症状。

(4)适当增加抵御射线的食物:以防射线对正常组织的损伤,膳食中给予海带、紫菜等。

本章小结

本章简单介绍了各系统常见疾病的病因与临床表现,详述了营养与各类疾病的关系及其疾病的营养治疗。营养对疾病的发生、发展和转归都有着非常密切的关系。营养治疗的目的是根据人体在疾病时的代谢变化和对营养素需要的不同,采用合理营养与膳食来调整人体代谢,提高人体对疾病的抵抗力,预防疾病的进一步发展,防止并发症,促进病人早日康复。学生在学习中要重点掌握内分泌与代谢性、循环系统、消化系统、泌尿系统等常见疾病及癌症的营养治疗。

本章关键词:营养;疾病;治疗

课后思考

1. 说出常见疾病的营养治疗原则。简述膳食与营养对癌症发生发展的影响,如何进行膳食预防?

2. 黄先生,男,51岁,身高176cm,体重70kg,从事办公室工作,空腹血糖8.8mmol/L,尿糖(++),明确诊断为2型糖尿病,采用营养膳食治疗。请用食物交换份法为该病人编制一份一日食谱。

3. 陈女士,47岁,因慢性胆囊炎急性发作住院治疗,6天后病情好转出院。第2天早餐吃了1个油煎鸡蛋和一碗面条,上午因剧烈胆绞痛再次住院。请分析其胆绞痛的发病机理,并给予健康教育。

(吴卫琴　王维利)

附录一

中国居民膳食营养素参考摄入量(DRIs)

表1 能量和蛋白质的每日推荐摄入量(RNIs)及脂肪供能比

年龄/岁	能量的 RNIs/(MJ/kg·d)# 男		女		蛋白质的 RNIs(g)* 男	女	脂肪占能量百分比(%)
0~	0.4(95)*						45~50
0.5~	0.4(95)*				1.5~3.0(g/kg·d)		35~40
1~	4.60	(1 100)	4.40	(1 050)	35	35	
2~	5.02	(1 200)	4.81	(1 150)	40	40	30~35
3~	5.64	(1 350)	5.43	(1 300)	45	45	
4~	6.06	(1 450)	5.83	(1 400)	50	50	
5~	6.70	(1 600)	6.27	(1 500)	55	55	
6~	7.10	(1 700)	6.67	(1 600)	55	55	
7~	7.53	(1 800)	7.10	(1 700)	60	60	25~30
8~	7.94	(1 900)	7.53	(1 800)	65	65	
9~	8.36	(2 000)	7.94	(1 900)	65	65	
10~	8.80	(2 100)	8.36	(2 000)	70	65	
11~	10.04	(2 400)	9.20	(2 200)	75	75	
14~	12.00	(2 900)	9.62	(2 400)	85	80	25~30
18~							20~30
体力活动 PAL▲							
轻	10.03	(2 400)	8.80	(2 100)	75	65	
中	11.29	(2 700)	9.62	(2 300)	80	70	
重	13.38	(3 200)	11.30	(2 700)	90	80	
孕妇			+0.84	(+200)	+5,+15,+20△		
乳母			+2.09	(+500)	+20		
50~							20~30
体力活动 PAL▲							
轻	9.62	(2 300)	8.00	(1 900)			
中	10.87	(2 600)	8.36	(2 000)			
重	13.00	(3 100)	9.20	(2 200)			
60~					75	65	20~30
体力活动 PAL▲							
轻	7.94	(1 900)	7.53	(1 800)			
中	9.20	(2 200)	8.36	(2 000)			
70~					75	65	20~30
体力活动 PAL▲							
轻	7.94	(1 900)	7.10	(1 900)			
中	8.80	(2 100)	8.00	(1 900)			
80~	7.74	(1 900)	7.10	(1 700)	75	65	20~30

注：# 各年龄组的能量的 RNI 与其 EAR 相同，() 内为 RNI/kcal 值；* 为 AI，非母乳喂养应增加 20%；▲ PAL，体力活动水平；△表示孕早、中、晚期分别增加 5、15、20。（凡表中数字缺如之处表示未制定该参考值）

表2 常量和微量元素的每日推荐摄入量或适宜摄入量

年龄/岁	适宜摄入量(AI)					推荐摄入量(RNI)				适宜摄入量(AI)				
	钙Ca (mg)	磷P (mg)	钾K (mg)	钠Na (mg)	镁Mg (mg)	铁Fe (mg)	碘I (μg)	锌Zn (mg)	硒Se (μg)	铜Cu (mg)	氟F (mg)	铬Gr (μg)	锰Mn (mg)	钼Mo (mg)
0~	300	150	500	200	30	0.3	50	1.5	15(AI)	0.4	0.1	10		
0.5~	400	300	700	500	70	10	50	8.0	20(AI)	0.6	0.4	15		
1~	600	450	1 000	650	100	12	50	9.0	20	0.8	0.6	20		15
4~	800	500	1 500	900	150	12	90	12.0	25	1.0	0.8	30		20
7~	800	700	1 500	1 000	250	12	90	13.5	35	1.2	1.0	30		30
						男 女		男 女						
11~	1 000	1 000	1 500	1 200	350	16 18	120	18.0 15.0	45	1.8	1.2	40		50
14~	1 000	1 000	2 000	1 800	350	20 25	150	19.0 15.5	50	2.0	1.4	40		50
18~	800	700	2 000	2 200	350	15 20	150	15.0 11.5	50	2.0	1.5	50	3.5	60
50~	1 000	700	2 000	2 200	350	15	150	11.5	50	2.0	1.5	50	3.5	60
孕妇														
早期	800	700	2 500	2 200	400	15	200	11.5	50					
中期	1 000	700	2 500	2 200	400	25	200	16.5	50					
晚期	1 200	700	2 500	2 200	400	35	200	16.5	50					
乳母	1 200	700	2 500	2 200	400	25	200	21.5	65					

注:凡表中数字缺如之处表示未制定该参考值。

表3 脂溶性和水溶性维生素的每日推荐摄入量或适宜摄入量

年龄/岁	推荐摄入量(RNI)	适宜摄入量(AI)	推荐摄入量(RNI)					适宜摄入量(AI)	推荐摄入量(RNI)		适宜摄入量(AI)		
	维生素A (μgRE)	维生素D (μg)	维生素E (mg)	维生素B_1 (mg)	维生素B_2 (mg)	烟酸 (mgNE)	维生素B_6 (mg)	维生素B_{12} (μg)	叶酸 (μgDFE)	维生素C (mg)	泛酸 (mg)	生物素 (μg)	胆碱 (mg)
0~	400(AI)	10	3	0.2(AI)	0.4(AI)	2(AI)	0.1	0.4	65(AI)	40	1.7	5	100
0.5~	400(AI)	10	3	0.3(AI)	0.5(AI)	3(AI)	0.3	0.5	80(AI)	50	1.8	6	150
1~	500	10	4	0.6	0.6	6	0.5	0.9	150	60	2.0	8	200
4~	600	10	5	0.7	0.7	7	0.6	1.2	200	70	3.0	12	250
7~	700	10	7	0.9	1.0	9	0.7	1.2	200	80	4.0	16	300
11~	700	5	10	1.2	1.2	12	0.9	1.8	300	90	5.0	20	350
	男 女			男	女 男	女 男	女						
14~	800 700	5	14	1.5	1.2 1.5	1.2 15	12	1.1	2.4	400	100	5.0	25	450
18~	800 700	5	14	1.4	1.3 1.4	1.2 14	13	1.2	2.4	400	100	5.0	30	500
50~	800 700	10	14	1.3	1.4	13	1.5	2.4	400	100	5.0	30	500
孕妇														
早期	800	5	14	1.5	1.7	15	1.9	2.6	600	100	6.0	30	500
中期	900	10	14	1.5	1.7	15	1.9	2.6	600	130	6.0	30	500
晚期	900	10	14	1.5	1.7	15	1.9	2.6	600	130	6.0	30	500
乳母	1 200	10	14	1.8	1.7	18	1.9	2.8	500	130	7.0	35	500

注:DFE为膳食叶酸当量;凡表中数字缺如之处表示未制定该参考值。

表4　某些营养素的每日可耐受最高摄入量(UIs)

年龄/岁	钙 Ca(mg)	磷 P(mg)	镁 Mg(mg)	铁 Fe(mg)	碘 I(μg)	锌 Zn(mg)		硒 Se(μg)	铜 Cu(mg)	氟 F(mg)	铬 Cr(μg)	锰 Mn(mg)	钼 Mo(μg)
						男	女						
0～				10				55		0.4			
0.5～				30		13		80		0.8			
1～	2 000	3 000	200	30		23		120	1.5	1.2	200		80
4～	2 000	3 000	300	30		23		180	2.0	1.6	300		110
7～	2 000	3 000	500	30	800	28		240	3.5	2.0	300		160
11～	2 000	3 500	700	50	800	37	34	300	5.0	2.4	400		280
14～	2 000	3 500	700	50	800	42	35	360	7.0	2.8	400		280
18～	2 000	3 500	700	50	1 000	45	37	400	8.0	3.0	500	10	350
50～	2 000	3 500▲	700	50	1 000	37	37	400	8.0	3.0	500	10	350
孕妇	2 000	3 000	700	60	1 000		35	400					
乳母	2 000	3 500	700	50	1 000		35	400					

年龄/岁	维生素A (μgRE)	维生素D (μg)	维生素B1 (mg)	维生素C (mg)	叶酸 (μgDFE)	烟酸 (mgNE)	胆碱 (mg)
0～				400			600
0.5～				500			800
1～			50	600	300	10	1 000
4～	2 000	20	50	700	400	15	1 500
7～	2 000	20	50	800	400	20	2 000
11～	2 000	20	50	900	600	30	2 500
14～	2 000	20	50	1 000	800	30	3 000
18～	3 000	20	50	1 000	1 000	35	3 500
50～	3 000	20	50	1 000	1 000	35	3 500
孕妇	2 400	20		1 000	1 000		3 500
乳母		20		1 000	1 000		3 500

注：*NE为烟酸当量；♯DEF为膳食叶酸当量；▲60岁以上磷的UL为3 000mg(表中数字缺如之处表示未制定该参考值)。

附录二

各类食物成分简表(每100g食部)

表1 谷类及谷类制品食物成分表

食物名称	食部	能量		水分	蛋白质	脂肪	膳食纤维	碳水化合物	视黄醇当量	硫胺素	核黄素	抗坏血酸	钙	铁	锌
	g	kJ	kcal	g	g	g	g	g	μg	mg	mg	mg	mg	mg	mg
粳米(标一)	100	1435	384	13.7	7.7	0.6	0.6	76.8	---	0.16	0.08	---	11	1.1	1.45
粳米(特级)	100	1 397	334	16.2	7.3	0.4	0.4	75.3	---	0.08	0.04	---	24	0.9	1.07
米饭(蒸)	100	477	114	71.1	2.5	0.2	0.4	25.6	---	0.02	0.03	---	6	0.2	0.47
米饭(蒸)	100	490	117	70.6	2.6	0.3	0.2	26.0	---	---	0.03	---	7	2.2	1.36
米粉(干,细)	100	1 448	346	12.3	8.0	0.1	0.1	78.2	---	0.03	---	---	---	1.4	2.27
米粥	100	19 246	88.6	1.1	0.3	0.1	9.8	---	---	0.03	---	7	0.1	0.20	---
晚籼(特)	100	1 431	342	14.0	8.1	0.3	0.2	76.7	---	0.09	0.10	---	6	0.7	1.50
籼米(标准)	100	1452	347	12.6	7.9	0.6	0.8	77.5	---	0.09	0.04	---	12	1.6	1.47
苦荞麦粉	100	1 272	304	19.3	9.7	2.7	5.8	60.2	---	0.32	0.21	---	39	4.4	2.02
糯米(粳)	100	1 435	343	13.8	7.9	0.8	0.7	76.0	---	0.20	0.05	---	21	1.9	1.77
糯米(紫红)	100	1 435	343	13.8	8.3	1.7	1.4	73.7	---	0.31	0.12	---	13	3.9	2.16
荞麦	100	1 356	324	13.0	9.3	2.3	6.5	66.5	3	0.28	0.16	---	47	6.2	3.62
青稞	100	1 417	338	12.4	8.1	1.5	1.8	73.2	0	0.34	0.11	0	113	40.7	2.38
糌粑	100	1 075	257	49.3	4.1	13.1	1.8	30.7	---	0.05	0.15	---	71	13.9	9.55
方便面	100	1 975	472	3.6	9.5	21.1	0.7	60.9	---	0.12	0.06	---	25	4.1	1.06

续表

麸皮	100	920	220	14.5	15.8	4.0	31.3	30.1	20	0.30	0.30	---	206	9.9	5.98
富强粉	100	1 488	355	11.6	10.3	1.2	0.3	75.9	0	0.39	0.08	0	5	2.8	1.58
小麦粉（标准粉）	100	1 439	344	12.7	11.2	1.5	2.1	71.5	---	0.28	0.08	---	31	3.5	1.64
挂面（标准粉）	100	1 439	334	12.4	10.1	0.7	1.6	74.4	---	0.19	0.04	---	14	3.5	1.22
挂面（精白粉）	100	1 452	347	12.7	9.6	0.6	0.3	75.7	---	0.20	0.04	---	21	3.2	0.74
烙饼（标准粉）	100	1 067	225	36.4	7.5	2.3	1.9	51.0	---	0.02	0.04	---	20	2.4	0.94
馒头（蒸,标准粉）	100	975	233	40.5	7.8	1.0	1.5	48.3	---	0.05	0.07	---	18	1.9	1.01
馒头（蒸,富强粉）	100	870	208	47.3	6.2	1.2	1.0	43.2	---	0.02	0.02	---	58	1.7	0.40
油条	100	1 615	386	21.8	6.9	17.6	0.9	50.1	---	0.01	0.07	---	6	1.0	0.75
小米	100	1 498	358	11.6	9.0	3.1	1.6	73.5	17	0.33	0.10	---	41	5.1	1.87
小米粥	100	192	46	89.3	1.4	0.7	---	8.4	---	0.02	0.07	---	10	1.0	0.41
燕麦片	100	1 536	367	9.2	15.0	6.7	5.3	61.6	---	0.30	0.13	---	186	7.0	2.59
莜麦面	100	1 354	324	11.0	12.2	7.2	15.3	52.5	3	0.39	0.04	---	27	13.6	2.21
玉米（黄）	100	1 402	335	13.2	8.7	3.8	6.4	66.6	17	0.21	0.13	---	14	2.4	1.70
玉米（鲜）	46	444	106	71.3	4.0	1.2	2.9	19.9	---	0.16	0.11	16	---	1.1	0.90
玉米罐头	100	26	6	93.0	1.1	0.2	4.9	0.8	7	---	---	---	6	0.1	0.33
玉米糁（黄）	100	1 452	347	12.8	7.9	3.0	3.6	72.0	---	0.10	0.08	---	49	2.4	1.16

表2 干豆类及豆制品食物成分表

食物名称	食部	能量		水分	蛋白质	脂肪	膳食纤维	碳水化合物	视黄醇当量	硫胺素	核黄素	抗坏血酸	钙	铁	锌
	g	kJ	kcal	g	g	g	g	g	μg	mg	mg	mg	mg	mg	mg
蚕豆（去皮）	100	1 431	342	11.3	25.4	1.6	2.5	56.4	50	0.20	0.20	---	54	2.5	3.32
赤小豆	100	1 293	309	12.6	20.2	0.6	7.7	55.7	13	0.16	0.11	---	74	7.4	2.20
豆腐	100	339	81	82.8	8.1	3.7	0.4	3.8	---	0.04	0.03	---	164	1.9	1.11
豆腐（南）	100	238	57	87.9	6.2	2.5	0.2	2.4	---	0.02	0.04	---	116	1.5	0.59
腐竹	100	1 929	459	7.9	44.6	21.7	1.0	21.3	---	0.13	0.07	---	77	16.5	3.69
腐乳（白）	100	556	133	68.3	10.9	8.2	0.9	3.9	22	0.03	0.04		61	3.8	0.69
腐乳（红）	100	632	151	61.2	12.0	8.1	0.6	7.6	15	0.02	0.21		87	11.5	1.67
千张	100	1 088	260	52.0	245.5	16.0	1.0	4.5	5	0.04	0.05	---	313	6.4	2.52
香干	100	615	147	69.2	15.8	7.8	0.8	3.3	7	0.04	0.03	---	299	5.7	1.59
豆浆	100	54	13	96.4	1.8	0.7	1.1	0.0	15	0.02	0.02	---	10	0.5	0.24
豆浆粉	100	1 766	422	1.5	19.7	9.4	2.2	64.6	---	0.07	0.05	---	101	3.7	1.77
豆粕	100	1 297	310	11.5	42.6	2.1	7.6	30.2	---	0.49	0.20		154	14.9	0.50
黄豆	100	1 502	359	10.2	35.1	16.0	15.5	18.6	37	0.41	0.20	---	191	8.2	3.34
黄豆粉	100	1 749	418	6.7	32.8	18.3	7.0	30.5	63	0.31	0.22	---	207	8.1	3.89
绿豆	100	1 322	316	12.3	21.6	0.8	6.4	55.6	22	0.25	0.11		81	6.5	2.18
豌豆	100	1 310	313	10.4	20.3	1.1	10.4	55.4	42	0.49	0.14	---	97	4.9	2.35
芸豆（杂）	100	1 280	306	9.8	22.4	0.6	10.5	52.8	---	---	---	---	349	8.7	2.22

表 3 鲜豆类食物成分表

食物名称	食部	能量		水分	蛋白质	脂肪	膳食纤维	碳水化合物	视黄醇当量	硫胺素	核黄素	抗坏血酸	钙	铁	锌
	g	kJ	kcal	g	g	g	g	g	μg	mg	mg	mg	mg	mg	mg
扁豆	91	155	37	88.3	2.7	0.2	2.1	6.1	25	0.04	0.07	13	38	1.9	0.72
蚕豆	31	435	104	70.2	8.8	0.4	3.1	16.4	52	0.37	0.10	16	16	3.5	1.37
黄豆芽	100	184	44	88.8	4.5	1.6	1.5	3.0	5	0.04	0.07	8	21	0.9	0.54
毛豆	53	515	123	69.6	13.1	5.0	4.0	6.5	22	0.15	0.07	27	135	3.5	1.73
豇豆	97	121	29	90.3	2.9	0.3	2.3	3.6		0.07	0.09	19	27	0.5	0.54
绿豆芽	100	75	18	94.6	2.1	0.1	0.8	2.1	3	0.05	0.06	6	9	0.6	0.35
豆角	96	126	30	90.0	2.5	0.2	2.1	4.6	33	0.05	0.07	18	29	1.5	0.54
豌豆（带荚）	42	439	105	70.2	7.4	0.3	3.0	18.2	37	0.43	0.09	14	21	1.7	1.29
豌豆苗	86	141	34	89.6	4.0	0.8	1.9	2.6	344	0.05	0.11	67	40	4.2	0.77

表 4 根茎类食物成分表

食物名称	食部	能量		水分	蛋白质	脂肪	膳食纤维	碳水化合物	视黄醇当量	硫胺素	核黄素	抗坏血酸	钙	铁	锌
	g	kJ	kcal	g	g	g	g	g	μg	mg	mg	mg	mg	mg	mg
百合（干）	100	1 431	342	10.3	6.7	0.5	1.7	77.8	---	0.05	0.09	---	32	5.9	1.31
荸荠	78	247	59	83.6	1.2	0.2	1.1	13.1	3	0.02	0.02	7	4	0.6	0.34
苤蓝	78	126	30	90.8	1.3	0.2	1.3	5.7	3	0.04	0.02	41	25	0.3	0.17
甘薯（白心）	86	435	104	72.6	1.4	0.2	1.0	24.2	37	0.07	0.04	24	24	0.8	0.22
甘薯（红心）	90	414	99	73.4	1.1	0.2	1.6	23.1	125	0.04	0.04	26	23	0.5	0.15
胡萝卜（橙）	96	155	37	89.2	1.0	0.2	1.1	7.7	688	0.04	0.03	13	32	1.0	0.23
葵笋	77	106	25	91.1	1.7	0.2	2.0	4.2	---	0.05	004	12	2	0.5	0.29
芥菜头	83	138	33	89.6	1.9	0.2	1.4	6.0	---	0.06	0.02	34	65	0.8	0.39
凉薯	91	230	55	85.2	0.9	0.1	0.8	12.6	---	0.03	0.03	13	21	0.6	0.23
白萝卜	95	84	20	93.4	0.9	0.1	1.0	4.0	3	0.02	0.03	21	36	0.5	0.30
变萝卜	94	109	26	91.6	1.2	0.2	1.2	5.2	1	0.04	0.02	24	45	0.8	0.29
青萝卜	95	130	31	91.0	1.3	0.2	0.8	6.0	10	0.04	0.06	14	40	0.8	0.34
马铃薯	94	318	76	79.8	2.0	0.2	0.7	16.5	5	0.08	0.04	27	8	0.8	0.37
魔芋精粉	100	155	37	12.2	4.6	0.1	74.4	4.4	---	微量	0.10	---	45	1.6	2.05
藕	88	293	70	80.5	1.9	0.2	1.2	15.2	3	0.09	0.03	44	39	1.4	0.23
山药	83	234	56	84.8	1.9	0.2	0.8	11.6	7	0.05	0.02	5	16	0.3	0.27
芋头	84	331	79	78.6	2.2	0.2	1.0	17.1	27	0.06	0.05	6	36	1.0	0.49
春笋	66	84	20	91.4	2.4	0.1	2.8	2.3	5	0.05	0.04	5	8	2.4	0.43

表5 茎、叶、苔、花类蔬菜食物成分表

食物名称	食部	能量		水分	蛋白质	脂肪	膳食纤维	碳水化合物	视黄醇当量	硫胺素	核黄素	抗坏血酸	钙	铁	锌
	g	kJ	kcal	g	g	g	g	g	μg	mg	mg	mg	mg	mg	mg
菠菜(赤根菜)	89	100	24	91.2	2.6	0.3	1.7	2.8	487	0.20	0.18	82	411	25.9	3.91
菜花	82	100	24	92.4	2.1	0.2	1.2	3.4	5	0.03	0.08	61	23	1.1	0.38
大白菜(青白口)	83	63	15	95.1	1.4	0.1	0.9	2.1	13	0.03	0.04	28	35	0.6	0.61
大白菜(酸)	100	59	14	95.2	1.1	0.2	0.5	1.9	5	0.02	0.02	2	48	1.6	0.36
小白菜	81	63	15	94.5	1.5	0.3	1.1	1.6	280	0.02	0.09	28	90	1.9	0.51
大葱	82	126	30	91.0	1.7	0.3	1.3	5.2	10	0.01	0.12	8	24	---	0.13
大蒜	85	527	126	66.6	4.5	0.2	1.1	26.5	5	0.04	0.06	7	39	1.2	0.88
青蒜	84	126	30	90.4	2.4	0.3	1.7	4.5	98	0.06	0.04	16	24	0.8	0.23
蒜苗	82	155	37	88.9	2.1	0.4	1.8	6.2	47	0.11	0.08	35	29	1.4	0.46
茴香菜	86	100	24	91.2	2.5	0.4	1.6	2.6	402	0.06	0.09	26	154	1.2	0.73
茭白	74	96	23	92.2	1.2	0.2	1.9	4.0	5	---	---	---	---	---	---
金针菜	98	833	199	40.3	19.4	1.4	7.7	27.2	307	0.05	0.21	10	301	8.1	3.99
韭菜	90	109	26	91.8	2.4	1.4	3.2	235	0.02	24	42	1.6	0.43	---
芦笋	90	75	18	93.0	1.4	0.1	1.9	3.0	17	0.04	0.05	45	10	1.4	0.41
萝卜缨(小红)	93	84	20	92.8	1.6	0.3	1.4	2.7	118	0.02	---	77	---	---	---
芹菜茎	67	84	20	93.1	1.2	0.2	1.2	3.3	57	0.02	0.06	8	80	1.2	0.24
花叶生菜	94	54	13	95.8	1.3	0.3	0.7	1.3	298	0.03	0.06	13	34	0.9	0.27
茼蒿	82	88	21	93.0	1.9	0.3	1.2	2.7	252	0.04	0.09	18	73	2.5	0.35
蕹菜	76	84	20	92.9	2.2	0.3	1.4	2.2	253	---	---	---	---	---	---
莴苣笋	62	59	14	95.5	1.0	0.1	0.6	2.2	25	0.02	0.06	4	23	0.9	0.33
乌菜	89	105	25	91.8	2.6	0.4	1.4	2.8	168	0.06	0.11	45	186	3.0	0.70
西兰花	83	138	33	90.3	4.1	0.6	1.6	2.7	1202	0.09	0.13	51	67	1.0	0.78
苋菜(青)	74	105	25	90.2	2.8	0.3	2.2	2.8	352	0.03	0.12	47	187	5.4	0.80
香椿	76	197	47	85.2	1.7	0.4	1.8	9.1	117	---	---	---	---	---	---
小葱	73	100	24	92.7	1.6	0.4	1.4	3.5	140	---	---	---	---	---	---
雪里蕻(叶用芥菜)	94	100	24	91.5	2.0	0.4	1.6	3.1	52	---	---	---	---	---	---
葱头	90	163	39	89.2	1.1	0.2	0.9	8.1	3	0.20	0.14	5	351	6.2	1.13
荠菜(蓟菜)	88	113	27	90.6	2.9	0.4	1.7	3.0	432	---	---	---	---	---	---
油菜	87	96	23	92.9	1.8	0.5	1.1	2.7	103	0.08	0.07	65	156	2.8	0.72
圆白菜	86	92	22	93.2	1.5	0.2	1.0	3.6	12	0.03	0.03	40	49	0.6	0.25
芫荽	81	130	31	90.5	1.8	0.4	1.2	5.0	193	0.04	0.14	48	101	2.9	0.45

表6 瓜菜类食物成分表

食物名称	食部	能量		水分	蛋白质	脂肪	膳食纤维	碳水化合物	视黄醇当量	硫胺素	核黄素	抗坏血酸	钙	铁	锌
	g	kJ	kcal	g	g	g	g	g	μg	mg	mg	mg	mg	mg	mg
菜瓜	88	75	18	95.0	0.6	0.2	0.4	3.5	3	0.02	0.01	12	20	0.5	0.10
冬瓜	80	46	11	96.6	0.4	0.2	0.7	1.9	13	0.01	0.01	18	19	0.2	0.07
哈密瓜	71	142	34	91.0	0.5	0.1	0.2	7.7	153	---	0.01	12	4	---	0.13
黄瓜	92	63	15	95.8	0.8	0.2	0.5	2.4	15	0.02	0.03	9	24	0.5	0.18
苦瓜	81	79	19	93.4	1.0	0.1	1.4	3.5	17	0.03	0.03	56	14	0.7	0.36
木瓜	86	113	27	92.2	0.4	0.1	0.8	6.2	145	0.01	0.02	43	17	0.2	0.25
南瓜	85	92	22	93.5	0.7	0.1	0.8	4.5	148	0.03	0.04	8	16	0.4	0.14
丝瓜	83	84	20	94.3	1.0	0.2	0.6	3.6	15	0.02	0.04	5	14	0.4	0.21
笋瓜	91	50	12	96.1	0.5	---	0.7	2.4	17	0.04	0.02	5	14	0.6	0.09
白兰瓜	55	88	21	93.2	0.6	0.1	0.8	4.5	7	0.02	0.03	14	---	---	---
西瓜	56	105	25	93.3	0.6	0.1	0.3	5.5	75	0.02	0.03	6	8	0.3	0.10
西葫芦	73	75	18	94.9	0.8	0.2	0.6	3.2	5	0.01	0.03	6	15	0.3	0.12
葫子(茄科)	85	113	27	92.2	0.7	0.1	0.9	5.9	163	0.01	0.06	29	49	---	0.56
辣椒(尖,青)	84	96	23	91.9	1.4	0.3	2.1	3.7	57	0.03	0.04	62	15	0.7	0.22
茄子	93	88	21	93.4	1.1	0.2	1.3	3.6	8	0.02	0.04	5	24	0.5	0.23
灯笼椒	82	92	22	93.0	1.0	0.2	1.4	4.0	57	0.03	0.03	72	14	0.8	0.19
番茄	97	79	19	94.4	0.9	0.2	0.5	3.5	92	0.03	0.03	19	10	0.4	0.13

表7 咸菜类食物成分表

食物名称	食部	能量		水分	蛋白质	脂肪	膳食纤维	碳水化合物	视黄醇当量	硫胺素	核黄素	抗坏血酸	钙	铁	锌
	g	kJ	kcal	g	g	g	g	g	μg	mg	mg	mg	mg	mg	mg
八宝菜	100	301	72	72.3	4.6	1.4	3.2	10.2	---	0.17	0.03	---	110	4.8	0.53
甜蒜头	74	477	114	66.1	2.1	0.2	1.7	25.9	---	0.04	0.06	---	38	1.3	0.44
甜酸饺头	100	4.6	97	73.7	0.5	0.5	0.4	22.6	---	微量	微量	---	68	4.2	---
腌雪里蕻	100	105	25	77.1	2.4	0.2	2.1	3.3	8	0.05	0.07	4	294	5.5	0.74
榨菜	100	121	29	75.0	2.2	0.3	2.1	4.4	83	0.03	0.06	2	155	3.9	0.63
酱苤蓝丝	100	163	39	73.4	5.5	---	1.5	4.2	---	0.08	0.05	---	38	2.7	1.04
酱黄瓜	100	100	24	76.2	3.0	0.3	1.2	2.2	30	0.06	0.01	---	52	3.7	0.89
酱萝卜	100	126	30	76.1	3.5	0.4	1.3	3.2	---	0.05	0.09	---	102	3.8	0.61
酱大头菜	100	151	36	74.8	2.4	0.3	2.4	6.0	---	0.03	0.08	5	77	6.7	0.78
酱莴笋	100	96	23	83.0	2.3	0.2	1.0	3.1	---	0.06	0.05	---	28	3.1	0.42

附录二 各类食物成分简表(每100g食部)

表8 菌藻类食物成分表

食物名称	食部	能量		水分	蛋白质	脂肪	膳食纤维	碳水化合物	视黄醇当量	硫胺素	核黄素	抗坏血酸	钙	铁	锌
	g	kJ	kcal	g	g	g	g	g	μg	mg	mg	mg	mg	mg	mg
海带	100	50	12	94.4	1.2	0.1	0.5	1.6	---	0.02	0.15	---	46	0.9	0.16
金针菇	100	109	26	90.2	2.4	0.4	2.7	3.3	5	0.15	0.19	2	---	1.4	0.39
口蘑	100	1013	242	9.2	38.7	3.3	17.2	14.4	---	0.07	0.08	---	169	19.4	9.04
木耳	100	858	205	15.5	12.1	1.5	29.2	35.7	17	0.17	0.44	---	247	97.4	3.18
平菇	93	84	20	92.5	1.9	0.3	2.3	2.3	2	0.06	0.16	4	5	1.0	0.61
香菇(干)	95	883	211	12.3	20.0	1.2	31.6	30.1	3	0.19	1.26	5	83	10.5	8.57
银耳	96	837	200	14.6	10.0	1.4	30.4	36.9	8	0.05	0.25	---	36	4.1	3.03
紫菜	100	866	207	12.7	26.7	1.1	21.6	22.5	228	0.27	1.02	2	264	54.9	2.47

表9 水果类食物成分表

食物名称	食部	能量		水分	蛋白质	脂肪	膳食纤维	碳水化合物	视黄醇当量	硫胺素	核黄素	抗坏血酸	钙	铁	锌
	g	kJ	kcal	g	g	g	g	g	μg	mg	mg	mg	mg	mg	mg
菠萝	68	172	41	88.4	0.5	0.1	1.3	9.5	33	0.04	0.02	18	12	0.6	0.14
草莓	97	126	30	91.3	1.0	0.2	1.1	6.0	5	0.02	0.03	47	18	1.8	0.14
橙	74	197	47	87.4	0.8	0.2	0.6	10.5	27	0.05	0.04	33	20	0.4	0.14
柑橘	77	213	51	86.9	0.7	0.2	0.4	11.5	148	0.08	0.04	28	35	0.2	0.08
甘蔗汁	100	268	64	83.1	0.4	0.1	0.6	15.4	2	0.01	0.02	2	14	0.4	1.00
海棠果	86	305	73	79.9	0.3	0.2	1.8	17.4	118	0.05	0.03	20	15	0.4	0.04
金橘	89	230	55	84.7	1.0	0.2	1.4	12.3	62	0.04	0.04	35	56	1.0	0.21
梨	75	134	32	90.0	0.4	0.1	2.0	7.3	---	0.03	0.06	1	11	---	---
玉皇李	91	151	36	90.0	0.7	0.2	0.5	7.8	25	0.03	0.02	5	8	0.6	0.14
荔枝	73	293	70	81.9	0.9	0.2	0.5	16.1	2	0.10	0.04	41	2	0.4	0.17
桂圆	50	293	70	81.4	1.2	0.1	0.4	16.2	3	0.01	0.14	43	6	0.2	0.40
芒果	60	134	32	90.6	0.6	0.2	1.3	7.0	1342	0.01	0.04	23	微量	0.2	0.09
中华猕猴桃	83	234	56	83.4	0.8	0.6	2.6	11.9	22	0.05	0.02	62	27	1.2	0.57
蜜橘	76	176	42	88.2	0.8	0.4	1.4	8.9	277	0.05	0.04	19	19	0.2	0.10
柠檬汁	100	109	26	93.1	0.9	0.1	0.3	5.2	---	0.01	0.02	11	24	0.1	0.09
苹果	76	218	52	85.9	0.2	0.2	1.2	12.3	3	0.06	0.02	4	4	0.6	0.19
葡萄	86	180	43	88.7	0.5	0.2	0.4	9.9	8	0.04	0.02	25	5	0.4	0.18
红果	76	397	95	73.0	0.5	0.6	3.1	22.0	17	0.02	0.02	53	52	0.9	0.28
柿	87	297	71	80.6	0.4	0.1	1.4	17.1	20	0.02	0.02	30	9	0.2	0.08
酸枣	52	1 163	278	18.3	3.5	1.5	10.6	62.7	---	0.01	0.02	900	435	6.6	0.68

续表

桃	86	201	48	86.4	0.9	0.1	1.3	10.9	3	0.01	0.03	7	6	0.8	0.34
无花果	100	247	59	81.3	1.5	0.1	3.0	13.0	5	0.03	0.02	2	67	0.1	1.42
香蕉	59	381	91	75.8	1.4	0.2	1.2	20.8	10	0.02	0.04	8	7	0.4	0.18
杏	91	151	36	89.4	0.9	0.1	1.3	7.8	75	0.02	0.03	4	14	0.6	0.20
杏脯	100	1 377	329	15.3	0.8	0.6	1.8	80.2	157	0.02	0.09	6	68	4.8	0.56
鸭梨	82	180	43	88.3	0.2	0.2	1.1	10.0	2	0.03	0.03	4	4	0.9	0.10
椰子	33	967	231	51.8	4.0	12.1	4.7	26.6	---	0.01	0.01	6	2	1.8	0.92
樱桃	80	192	46	88.0	1.1	0.2	0.3	9.9	35	0.02	0.02	10	11	0.4	0.23
柚	69	172	41	89.0	0.8	0.2	0.4	9.1	2	---	0.03	23	4	0.3	0.40
枣	87	510	122	67.2	1.1	0.3	1.9	28.6	40	0.06	0.09	243	22	1.2	1.52
枣（干）	80	1 105	264	26.9	3.2	0.5	6.2	61.6	2	0.04	0.16	14	64	2.3	0.65

表10 坚果类食物成分表

食物名称	食部	能量		水分	蛋白质	脂肪	膳食纤维	碳水化合物	视黄醇当量	硫胺素	核黄素	抗坏血酸	钙	铁	锌
	g	kJ	kcal	g	g	g	g	g	μg	mg	mg	mg	mg	mg	mg
核桃	43	1 368	327	49.8	12.8	29.9	4.3	1.8	---	0.07	0.14	10	---	---	---
花生（炒）	71	2 464	589	4.1	21.9	48.0	6.3	17.3	10	0.13	0.12	---	47	1.5	2.03
栗子	80	774	185	52.0	4.2	0.7	1.7	40.5	32	0.14	0.17	24	17	1.1	0.57
莲子（干）	100	1 439	344	9.5	17.2	2.0	3.0	64.2	---	0.16	0.08	5	97	3.6	2.78
南瓜子（炒）	68	2 402	574	4.1	36.0	46.1	4.1	3.8	---	0.08	0.16	---	37	6.5	7.12
松子仁	100	2 920	698	0.8	13.4	70.6	10.0	2.2	2	0.19	0.25	---	78	4.3	4.61
西瓜子（炒）	43	2 397	573	4.3	32.7	44.8	4.5	9.7	---	0.04	0.08	---	28	8.2	6.76
葵花子（炒）	52	2 577	616	2.0	22.6	52.8	4.8	12.5	5	0.43	0.26	---	72	6.1	5.91
杏仁	100	2 149	514	5.6	24.7	44.8	19.2	2.9	---	0.08	1.25	26	71	1.3	3.64
榛子（干）	27	2 268	542	7.4	20.0	44.8	9.6	14.7	8	0.62	0.14	---	104	6.4	5.83

附录二　各类食物成分简表(每100g食部)

表11　畜肉及其肉制品食物成分表

食物名称	食部	能量		水分	蛋白质	脂肪	膳食纤维	碳水化合物	视黄醇当量	硫胺素	核黄素	抗坏血酸	钙	铁	锌
	g	kJ	kcal	g	g	g	g	g	μg	mg	mg	mg	mg	mg	mg
狗肉	80	485	116	76.0	16.8	4.6	---	1.8	157	0.34	0.20	---	52	2.9	3.18
驴肉（瘦）	100	485	116	73.8	21.5	3.2	---	0.4	72	0.03	0.16	---	2	4.3	4.26
马肉	100	510	122	74.1	20.1	4.6	---	0.1	28	0.06	0.25	---	5	5.1	12.26
羊肚	100	364	87	81.7	12.2	3.4	---	1.8	23	0.03	0.17	---	38	1.4	2.61
羊肝	100	561	134	69.7	17.9	3.6	---	7.4	20 972	0.21	1.75	---	8	7.5	3.45
羊肉（肥瘦）	90	848	203	65.7	19.0	14.1	---	0.0	22	0.05	0.14	---	6	2.3	3.22
羊肉（瘦）	90	494	118	74.2	20.5	3.9	---	0.2	11	0.15	0.16	---	9	3.9	6.06
羊肉串（烤）	100	863	206	58.7	26.0	10.3	---	2.4	52	0.04	0.15	---	4	8.5	2.28
羊肉串（炸）	100	908	217	57.4	18.3	11.5	---	10.0	40	0.04	0.41	---	38	4.2	3.84
羊肾	90	429	102	77.2	17.2	3.3	---	1.0	99	0.44	1.26	---	2	7.2	1.86
羊心	100	473	113	77.7	13.8	5.5	---	2.0	16	0.28	0.40	---	10	4.0	2.09
咖哩牛肉干	100	1 364	325	13.3	45.9	2.7	---	29.5	86	0.01	0.27	0	65	18.3	7.60
牛肚	100	301	72	83.4	14.5	1.6	---	0.0	2	0.03	0.13	---	40	1.8	2.31
牛肝	100	582	139	68.7	19.8	3.9	---	6.2	20 220	0.16	130	9	4	6.6	5.01
牛肉（肥瘦）	100	807	193	67.4	18.1	13.4	---	0.0	9	0.03	0.11	---	8	3.2	3.67
牛肉（瘦）	100	444	106	75.2	20.2	2.3	---	1.2	6	0.07	0.13	---	9	2.8	3.71
兔肉	100	427	102	76.2	19.7	2.2	---	0.9	212	0.11	0.10	---	12	2.0	1.30
叉烧肉	100	1 167	279	49.2	23.8	16.9	---	7.9	16	0.66	0.23	---	8	2.6	2.42
腊肉（培根）	100	757	181	63.1	22.3	9.0	---	2.6	---	0.90	0.11	---	2	2.4	2.26
香肠	100	2 125	508	19.2	24.1	40.7	---	11.2	---	0.48	0.11	---	14	5.8	7.61
猪大肠	100	819	196	73.6	6.9	18.7	---	0.0	7	0.06	0.11	---	10	1.0	0.98
猪肚	96	460	110	78.2	15.2	5.1	---	0.7	3	0.07	0.16	---	11	2.4	1.92
猪肝	99	540	129	70.7	19.3	3.5	---	5.0	4 972	0.21	2.08	20	6	22.6	5.78
猪肉（肥瘦）	100	1 654	395	46.8	13.2	37.0	---	6.8	114	0.22	0.16	---	6	1.6	2.06
猪肉（瘦）	100	598	143	71.0	20.3	6.2	---	1.5	44	0.54	0.10	---	6	3.0	2.99
猪肉松	100	1 657	396	9.4	23.4	11.5	---	49.7	44	0.04	0.13	---	41	6.4	4.28
猪舌	94	975	233	63.7	15.7	18.1	---	1.7	15	0.13	0.30	---	13	2.8	2.12
猪肾	93	402	96	78.8	15.4	3.2	---	1.4	41	0.31	1.14	13	12	6.1	2.56
猪蹄	60	1 087	260	58.2	22.6	18.8	---	0.0	3	0.05	0.10	---	33	1.1	1.14
猪小排	72	1 163	278	58.1	16.7	23.1	---	0.7	5	0.30	0.16	---	14	1.4	3.36
猪血	100	230	55	85.8	12.2	0.3	---	0.9	---	0.03	0.04	---	4	8.7	0.28
猪心	97	498	119	76.0	16.6	5.3	---	1.1	13	0.19	0.48	4	12	4.3	1.90

表 12 禽肉及其肉品食物成分表

食物名称	食部	能量		水分	蛋白质	脂肪	膳食纤维	碳水化合物	视黄醇当量	硫胺素	核黄素	抗坏血酸	钙	铁	锌
	g	kJ	kcal	g	g	g	g	g	μg	mg	mg	mg	mg	mg	mg
鹌鹑	58	460	110	75.1	20.2	3.1	---	0.2	40	0.04	0.32	---	48	2.3	1.19
鹅	63	1 049	251	61.4	17.9	19.9	---	0.0	42	0.07	0.23	---	4	3.8	1.36
鸽	42	841	201	66.6	16.5	14.2	---	1.7	53	0.06	0.20	---	30	3.8	0.82
火鸡胸脯肉	100	431	103	73.6	22.4	0.2	---	2.8	---	0.04	0.03	---	39	1.1	0.52
鸡肝	100	506	121	74.4	16.6	4.8	---	2.8	10 414	0.33	1.10	---	7	12.0	2.40
鸡腿	69	757	181	70.2	16.0	13.0	---	0.0	44	0.02	0.14	---	6	1.5	1.12
鸡血	100	205	49	87.0	7.8	0.2	---	4.1	56	0.05	0.04	---	10	25.0	0.45
鸡胸脯肉	100	556	133	72.0	19.4	5.0	---	2.5	16	0.07	0.13	---	3	0.6	0.51
鸡肫	100	494	118	73.1	19.2	2.8	---	4.0	36	0.04	0.09	---	7	4.4	2.76
肯德基（炸鸡）	70	1 167	279	49.4	20.3	17.3	---	10.5	23	0.03	0.17	---	109	2.2	1.66
肉鸡（肥）	74	1 628	389	46.1	16.7	35.4	---	0.9	226	0.07	0.07	---	37	1.7	1.10
土鸡	58	519	124	73.5	20.8	4.5	---	0.0	64	0.09	0.08	---	9	2.1	1.06
乌骨鸡	48	464	111	73.9	22.3	2.3	---	0.3	微量	0.02	0.29	---	17	2.3	1.60
鸭肝	100	536	128	76.3	14.5	7.5	---	0.5	1 040	0.26	1.05	18	18	23.1	3.08
盐水鸭（熟）	81	1 305	312	51.7	16.6	26.1	---	2.8	35	0.07	0.21	---	10	0.7	2.04
鸭肉（胸脯）	100	377	90	78.6	15.0	1.5	---	4.0	---	0.01	0.07	---	6	4.1	1.17
鸭掌	59	628	150	64.7	13.4	1.9	---	19.7	11	微量	0.17	---	24	1.3	0.54
鸭肫	93	385	92	77.8	17.9	1.3	---	2.1	6	0.04	0.15	---	12	4.3	2.77
北京烤鸭	80	1 824	436	38.2	16.6	38.4	---	6.0	36	0.04	0.32	---	35	2.4	1.25
北京填鸭	75	1 774	424	45.0	9.3	41.3	---	3.9	30			---	15	1.6	1.31

附录二 各类食物成分简表(每100g食部)

表13 乳及乳制品食物成分表

食物名称	食部	能量		水分	蛋白质	脂肪	膳食纤维	碳水化合物	视黄醇当量	硫胺素	核黄素	抗坏血酸	钙	铁	锌
	g	kJ	kcal	g	g	g	g	g	μg	mg	mg	mg	mg	mg	mg
黄油	100	3 712	888	0.5	1.4	98.0	---	0.0	---	---	0.02	---	35	0.8	0.11
牦牛乳	100	469	112	75.3	2.7	3.3	---	17.9	---	0.03	---	---	---	---	---
奶酪	100	1 372	328	43.5	25.7	23.5	---	3.5	152	0.06	0.91	---	799	2.4	6.97
奶油	100	3 012	720	18.0	2.5	78.6	---	0.7	1 042	---	0.05	---	1	0.7	0.12
全脂牛乳粉	100	2 000	478	2.3	20.1	21.2	---	51.7	141	0.11	0.73	4	676	1.2	3.14
炼乳（罐头，甜）	100	1 389	332	26.2	8.0	8.7	---	55.4	41	0.03	0.16	2	242	0.4	1.53
牛乳	100	226	54	89.8	3.0	3.2	---	3.4	24	0.03	0.14	1	104	0.3	0.42
酸奶	100	301	72	84.7	2.5	2.7	---	9.3	26	0.03	0.15	---	118	0.4	0.53
全脂羊乳粉	100	2 084	498	1.4	18.8	25.2	---	49.0	---	0.06	1.60	---	---	---	---

表14 禽蛋类食物成分表

食物名称	食部	能量		水分	蛋白质	脂肪	膳食纤维	碳水化合物	视黄醇当量	硫胺素	核黄素	抗坏血酸	钙	铁	锌
	g	kJ	kcal	g	g	g	g	g	μg	mg	mg	mg	mg	mg	mg
鹅蛋	87	820	196	69.3	11.1	15.6	---	2.8	192	0.08	0.30	---	34	4.1	1.43
白皮鸡蛋	87	577	138	75.8	12.7	9.0	---	1.5	310	0.09	0.31	---	48	2.0	1.00
红皮鸡蛋	88	653	156	73.8	12.8	11.1	---	1.3	194	0.13	0.32	---	44	2.3	1.01
鸡蛋白	100	251	60	84.4	11.6	0.1	---	3.1	微量	0.04	0.31	---	9	1.6	0.02
鸡蛋黄	100	1 372	328	51.5	15.2	28.2	---	3.4	438	0.33	0.29	---	112	6.5	3.79
松花蛋（鸭）	90	715	171	68.4	14.2	10.7	---	4.5	215	0.06	0.18	---	63	3.3	1.48
鸭蛋	87	753	180	70.3	12.6	13.0	---	3.1	261	0.17	0.35	---	62	2.9	1.67
鸭蛋（咸）	88	795	190	61.3	12.7	12.7	---	6.3	134	0.16	0.33	---	118	3.6	1.74
鸭蛋白	100	197	47	87.7	9.9	微量	---	1.8	23	0.01	0.07	---	18	0.1	---
鸭蛋黄	100	1 582	378	44.9	14.5	33.8	---	4.0	1 980	0.28	0.62	---	123	4.9	3.09
鹌鹑蛋	86	669	160	73.0	12.8	11.1	---	2.1	337	0.11	0.49	---	47	3.2	1.61

表 15 鱼类食物成分表

食物名称	食部	能量		水分	蛋白质	脂肪	膳食纤维	碳水化合物	视黄醇当量	硫胺素	核黄素	抗坏血酸	钙	铁	锌
	g	kJ	kcal	g	g	g	g	g	μg	mg	mg	mg	mg	mg	mg
鲅鱼	80	509	122	72.5	21.2	3.1	---	2.2	9	0.03	0.04	---	35	0.8	1.39
鳊鱼	59	565	135	73.1	18.3	6.3	---	1.2	28	0.02	0.07	---	89	0.7	0.89
草鱼	58	472	113	77.3	16.6	5.2	---	0.0	11	0.04	0.11	---	38	0.8	0.87
大黄鱼	66	402	96	77.7	17.7	2.5	---	0.8	10	0.03	0.10	---	53	0.7	0.58
带鱼	76	531	127	73.3	17.7	4.9	---	3.1	29	0.02	0.06	---	28	1.2	0.70
鲑鱼(大麻哈鱼)	72	581	149	74.1	17.2	7.8	---	0.0	45	0.07	0.18	---	13	0.3	1.11
鳜鱼	61	490	117	74.5	19.9	4.2	---	0.0	12	0.02	0.07	---	63	1.0	1.07
鲫鱼	54	452	108	75.4	17.1	2.7	---	3.8	17	0.04	0.09	---	79	1.3	1.94
鲢鱼	61	433	104	77.4	17.8	3.6	---	0.0	20	0.03	0.07	---	53	1.4	1.17
鲮鱼	57	397	95	77.7	18.4	2.1	---	0.7	125	0.01	0.04	---	31	0.9	0.83
鳍鱼	54	456	109	76.6	17.6	4.1	---	0.5	25	0.03	0.09	---	50	1.0	2.08
绿鳍马面鲀(橡皮鱼)	52	347	83	78.9	18.1	0.6	---	1.2	15	0.02	0.05	---	54	0.9	1.44
鲈鱼	58	439	105	76.5	18.6	3.4	---	0.0	19	0.03	0.17	---	138	2.0	2.83
鳕鳊	84	757	181	67.1	18.6	10.8	---	2.3	---	0.02	0.02	---	42	1.5	1.15
鲇鱼	65	427	102	78.0	17.3	3.7	---	0.0	---	0.03	0.10	---	42	2.1	0.53
泥鳅	60	402	96	76.6	17.9	2.0	---	1.7	14	0.10	0.33	---	299	2.9	2.76
鲆鱼	68	439	113	75.9	20.8	3.2	---	0.0	---	0.11	微量	---	55	1.0	0.53
青鱼	63	485	120	73.9	20.1	4.2	---	0.2	42	0.03	0.07	---	31	0.9	0.96
沙丁鱼(蛇鲻)	67	376	99	78.0	19.8	1.1	---	0.0	---	0.01	0.03	---	184	1.4	0.16
黄鳝	67	372	89	78.0	18.0	1.4	---	1.2	50	0.06	0.98	---	42	2.5	1.97
鲨鱼	56	492	118	73.3	22.2	3.2	---	0.0	21	0.01	0.05	---	41	0.9	0.73
鲐鱼	66	649	155	69.1	19.9	7.4	---	2.2	38	0.08	0.12	---	50	1.5	1.02
乌鳢	57	356	85	78.7	18.5	1.2	---	0.0	26	0.02	0.14	---	152	0.7	0.80
小凤尾鱼(鲚鱼)	90	519	124	72.7	15.5	5.1	---	4.0	14	0.06	0.06	---	78	1.6	1.30
小黄鱼	63	414	99	77.9	17.9	3.0	---	0.1	---	0.04	0.04	---	78	0.9	0.94
银鱼	100	497	119	76.2	17.2	4.0	---	0.0	---	0.03	0.05	---	46	0.9	0.16
鳙鱼	61	418	100	76.5	15.3	2.2	---	4.7	34	0.04	0.11	---	82	0.8	0.76
鱼籽酱(大麻哈鱼)	100	1 054	252	49.4	10.9	16.8	---	14.4	111	0.33	0.19	---	23	2.8	2.69
鳟鱼	57	414	99	77.0	18.6	2.6	---	0.2	206	0.08	---	---	34	---	4.30

表 16　虾、蟹及软体动物类食物成分表

食物名称	食部	能量		水分	蛋白质	脂肪	膳食纤维	碳水化合物	视黄醇当量	硫胺素	核黄素	抗坏血酸	钙	铁	锌
	g	kJ	kcal	g	g	g	g	g	μg	mg	mg	mg	mg	mg	mg
鲍鱼	65	351	84	77.5	12.6	0.8	---	6.6	24	0.01	0.16	---	266	22.6	1.75
蛏子	57	167	40	88.4	7.3	0.3	---	2.1	59	0.02	0.12	---	134	33.6	2.01
赤贝（泥蚶）	30	297	71	81.8	10.0	0.8	---	6.0	6	0.01	0.07	---	59	11.4	0.33
毛蛤蜊	25	406	97	75.6	15.0	1.0	---	7.1	微量	0.01	0.14	---	137	15.3	2.29
海参	93	1 096	262	18.9	50.2	4.8	---	4.5	39	0.04	0.10	---	---	9.0	2.24
香海螺	59	682	163	61.6	22.7	3.5	---	10.1	微量	---	0.24	---	91	3.2	2.89
海蜇皮	100	137	33	76.5	3.7	0.3	---	3.8	---	0.03	0.05	---	150	4.8	0.55
螺蛳	37	248	59	83.3	7.5	0.6	---	6.0	---	微量	0.28	---	156	1.4	10.27
牡蛎	100	305	73	82.0	5.3	2.1	---	8.2	27	0.01	0.13	---	131	7.1	9.39
鲜贝	100	322	77	80.3	15.7	0.5	---	2.5	---	微量	0.21	---	28	0.7	2.08
乌贼（鲜）	97	351	84	80.4	17.4	1.6	---	0.0	35	0.02	0.06	---	44	0.9	2.38
淡菜（干）	100	1 485	355	15.6	47.8	9.3	---	20.1	6	0.04	0.32	---	157	12.5	6.71
贻贝（鲜）	49	335	80	79.9	11.4	1.7	---	4.7	73	0.12	0.22	---	63	6.7	2.47
鱿鱼（水浸）	98	314	81	75.0	17.0	0.0	---	0.0	16	---	0.03	---	43	0.5	1.36
章鱼（八爪鱼）	78	565	135	65.4	18.9	0.4	---	14.0	---	0.04	0.06	---	21	0.6	0.68
基围虾	60	423	101	75.2	18.2	1.4	---	3.9	微量	0.03	0.06	---	36	2.9	1.55
梭子蟹	49	397	95	77.5	15.9	3.1	---	0.9	121	0.03	0.30	---	280	2.5	5.50
河虾	86	368	88	78.1	16.4	2.4	---	0.0	48	0.04	0.03	---	325	4.0	2.24
河蟹	42	431	103	75.8	17.5	2.6	---	2.3	389	0.06	0.28	---	126	2.9	3.68
龙虾	46	377	90	77.6	18.9	1.1	---	1.0	---	微量	0.03	---	21	1.3	2.79
虾皮	100	640	153	42.4	30.7	2.2	---	2.5	19	0.02	0.14	---	991	6.7	1.93
鳌虾（虾虎）	32	339	81	80.6	11.6	1.7	---	4.8	微量	0.04	0.04	---	22	1.7	3.31

表 17　油脂类食物成分表

食物名称	食部	能量		水分	蛋白质	脂肪	膳食纤维	碳水化合物	视黄醇当量	硫胺素	核黄素	抗坏血酸	钙	铁	锌
	g	kJ	kcal	g	g	g	g	g	μg	mg	mg	mg	mg	mg	mg
牛油	100	3 494	835	6.2	---	92.0	---	1.8	54	---	---	---	9	3.0	0.79
羊油(炼)	100	3 745	895	0.1	0.3	99.0	---	0.9	---	---	---	---	---	---	---
鸭油(炼)	100	3 753	897	0.2	---	99.7	---	0.0	71	---	---	---	---	---	---
猪油(炼)	100	3 753	897	5.3	---	99.6	---	0.2	27	0.02	0.03	---	---	---	---
芝麻(白)	100	2 163	517	0.1	18.4	39.6	9.8	21.7	---	0.36	0.26	---	620	14.1	4.21
菜籽油	100	6 761	899	0.1	---	99.9	---	0.0	---	---	---	---	9	3.7	0.54
茶油	100	3 761	899	0.1	---	99.9	---	0.0	---	---	微量	---	5	1.1	0.34
豆油	100	3 761	899	0.1	---	99.9	---	0.0	---	---	微量	---	13	2.0	1.09
花生油	100	3 761	899	微量	---	99.9	---	0.0	---	---	微量	---	12	2.9	0.48
混合油(菜+棕)	100	3 745	895	0.1	---	99.9	---	1.0	---	---	0.09	---	13	4.1	1.27
葵花籽油	100	3 761	899	0.1	---	99.9	---	0.0	---	---	---	---	2	1.0	0.11
棉籽油	100	3 761	899	0.2	---	99.8	---	0.1	---	---	---	---	17	2.0	0.74
色拉油	100	3 757	898	0.2	---	99.8	---	0.0	---	---	---	---	18	1.7	0.23
玉米油	100	3 745	895	0.2	---	99.2	---	0.5	---	---	---	---	1	1.4	0.26
芝麻油	100	3 757	898	0.1	---	99.7	---	0.2	---	---	---	---	9	2.2	0.17
棕榈油	100	3 766	900	---	---	100.0	---	0.0	18	---	---	---	---	3.1	0.08

附录二　各类食物成分简表(每100g食部)

表18　糕点及小吃类食物成分表

食物名称	食部	能量		水分	蛋白质	脂肪	膳食纤维	碳水化合物	视黄醇当量	硫胺素	核黄素	抗坏血酸	钙	铁	锌
	g	kJ	kcal	g	g	g	g	g	μg	mg	mg	mg	mg	mg	mg
饼干	100	1 812	433	5.7	9.0	12.7	1.1	70.6	37	0.08	0.04	3	73	1.9	0.91
钙奶饼干	100	1 858	444	3.3	8.4	13.2	0.9	73.0	---	0.06	0.03	3	115	3.5	3.30
曲奇饼	100	2 284	546	1.9	6.5	31.6	0.2	58.9	---	0.06	0.06	---	45	1.9	0.31
苏打饼干	100	1 707	408	5.7	8.4	7.7	---	76.2	---	0.03	0.01	---		1.6	0.35
维夫饼干	100	2 209	528	10.3	5.4	35.2	0.5	47.5	---	0.15	0.22	---	58	2.4	0.54
蚕豆(炸)	100	1 866	446	10.5	26.7	20.0	0.5	39.9		0.16	0.12	0	207	3.6	2.83
江米条	100	1 837	439	4.0	5.7	11.7	0.4	77.7	---	0.18	0.03	0	33	2.5	0.84
栗羊羹	100	1 259	301	24.1	3.7	0.6	0.8	70.1		0.06	0.12		80	0.9	0.88
绿豆糕	100	1 460	349	11.5	12.8	1.0	1.2	72.2	47	0.23	0.02	0	24	7.3	1.04
麻烘糕	100	1 661	397	4.4	3.8	3.8	0.3	86.9	---	0.01	微量	---	59	6.0	---
米花糖	100	1 607	384	7.3	3.1	3.3	0.3	85.5	---	0.05	0.09	---	144	5.4	---
蛋糕	100	1 452	347	18.6	8.6	5.1	0.0	66.7	86	0.09	0.09	1	39	2.5	1.01
奶油蛋糕	100	1 582	378	21.9	7.2	13.9	0.6	55.9	175	0.13	0.11	---	38	2.3	1.88
香油炒面	100	1 703	407	1.9	12.4	4.8	1.5	78.6	17	0.25	0.09	0	16	2.9	1.38
硬皮糕点	100	1 937	463	7.3	8.4	20.1	1.3	62.2	40	0.23	0.05	---	42	1.1	0.69
月饼(豆沙)	100	1 695	405	11.7	8.2	13.6	3.1	62.5	7	0.05	0.05	0	64	3.1	0.64
月饼(五仁)	100	1 741	416	11.3	8.0	16.0	3.9	60.1	7	---	0.08	0	54	2.8	0.61
月饼(枣泥)	100	1 774	424	11.7	7.1	15.7	1.4	63.5	8	0.11	0.05	---	66	2.8	0.81
果料面包	100	1 163	278	31.2	8.5	2.1	0.8	56.2		0.07	0.07		124	2.0	0.58
黄油面包	100	1 377	329	27.3	7.9	8.7	0.9	54.7	---	0.03	0.02	0	35	1.5	0.50
麦胚面包	100	1 029	246	8.5	38.0	1.0	0.1	50.8		0.03	0.01	0	75	1.5	0.49
面包	100	13.5	312	27.4	8.3	5.1	0.5	58.1	---	0.03	0.06	1	49	2.0	0.75
奶油面包	100	1 201	287	28.2	8.4	1.1	0.4	60.1	20	0.05	0.06	0	9	3.0	0.80
咸面包	100	1 146	274	34.1	9.2	3.9	0.5	50.5	---	0.02	0.01	0	89	2.8	0.81
三鲜豆皮	100	992	237	51.2	6.0	10.2	0.6	30.4	74	0.05	0.08	---	4	1.3	0.58
烧卖	100	996	238	51.0	9.2	11.0	2.3	25.6	---	0.07	0.07	0	10	2.1	1.09

续表

食物名称	食部	能量 (kJ)	能量 (kcal)	水分	蛋白质	脂肪	膳食纤维	碳水化合物	视黄醇当量	硫胺素	核黄素	抗坏血酸	钙	铁	锌
汤包	100	996	238	54.2	8.1	11.6	0.3	25.2	---	0.07	0.07	---	18	3.5	0.38
凉粉(带调料)	100	209	50	87.8	0.3	0.5	0.1	11.2	---	---	---	0	9	0.8	0.21
麻花	100	2 192	524	6.0	8.3	31.5	1.5	51.9	---	0.05	0.01	0	26	---	3.06
热干面	100	636	152	63.0	4.2	2.4	0.2	28.5	---	微量	微量	---	67	2.8	---
烧饼	100	1 364	326	27.3	11.5	9.9	2.5	47.6	---	0.03	0.01	---	40	6.9	1.39
甜醅	100	784	187	50.6	7.8	0.1	2.2	38.8	0	0.01	0.03	---	3	5.1	1.60
小豆粥	100	255	61	84.0	1.2	0.4	0.6	13.1	---	---	---	0	13	0.6	0.33
炸糕	100	1 172	280	43.6	6.1	12.3	1.2	36.1	---	0.03	0.02	---	24	2.4	0.76

表19 茶及饮料类食物成分表

食物名称	食部	能量 (kJ)	能量 (kcal)	水分	蛋白质	脂肪	膳食纤维	碳水化合物	视黄醇当量	硫胺素	核黄素	抗坏血酸	钙	铁	锌
	g	kJ	kcal	g	g	g	g	g	μg	mg	mg	mg	mg	mg	mg
红茶	100	1 230	294	7.3	26.7	1.1	14.8	44.4	645	---	0.17	8	378	28.1	3.97
花茶	100	1 176	281	7.4	27.1	1.2	17.7	40.4	885	0.06	0.17	26	454	17.8	3.98
绿茶	100	1 238	296	7.5	34.2	2.3	15.6	34.7	967	0.02	0.35	19	325	14.4	4.34
可可粉	100	1 339	330	7.5	24.6	8.4	14.3	35.5	22	0.05	0.16	---	74	1.0	1.12
橘子汁	100	498	119	70.1	---	0.1	---	29.6	2	---	---	2	4	0.1	0.03
浓缩橘汁	100	983	235	41.3	0.8	0.3	---	57.3	122	0.04	0.02	80	21	0.7	0.13
沙棘果汁	100	184	44	87.5	0.9	0.5	1.7	8.9	---	---	---	8	10	15.2	0.08
杏仁露	100	192	46	89.7	0.9	1.1	---	8.1	---	微量	0.02	1	4	---	0.02
冰棍	100	197	47	88.3	0.8	0.2	---	10.5	---	0.01	0.01	---	31	0.9	---
冰淇淋	100	527	126	74.4	2.4	5.3	---	17.3	48	0.01	0.01	---	126	0.5	0.37
紫雪糕	100	954	228	59.4	2.6	13.7	---	23.6	26	0.01	0.03	---	168	0.8	0.60
喜乐(乳酸饮料)	100	22	53	86.8	0.9	0.2	---	11.8	2	0.01	0.02	微量	14	0.1	0.04

表20 糖及糖果类食物成分表

食物名称	食部	能量 (kJ)	能量 (kcal)	水分	蛋白质	脂肪	膳食纤维	碳水化合物	视黄醇当量	硫胺素	核黄素	抗坏血酸	钙	铁	锌
	g	kJ	kcal	g	g	g	g	g	μg	mg	mg	mg	mg	mg	mg
蜂蜜	100	1 343	321	22.0	0.4	1.9	---	75.6	---	---	0.05	3	4	1.0	0.37
巧克力	100	2 452	586	1.0	4.3	40.1	1.5	51.9	---	0.06	0.08	---	111	1.7	1.02
白砂糖	100	1 674	400	微量	---	---	---	99.9	---	---	---	---	20	0.6	0.06
冰糖	100	1 661	397	0.6	---	---	---	99.3	---	0.01	微量	0	6	0.8	0.21
红糖	100	1 628	389	1.9	0.7	---	---	96.6	---	0.01	---	---	157	2.2	0.35
彩球糖	100	1 657	396	1.0	---	---	---	99.0	---	---	---	---	12	0.8	0.37
奶糖	100	1 703	407	5.6	2.5	6.6	---	84.5	---	0.08	0.17	---	50	3.4	0.29
水晶糖	100	1 653	284	1.0	0.2	0.2	---	98.1	---	0.04	0.05	---	---	3.0	1.17
芝麻南糖	100	2 251	538	4.2	4.8	35.6	4.7	49.7	---	0.13	0.10	---	---	10.3	10.26

表21 淀粉制品及调味品类食物成分表

食物名称	食部	能量		水分	蛋白质	脂肪	膳食纤维	碳水化合物	视黄醇当量	硫胺素	核黄素	抗坏血酸	钙	铁	锌
	g	kJ	kcal	g	g	g	g	g	μg	mg	mg	mg	mg	mg	mg
淀粉（玉米）	100	1 443	345	13.5	1.2	0.1	0.1	84.9	---	0.03	0.04	---	18	4.0	0.09
藕粉	100	1 556	372	6.4	0.2	---	0.1	92.9	---	---	0.01	---	8	17.9	0.15
粉皮	100	255	61	84.3	0.2	0.3	0.6	14.4	---	0.03	0.01	---	5	0.5	0.27
粉丝	100	14.2	335	15.0	0.8	0.2	1.1	82.6	---	0.03	0.02	---	31	6.4	0.27
豆瓣辣酱	100	247	59	64.5	3.6	2.4	7.2	5.7	417	0.02	0.20	---	207	5.3	0.20
黄酱	100	548	131	50.6	12.1	1.2	3.4	17.9	13	0.05	0.28	---	70	7.0	1.25
花生酱	100	2 485	594	0.5	6.9	53.0	3.0	22.3	---	0.01	0.15	---	67	7.2	2.96
甜面酱	100	569	136	53.9	5.5	0.6	1.4	27.1	5	0.03	0.14	---	29	3.6	1.38
芝麻酱	100	2 586	618	0.3	19.2	52.7	5.9	16.8	17	0.16	0.22	---	1170	50.3	4.01
米醋	100	130	31	90.6	2.1	0.3	---	4.9	---	0.02	0.07	---	42	9.7	2.39
香醋	10	285	68	79.9	3.8	0.1	---	13.0	---	---	0.04	---	105	5.2	0.30
熏醋	100	180	43	86.8	3.0	0.4	0.1	6.8	---	0.03	0.13	---	37	2.9	7.79
酱油（淡）	100	264	63	67.3	5.6	0.1	0.2	9.9	---	0.01	0.05	---	30	3.0	1.12
花椒	100	1079	258	11.0	6.7	8.9	28.7	37.8	23	0.28	0.35	---	979	27.5	1.87
茴香(籽)	100	1 050	251	8.9	14.5	11.8	33.9	21.6	53	0.12	0.43	---	639	8.4	1.90
胡椒粉	100	1 494	357	10.2	9.6	2.2	2.3	74.6	10	0.12	0.28	---	41	6.3	0.62
芥末	100	1 992	476	7.2	23.6	29.9	7.2	28.1	32	0.14	0.65	---	332	4.5	0.92
韭菜花（腌）	100	63	15	79.0	1.3	0.3	1.0	1.8	28	0.01	0.82	---	146	20.7	1.52
辣椒油	100	3 762	900	---	---	100.0	---	---	38	0.09	0.06	---	2	9.1	1.23
味精	100	678	162	0.2	40.1	0.2	0.0	0.0	---	---	---	---	---	---	---
精盐	100	0	0	0.1	0.0	0.0	0.0	0.0	---	---	---	---	22	1.0	0.24

表 22　杂类食物成分表

食物名称	食部	能量		水分	蛋白质	脂肪	膳食纤维	碳水化合物	视黄醇当量	硫胺素	核黄素	抗坏血酸	钙	铁	锌
	g	kJ	kcal	g	g	g	g	g	μg	mg	mg	mg	mg	mg	mg
陈皮	100	1 163	278	8.3	8.0	1.4	20.7	58.3	68	---	0.44	7	82	9.3	1.00
枸杞子	98	1 079	258	1.67	13.9	1.5	16.9	47.2	1625	0.35	0.46	48	60	5.4	1.48
蚕蛹	100	962	230	57.5	21.5	13.0	---	6.7	---	0.07	2.23	---	81	2.6	6.17
甲鱼	70	494	118	75.0	17.8	4.3	---	2.1	139	0.07	0.14	---	70	2.8	2.31
蛇	78	381	91	76.4	20.3	0.7	---	1.6	4	0.12	0.12	4	18	2.5	3.80
田鸡腿	35	331	79	81.7	11.8	1.4	---	4.7	---	0.01	0.05	---	121	1.7	1.40

表 23　酒类食物成分表

食物名称	酒精		能量	
	容量%	重量%	kJ	kcal
北京啤酒	5.4	4.3	126	30
白葡萄酒(11度)	11.0	8.8	259	62
中国红葡萄酒(16度)	16.0	12.9	381	91
二锅头(58度)	58.0	50.1	1 473	352
黄酒	5.5	4.4	130	31
江米酒	15.0	12.1	356	85

参考文献

1. 全国卫生专业技术资格考试专家委员会. 营养学. 第1版. 北京：人民卫生出版社，2010
2. 孙长颢. 营养与食品卫生学. 第6版. 北京：人民卫生出版社，2010
3. 葛可佑. 中国营养师培训教材. 第1版. 北京：人民出版社，2005
4. 蔡东联. 实用营养学. 北京：人民卫生出版社，2005
5. 蔡东联. 营养师必读. 北京：人民军医出版社，2006
6. 杨月欣. 国家职业资格培训教程——公共营养师（国家职业资格三级）. 北京：中国劳动社会保障出版社，2007
7. 中国营养学会. 中国居民膳食指南（2007）. 北京：西藏人民出版社，2008
8. 王翠玲，高玉峰. 营养与膳食. 北京：科学出版社，2010
9. 孙秀发. 临床营养学. 第2版. 北京：科学出版社，2009
10. 张爱珍. 临床营养学. 第2版. 北京：人民卫生出版社，2008
11. 刘晓芳. 营养与膳食. 第1版. 北京：人民军医出版社，2007
12. 中国营养学会. 中国居民膳食指南（2007）. 北京：西藏人民出版社，2008
13. 李朝品，陈强谱. 临床营养学. 北京：人民卫生出版社，2009.
14. 张爱珍. 医学营养学. 第3版. 北京：人民卫生出版社，2009
15. 焦广宇，蒋卓勤. 临床营养学. 第3版. 北京：人民卫生出版社，2010
16. 郭红卫. 医学营养学. 第2版. 上海：复旦大学出版社，2009
17. 尤黎明，吴瑛. 内科护理学. 第4版. 北京：人民卫生出版社，2010
18. 李朝品，陈强谱. 临床营养学. 北京：人民卫生出版社，2009
19. 安建钢. 临床营养学. 第1版. 北京：人民军医出版社，2004.
20. 尤黎明，吴瑛. 内科护理学. 第4版. 北京：人民卫生出版社，2010

中英文名词对照索引

A

氨基酸评分　amino acid score, AAS

B

靶日常营养素摄入量分布　target usual nutrient intake distribution
白血病　leukemia
半必需氨基酸　semi-essential amino acid
半流质膳食　semi-liquid diet
饱和脂肪酸　saturated fatty acid, SFA
必需脂肪酸　essential fatty acid, EFA
必需氨基酸　essential amino acid, EAA
不饱和脂肪酸　unsaturated fatty acid, USFA

C

肠内营养　enteral nutrition, EN
肠外营养　parenteral nutrition, PN
痴呆　dementia

D

大麦　barley
胆囊炎　cholecystitis
胆囊造影试验膳食　cholecystography diet
胆石症　cholelithiasis
蛋白酶抑制剂　protease inhibitor, PI
蛋白质　protein
蛋白质功效比值　protien efficiency ratio, PER
蛋白质净利用率　net protein utilization, NPU
蛋白质-能量营养不良症　protein-energy malnutrition, PEM
氮平衡　nitrogen balance
稻谷　paddy

低胆固醇膳食　low-cholesterol diet
低蛋白膳食　low protein diet
低能量膳食　low energy diet
低温环境　cold environment
低脂膳食　low-fat diet
碘　iodine
电离辐射　ionizing radiation
调制奶粉　formula milk powder
豆类　legume

F

非必需氨基酸　non-essential amino acid
肥胖症　obesity
腹部皮褶厚度　abdominal skinfold thickness, ASF
腹泻　diarrhea

G

钙　calcium
干膳食　dry diet
肝炎　hepatitis
肝硬化　hepatic cirrhosis
高蛋白膳食　high protein diet
高能量膳食　high energy diet
高温环境　high temperature environment
高纤维素膳食　high-fiber diet
高血压　hypertension
铬　chromium
公共营养学　community nutrition
肱三头肌皮褶厚度　triceps skinfold thickness, TSF
谷类　grain
谷胚　grain embryo
谷皮　bran
骨质疏松症　osteoporosis, OP
冠状动脉性心脏病或冠心病　coronary heart disease, CHD
冠状动脉粥样硬化性心脏病　coronary atherosclerotic heart disease

H

合理膳食　rational diet

糊粉层　aleurone layer
混合喂养　mixture feeding
混合型营养不良　marasmic kwashiorkor

J

肌酐—身高指数　creatinine-height index，CHI
肌酐试验膳食　creatinine assay diet
基本膳食　basic diet
基础代谢　basal metabolism，BM
基础代谢率　basal metabolic rate，BMR
急性呼吸窘迫综合征　acute respiratory distress syndrome，ARDS
急性肾功能衰竭　acute renal failure，ARF
急性肾小球肾炎　acute glomerulonephritis
急性胃炎　acute gastritis
甲状腺碘试验膳食　Thyroid iodine test diet
肩胛下皮褶厚度　subscapularis skinfold thickness，SSF
焦耳　joule，J
结肠造影膳食　Colonography diet
巨幼红细胞性贫血　megaloblastic anemia，MA
菌藻类　fungi algae

K

卡　calorie，cal
可耐受最高摄入量　tolerable upper intake level，UL

L

炼乳　condensed milk
临床营养支持　clinical nutrition support
磷　phosphorus
流质膳食　liquid diet

M

慢性肾功能衰竭　chronic renal failure，CRF
慢性肾小球炎　chronic glomerulonephritis
慢性胃炎　chronic gastritis
慢性阻塞性肺疾病　chronic obstructive pulmonary disease，COPD
美国公共卫生协会　American Public Health Association，APHA
美国糖尿病协会　American Diabetes Association，ADA

镁　magnesium
母乳喂养　breast feeding

N

奶粉　milk powder
奶酪　cheese
奶油　butter
能量　energy
尿浓缩功能试验膳食　Urine concentration function test diet

P

胚乳　endosperm
皮炎　dermatitis
平衡膳食　balanced diet
平均需要量　estimated average requirement, EAR
葡萄糖耐量试验　glucose tolerance test diet
普通膳食　general diet

Q

千焦耳　kilojoule, kJ
千卡　kilocalorie, kcal
潜血试验膳食　occult blood examination diet
荞麦　buckwheat
禽肉　poultry
全胃肠外营养　total parenteral nutrition, TPN
全脂奶粉　whole milk powder
缺铁性贫血　iron deficiency anemia

R

人工喂养　bottle feeding
人绒毛膜促性腺激素　human chorionic gonadotropin, HCG
人绒毛膜生长促乳素　human chorionic somatomammotropin, HCS
乳类　milk
乳饮料　milk drink
乳制品　dairy products
软食　soft diet

S

膳食　diet

膳食结构　dietary pattern
膳食纤维　dietary fiber
膳食营养素参考摄入量　dietary reference intakes,DRIs
膳食营养素供给量　recommended dietary allowances,RDAs
膳食指导方针　dietary guidelines,DG
少渣膳食　low-fiber diet
社会营养学　social nutrition
身体指数　body mass index,BMI
身体组成评价法　body composition assessment,BCA
肾病综合征　nephrotic syndrome
生物价 biological value,BV
食物热效应　thermic effect of food,TEF
试验膳食　pilot diet
适宜摄入量　adequate intake,AI
蔬菜　vegetables
水果　fruit
水肿型营养不良　kwashiorkor
粟　millet
酸奶　yogurt

T

碳水化合物　carbohydrates
糖尿病　diabetes mellitus
条件氨基酸　conditionally essential amino acid
铁　iron
同位素吸收 ^{131}I 试验　Isotope uptake ^{131}I test
痛风　gout
投入与效益评估　assessment of input and benefit
推荐摄入量　recommended nutrient intake,RNI
推荐营养素摄入量　recommended nutrient intakes,RNIs
脱脂奶粉　skimmed milk powder

W

微型营养评价法 mini-nutritional assessment,MNA
维生素　vitamin

X

硒　selenium
限钠(盐)膳食　sodium restricted diet

消毒牛奶　pasteurized milk
消化性溃疡　peptic ulcer
消瘦型营养不良　marasmus
小麦　wheat
心力衰竭　heart failure
锌　zinc
畜肉　meat

Y

燕麦　oats
胰腺炎　pancreatitis
营养　nutrition
营养调查　nutritional survey
营养价值　nutritional value
营养监测　nutritional surveillance
营养平衡　nutrition balance
营养素　nutrient
营养政策　nutrition policy
鱼类　fish
玉米　corn

Z

胀气因子　flatus-producing factor
兆焦　megajoule，MJ
脂类　lipids
植酸　phytic acid
植物红细胞凝血素　phytohematoagglutinin，PHA
治疗膳食　therapeutic diet
主观综合评价　subjective global assessment，SGA